Karl Friedrich Schlegel

Orthopädie für Krankenpflegeberufe

Ein Leitfaden für nichtärztliche Assistenzberufe

Mit Beiträgen von Ewald Koob, Friedrich Stewen und Ingrid Grittner

3., überarbeitete Auflage

Mit 191 Abbildungen und 162 Prüfungsfragen

1986
Georg Thieme Verlag Stuttgart · New York

Grittner, Ingrid, Leitende Operationsschwester der Abteilung für orthopädische Hand- und Rheumachirurgie, Orthopädische Klinik der Universität-Gesamthochschule, Hufelandstr. 55, 4300 Essen

Koob, E., Prof. Dr. med., Leiter der Abteilung für Hand- und Rheumachirurgie der Orthopädischen Universitätsklinik im Ev. Krankenhaus, Pattbergstr. 1–3, 4300 Essen 16

Schlegel, K. F., o. Prof. Dr. med., Direktor der Orthopädischen Klinik und Poliklinik der Universität-Gesamthochschule, Hufelandstr. 55, 4300 Essen

Stewen, F., Dr. med., Oberarzt der Orthopädischen Klinik und Poliklinik der Universität-Gesamthochschule, Hufelandstr. 55, 4300 Essen

CIP-Kurztitelaufnahme der Deutschen Bibliothek

Schlegel, Karl Friedrich:
Orthopädie für Krankenpflegeberufe : e. Leitf.
für nichtärztl. Assistenzberufe / Karl Fried-
rich Schlegel. Mit Beitr. von Ewald Koob …
– 3., überarb. Aufl. – Stuttgart ; New York :
Thieme, 1986.

Wichtiger Hinweis: Medizin als Wissenschaft ist ständig im Fluß. Forschung und klinische Erfahrung erweitern unsere Kenntnisse, insbesondere was Behandlung und medikamentöse Therapie anbelangt. Soweit in diesem Werk eine Dosierung oder eine Applikation erwähnt wird, darf der Leser zwar darauf vertrauen, daß Autoren, Herausgeber und Verlag größte Mühe darauf verwandt haben, daß diese Angabe genau dem **Wissensstand bei Fertigstellung des Werkes** entspricht. Dennoch ist jeder Benutzer aufgefordert, die Beipackzettel der verwendeten Präparate zu prüfen, um in eigener Verantwortung festzustellen, ob die dort gegebene Empfehlung für Dosierungen oder die Beachtung von Kontraindikationen gegenüber der Angabe in diesem Buch abweicht. Das gilt besonders bei selten verwendeten oder neu auf den Markt gebrachten Präparaten und bei denjenigen, die vom Bundesgesundheitsamt (BGA) in ihrer Anwendbarkeit eingeschränkt worden sind.

1. Auflage 1975 (erschien unter dem Titel:
Orthopädie für das Krankenpflegepersonal)
2. Auflage 1979
1. japanische Auflage 1981

Printed in Germany
Satz: Setzerei Lihs, Ludwigsburg-Waldäcker gesetzt auf System 4 (Linotron 202)
Druck: Druckhaus Dörr, Inh. Adam Götz, Ludwigsburg
ISBN 3-13-466003-2 1 2 3 4 5 6

Vorwort zur 3. Auflage

Nach mehreren Nachdrucken der 2. Aufl. wurden in unserer schnellebigen Zeit, bei rasch sich erweiterndem Wissensgut, doch wieder Korrekturen, Änderungen, Modernisierungen und Zusätze notwendig, die von allen drei Autoren vorgenommen worden sind. Ein kleiner Beitrag über die Arthroskopie, von meinem Mitarbeiter F. STEWEN, wurde eingefügt. Der Fragenkatalog wurde nach eingehender Überlegung nicht dem Multiple-choice-System angepaßt. Die Aufgabentypen A–D wurden jedoch an einigen Beispielen erläutert.

Dankbar haben wir viele uns zugegangene Anregungen und Ergänzungen aufgenommen. Auch kritische Bemerkungen waren uns angenehm, denn sie boten uns die Möglichkeit, die entsprechenden Korrekturen vorzunehmen.

Essen, im Frühjahr 1986 K. F. SCHLEGEL

Vorwort zur 1. Auflage

Die stationäre Behandlung von Patienten aller Altersgruppen und aller Erkrankungen – nicht nur des orthopädischen Fachgebietes – wirft eine Fülle von Problemen auf, die erst dann befriedigend gelöst werden können, wenn nicht nur die allgemeinen Regeln der Krankenpflege bekannt sind, sondern zusätzliche spezielle Erfordernisse erfüllt werden.

Das Wissen um die wesentlichen orthopädischen Krankheitsbilder stellt nur einen Teil der Voraussetzungen dar, die vom Pflegepersonal erfüllt werden müssen. Neben den in jeder Krankenpflege üblichen Maßnahmen, die während der Ausbildungszeit erlernt werden, sind daher immer wieder neue Grundtatsachen vertraut zu machen, die sich einerseits aus dem Wandel der modernen Medizin ergeben, andererseits im Rahmen der Teamarbeit zwischen Arzt und medizinischem Hilfspersonal in Erscheinung treten.

Sicher wird die erfahrene, seit Jahren in der Orthopädie tätige Krankenschwester das meiste, was hier niedergelegt ist, für selbstverständlich halten. Sie wird auch immer wieder vermissen, daß spezielle Fragen nicht ausführlich genug behandelt worden sind. Hier ist jedoch zu bedenken, daß bei der heutigen Personalsituation sehr viele Personen tätig werden, die wenig, zu kurz und zu unvollkommen ausgebildet sind und bei denen sich der vorhandene gute Wille und das beste Bemühen mit gewissen Kenntnissen der Grundprinzipien der allgemeinen und der speziellen Verfahren paaren müssen. Gerade dieser Mehrzahl unserer unentbehrlichen Helfer soll möglichst kurzgefaßt ein Überblick über die Problematik der orthopädischen Krankenpflege vermittelt werden.

Dieses Büchlein soll kurz und einprägsam sein, damit es auch all den Pflegekräften, die außerhalb des orthopädischen Fachgebietes arbeiten, als Ratgeber dient. Stellen doch allgemeine Fragen der Lagerung des kranken Menschen jeden Lebensalters und der Betreuung des Behinderten in jeder medizinischen Fachdisziplin das Kriterium des vollkommenen Service in einem Krankenhaus dar. Ein Krankenhaus ist nie so gut wie der darin tätige Behandler, sondern es ist immer nur so gut wie die Pflege, die in diesem Haus geübt wird. Ohne die entsprechende pflegerische Betreuung des Kranken bleibt jedes ärztliche Handeln Stückwerk.

Die Fragen der Rehabilitation und der Zusammenarbeit zwischen Pflegepersonal, Orthopädietechnikern, Masseuren, Krankengymnasten und Beschäftigungstherapeuten schienen deshalb der Beantwortung wert, weil dieses Buch auch eine Orientierungshilfe für diesen Personenkreis darstellen soll. Die Zusammenarbeit kann positiver gestaltet werden, wenn alle nichtärztlichen Helfer die Probleme verstehen, die vornehmlich den Kreis der Pflegekräfte beschäftigen. Auch wird die Zusammenarbeit nahtloser vor sich gehen, wenn das Team nicht nur die Kenntnis der Pathologie, sondern auch die der verwaltungsmäßigen und pflegerischen Regularien besitzt.

Ein Frage- und Antwort-Katalog wurde angefügt, damit auch der Lernende in der Ausbildung sein Wissen überprüfen kann.

Sicher werden aufmerksame Leser genügend Ansatzpunkte für eine Kritik und genügend Vorschläge für eine Ergänzung finden. Beide werden vom Autor dankbar angenommen und für die Zukunft beachtet.

Nicht allein die Tätigkeit über 2½ Jahrzehnte in diesem Fachgebiet macht es möglich, fachbezogene Hinweise dem Krankenpflegepersonal zu geben. Unmittelbar und mittelbar haben jene Schwestern und Pfleger mitgeholfen, die in all diesen Jahren mit und neben mir ihre Pflicht getan zu haben. Ihnen möchte ich besonders danken. Hervorheben muß ich aus diesem großen Kreis Schwester MARIANNE, mit der ich fast 2 Jahrzehnte zusammenarbeite und die mit viel Kritik und Sachverstand dieses Manuskript durchgearbeitet und ergänzt hat.

Essen, im Herbst 1974 K. F. SCHLEGEL

Inhaltsverzeichnis

Geschichte und Bedeutung der Orthopädie

Der Name „Orthopädie“ stammt von dem französischen Arzt N. ANDRY, der Mitte des 18. Jahrhunderts ein Büchlein geschrieben hat, dem er den Titel gab: „Orthopädie oder die Kunst, im Kindesalter den Deformitäten des Körpers vorzubeugen oder sie zu korrigieren.“

Damit ist nicht gesagt, daß orthopädische Probleme nicht bereits vor dieser Zeit die Ärzte auf der ganzen Welt beschäftigt haben. Nahezu 400 Jahre vor Christi Geburt hat HIPPOKRATES ein 6bändiges Werk „Über die Gelenke“ verfaßt, in dem er auch heute noch gültige Regeln, beispielsweise zur Behandlung des Klumpfußes oder der sog. angeborenen Hüftverrenkung, aufstellte.

Als Symbol für die Orthopädie hat ANDRY das krumme Bäumchen gewählt, das zur Lenkung seines Wachstums an einen geraden Pfahl gebunden ist (Abb. **1**).

Übersetzt man Orthopädie wörtlich, kommt man zu der Definition: „Erziehung zur aufrechten Haltung.“ „Diese Geraderichtekunst“, wie sie der bekannte Medizinhistoriker DIEPGEN genannt hat, bezieht sich

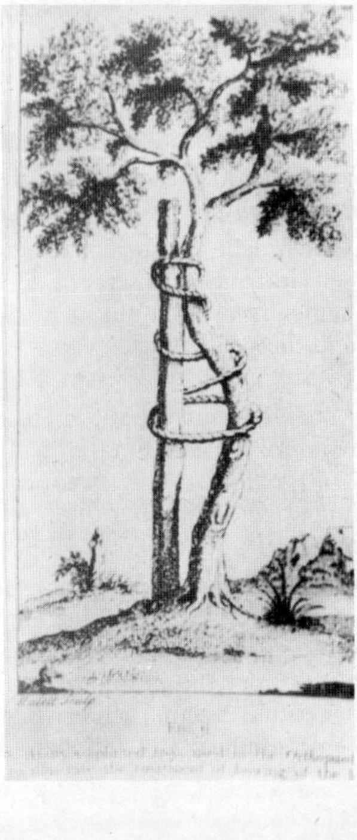

Abb. **1** Das „Bäumchen der Orthopädie“ von *Andry*.

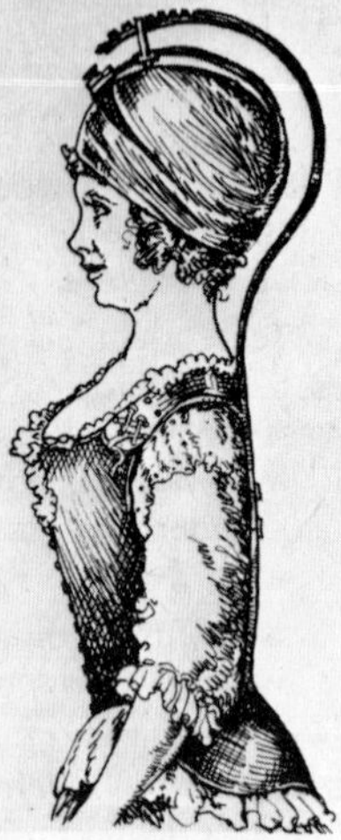

Abb. **2** Historische Darstellung eines Extensionskorsetts zur Behandlung von Wirbelsäulenverkrümmungen (1764 von *Levacher*).

aber nicht nur auf die Haltung. Die moderne Definition dieser medizinischen Fachdisziplin verdanken wir H. VON BAEYER, der sie „Die Lehre von der Erkennung, Behandlung und Verhütung sämtlicher Erkrankungen und Verletzungen des Haltungs- und Bewegungsapparates" nennt.

Schon 1000 Jahre vor der Zeitenwende kannte man in der Medizin in Persien und in Arabien Spezialabteilungen für Orthopädie.

Maschinelle Verfahren zur Streckung der Wirbelsäule und der Gliedmaßen sind ebenfalls seit vor der Zeitenwende bekannt und wurden nur im Laufe der Jahrhunderte verfeinert. Selbst die apparative Behandlung und die prothetische Versorgung haben bereits im Altertum eine große Vollkommenheit erreicht (Abb. 2).

Auch der Gipsverband fand schon um das Jahr 1000 in den asiatischen Ländern Verwendung, obwohl die Gipsbinde erst im Jahre 1851 durch den Holländer MATHYSEN erfunden worden ist, der damit die Behandlung orthopädischer und traumatologischer Patienten revolutioniert hat.

Daß sich primär die konservative Orthopädie und die apparative Versorgung entwickelten, liegt in der damals nicht möglichen sicheren operativen Behandlung begründet. Trotzdem sind die Operation des Schiefhalses oder die blutige Beseitigung des Spitzfußes durch Verlängerung der Achillessehne früher ebenso geübt worden wie die Korrektur von Fehlstellungen der Gliedmaßen durch die sog. Osteoklasie, also das gedeckte Zerbrechen von Knochen. Über 100 Jahre ist es her, daß beispielsweise in England die gedeckte Durchmeißelung des Schenkelhalses bei Hüftversteifungen durchgeführt worden ist, und auch in Deutschland haben sich mehrere Operateure frühzeitig mit der Ausarbeitung ähnlicher Verfahren befaßt.

Einen weiteren Aufschwung erlebte die operative Orthopädie mit der Entdeckung der Röntgenstrahlen und der Praktizierung der Regeln der Antisepsis und Asepsis in Verbindung mit den zunehmenden modernen Möglichkeiten der Anästhesie und Schmerzbekämpfung.

Neben diesem Zweig der operativen Behandlung der Erkrankungen und Verletzungen des Haltungs- und Bewegungsapparates erfuhr die *physikalisch-technische* Orthopädie einen Aufschwung durch die Schaffung der medizinischen Hilfsberufe der Masseure und Bademeister, der Krankengymnastik und der Arbeits- und Beschäftigungstherapie. Ergänzt wurden die konservativen und operativen Maßnahmen letztlich durch die Mitarbeit der Orthopädietechniker, also die Orthopädiemechaniker, Bandagisten und Orthopädieschuhmacher.

Jegliche orthopädische Behandlung muß aber Stückwerk bleiben, wenn eine nicht gleichzeitig einsetzende medizinische und soziale Rehabilitation erfolgt. Hat doch die Frage des Lebens und Überlebens mit einem verbleibenden Schaden und der Auseinandersetzung mit der aus dem Krankheitsgeschehen resultierenden Behinderung bei Patient und Arzt zunehmend an Bedeutung gewonnen. Der Gesamtprozeß der Bewältigung dieser komplexen Aufgabe wird heute mit dem Sammelbegriff der *Rehabilitation* beschrieben. Nach der Definition der Weltgesundheitsorganisation (WHO) umfaßt der Begriff „Behinderung" den Schaden eines Patienten (Impairment), die funktionellen Einschränkungen (Disability) und die soziale Beeinträchtigung (Handicap). Die medizinische Rehabilitation wird daher von der schulisch-pädagogischen oder beruflichen Rehabilitation und der sozialen Rehabilitation abgelöst.

Eine wesentliche medizinische Rehabilitationsmaßnahme ist die *Anschlußheilbehandlung* (AHB), die unmittelbar an die Behandlung im Akutkrankenhaus anschließt und rechtzeitig während der stationären Behandlung beantragt werden muß.

Aufgabe der aktivierenden Krankenpflege ist es u.a., den Rehabilitanden von pflegerischen Leistungen soweit wie möglich unabhängig werden zu lassen. Grundlage für jedwede Rehabilitationsmaßnahme bietet das Bundessozialhilfegesetz (BSHG).

Im Rehabilitationsteam arbeiten Arzt, nichtärztliche Assistenzberufe und Sozialberufe eng zusammen, daß vom Schadensbeginn bis zur Wiedereingliederung in Familie, Berufsleben und Gesellschaft die Rehabilitation keine Unterbrechung erfährt. Auf diese Weise bleibt die optimale ärztliche Behandlung nicht alleiniges Ziel orthopädischer Bemühungen, sondern die Therapie ist erst dann beendet, wenn der Behinderte wieder voll in einem ihm zuträglichen Beruf resozialisiert ist.

Wie wesentlich die gleichzeitige medizinische und soziale Rehabilitation ist, geht allein aus der Statistik hervor, derzufolge es im Bundesgebiet rd. 10% Schwerbehinderte gibt, die neben der zeitweiligen orthopädischen oder anderen medizinischen Behandlung auch immer vorübergehend oder dauernd sozialer Rehabilitationsmaßnahmen bedürfen.

Die wissenschaftliche Vereinigung aller in Deutschland sich mit den Problemen der Orthopädie befassenden Ärzte ist die „Deutsche Gesellschaft für Orthopädie und Traumatologie" (DGOT). Der internationale Dachverband heißt SICOT (Société internationale de chirurgie orthopédique et de traumatologie).

Stellung der Orthopädie im Rahmen der anderen Fachdisziplinen

Aus der umfassenden Tätigkeit des Orthopäden im Rahmen der Erkennung, Verhütung und Behandlung der Erkrankungen und Verletzungen des Haltungs- und Bewegungsapparates läßt sich ermessen, daß diese Fachdisziplin keine geschlossene Einheit darstellt, sondern daß immer wieder die enge Anlehnung an alle Fachgebiete der Medizin notwendig wird.

Die Verbindung zur *inneren Medizin* ist nicht nur im Hinblick auf die prä- und postoperative Behandlung gegeben, sondern sie wird unerläßlich bei allen diagnostischen Maßnahmen, die des modernen Laboratoriums bedürfen. Hier müssen besonders die Auswirkungen von Stoffwechselerkrankungen auf Skelettsystem und Muskulatur genannt werden. Die Tumoren mit Befall des Haltungs- und Bewegungsapparates sind anzuführen. Neuerdings eröffnet beispielsweise die kombinierte interne und operative Behandlung des Gelenkrheumatismus ungeahnte Aspekte.

Die zunehmende Überalterung der Bevölkerung wirft mit der besonderen Unfallgefährdung und dem Entstehen der Osteoporose sowie mit dem Trainingsverlust durch Bettlägerigkeit eine Vielzahl von Problemen auf, die nur mit Hilfe der inneren Medizin und der Gerontologie bearbeitet werden können.

Am Anfang der orthopädischen Fürsorge im Säuglings- und Kindesalter tauchen Fragen auf, die nur gemeinsam mit dem *Kinderarzt* der Lösung nahezubringen sind. Die besondere Problematik des „Krisenkindes" stellt die Forderung zur prä- und postnatalen Prophylaxe, in der sich auch der *Gynäkologe* und der *Neurologe* zum Behandlungsteam gesellen müssen. Nur die Früherfassung aller gefährdeten Neugeborenen ermöglicht die Frühesterkennung und die Sofortbehandlung eingetretener oder drohender Schäden des Haltungs- und Bewegungsapparates.

Die Grenzen der Orthopädie zur *Allgemeinchirurgie* und deren Spezialgebiete sind fließend. Es sei hier nur an die beide Disziplinen interessierenden Probleme der Unfallheilkunde erinnert, wo besonders Mehrfachverletzungen den gemeinsamen Einsatz chirurgischen und orthopädischen Wissens zum Wohle des Patienten erfordern.

Hier wird auch der *Neurologe* immer wieder zu diesem Team treten müssen. Er hat außerdem seine Aufgabe in der Kooperation bei allen Auswirkungen der neurologischen Störungen auf den Haltungs- und Bewegungsapparat. Die enge Wechselbeziehung zwischen Wirbelsäule und Nervensystem – es sei hier nur an die Verletzungen der Wirbelsäule oder an die Bandscheibenschäden erinnert – schafft eine Fülle von Fragen, die nur gemeinsam mit dem Neurologen und dem Neurochirurgen ausgelotet werden kann.

Der große apparative Aufwand bei der modernen Röntgendiagnostik macht die Zusammenarbeit mit dem *Röntgenologen* unerläßlich. Um so mehr, weil die Computertomographie und Kontrastdarstellungen der Blutgefäße, die Myelographie und Diskographie aus der gegenwärtigen Diagnostik ebensowenig wegzudenken sind wie die modernen Errungenschaften der *Nuklearmedizin* mit der Anwendung der Szintigraphie in Praxis und Forschung.

Letzten Endes wird die enge Wechselbeziehung zwischen den somatischen und psychischen Problemen der Haltung und der Fehlhaltung auch den *Psychiater* und *Psychologen* in die Arbeitsgruppe der Therapeuten zwingen. Er wird ferner der unerläßliche Berater bei all den sozialen und ärztlichen Problemen sein, die im Rahmen der Körperbehinderung auftreten. Hier sind weitere Gesprächspartner der *Arzt des Gesundheitsamtes,* der *Werksarzt,* der *Sportarzt* und vornehmlich der den Kranken durchs ganze Leben geleitende *Hausarzt.*

Die Orthopädie ist also kein in sich geschlossenes Fach. Sie nimmt im Rahmen der allgemeinen Medizin eine wechselseitig wichtige Stellung ein, so daß der gegenseitige Austausch von Wissen und Erfahrung zum Wohle des Patienten unerläßlich ist, zumal es kaum einen Patienten gibt, bei dem ein Arzt oder eine Pflegeperson nicht irgendwann mit wesentlichen orthopädischen Problemen konfrontiert wird.

I. Allgemeine orthopädische Pathologie

Krankheiten sind angeboren oder erworben.

Die *angeborenen Leiden* beruhen entweder auf erblichen Keimfehlern oder aber z.T. auf Schäden, die in der intrauterinen Entwicklungsperiode auf die Frucht einwirken. Die genaue Trennung dieser beiden Krankheitsursachen ist oft sehr schwierig. Als *endogene* oder primäre *Mißbildung* kann man nur dann eine Veränderung ansehen, wenn die genaue Erhebung der Familienanamnese den Nachweis der Erblichkeit erbracht hat. Als *exogene* Ursachen bezeichnet man intrauterine Schädigungen, die besonders durch bestimmte Medikamente verursacht werden. Es sei beispielsweise an die Dysmelie erinnert, die durch das Medikament Contergan um die 60er Jahre dieses Jahrhunderts in den verschiedensten Spielarten bei Neugeborenen beobachtet werden konnte. Weitere exogene Noxen sind Vitaminmangel, Vergiftungen, Abtreibungsversuche, Infektionskrankheiten der Mütter, Röntgen- und ionisierende Strahlen. Auch der Raummangel in utero mit dadurch bedingter Zwangshaltung der Frucht kann eine exogene Ursache von Mißbildungen darstellen.

Noch immer stellt die *Geburtsschädigung* eine große Zahl von orthopädischen Krankheitsbildern, insbesondere das Gros der spastischen Lähmungen infolge der Asphyxie mit Durchblutungsstörungen des Gehirns und Schädigung der motorischen Zentren in der Großhirnrinde. Hier liegt jedoch oft nicht nur eine körperliche Schädigung vor, sondern es werden auch geistige Defekte beobachtet, die je nach Ausmaß der Schädigung und nach Erfolg der Frühestbehandlung ein lebenslanges Behandlungs- und Betreuungsproblem bedingen. Demgegenüber treten die peripheren Lähmungen vorwiegend des Armes durch die Geburt in den Hintergrund.

Ein Teil der angeborenen Mißbildungen wird erst im Laufe des Säuglings- und Kleinkindesalters erkennbar. Es sei hier nur an die sog. angeborene Hüftluxation erinnert, die sich erst unter dem Einfluß der Muskeltätigkeit und der Belastung zur echten Form- und Funktionsstörung entwickelt.

Nach der Geburt können in jeder Altersgruppe entzündliche und degenerative Erkrankungen, tumoröse Veränderungen, hormonelle Störungen und Stoffwechselstörungen den Haltungs- und Bewegungsapparat ebenso schädigen wie Verletzungen und Überlastungen jeglicher Art.

Defektbildungen

Diese hypoplastischen Mißbildungen reichen von der kleinen oberflächlichen Schnürfurche bis zum Fehlen ganzer Körperabschnitte. Die *Peromelie,* also das Fehlen von einzelnen Gliedmaßenabschnitten, ist ebenso möglich wie die *Amelie,* das Fehlen einer oder mehrerer Gliedmaßen. Unter *Ektromelie* versteht man die in der Längenentwicklung verstümmelte Gliedmaße, unter *Phokomelie,* die Robbengliedrigkeit, die extreme Verkürzung der Gliedmaße mit Sitz der Hand oder des Fußes dicht am Rumpf (Abb. **3** u. **4**).

Weitere örtlich begrenzte Entwicklungsstörungen sind fehlerhafte Anlagen von Gelenken, Synostosen, d.h. Verwachsungen von Knochen, mangelhafte und verzögerte Verknöcherungen mit all den Folgen für die Zukunft, da sich Fehlbelastungen und Fehlfunktion zum primären Schaden addieren.

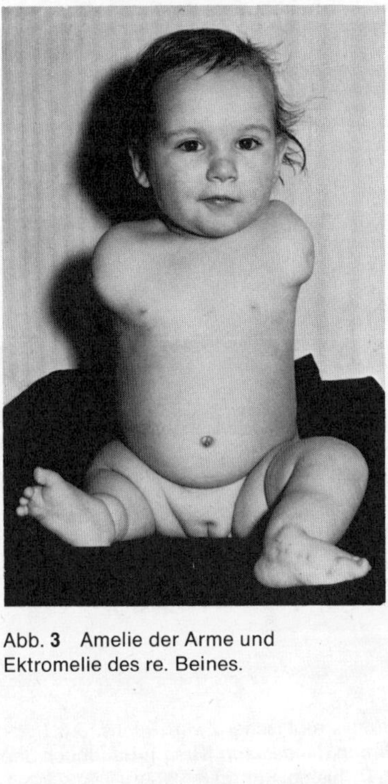

Abb. **3** Amelie der Arme und Ektromelie des re. Beines.

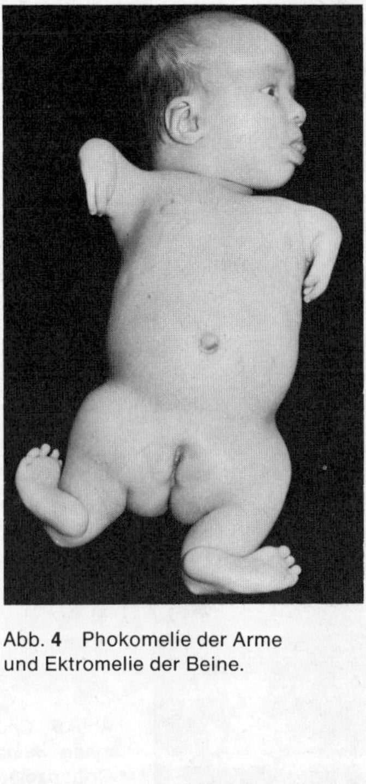

Abb. **4** Phokomelie der Arme und Ektromelie der Beine.

Systemerkrankungen des Skeletts

Sie beruhen auf einer Störung des Aufbaus, des Einbaus oder des Umbaus des ganzen Skelettsystems oder einzelner Skelettabschnitte.

Am bekanntesten ist der *Zwergwuchs durch die Chondrodystrophie.* Die Gliedmaßen sind zu kurz, der Kopf zu groß; der Rumpf ist nahezu normal, so daß ein unharmonisches Wachstum mit Verkrümmungen der Gliedmaßen, vorzeitigen Abnützungen der Gelenke und Fehlhaltungen im Sinne des Hohlkreuzes und des Rundrückens resultiert (Abb. 5).

Die wache Intelligenz der chondrodystrophen Zwerge in Verbindung mit humorvoller Schläue sichert den Kranken im allgemeinen die lächelnde Toleranz der Umwelt. *Therapeutische Probleme* tauchen dann auf, wenn die Verbiegungen der Gliedmaßen oder die Arthrose der Gelenke behandlungsbedürftig werden.

Die *enchondrale Dysostose,* jene angeborene Knorpelverknöcherungsstörung, kennt viele Spielarten, die von der Schädigung eines Gelenkabschnittes mit daraus resultierendem Fehlwachstum bis zur schweren

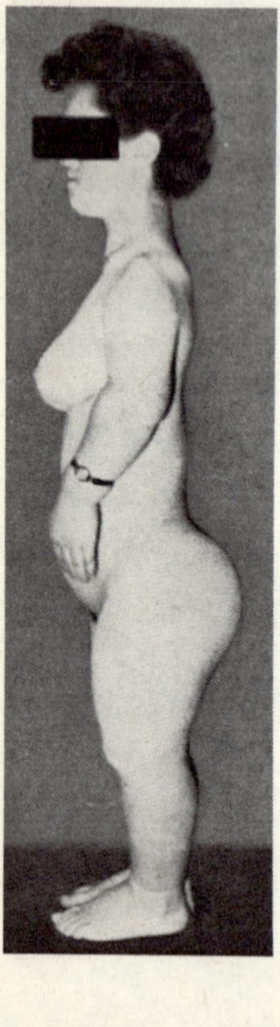

Abb. **5** Chondrodystrophischer Zwergwuchs (aus *Hohmann, Hackenbroch, Lindemann* [Hrsg.]: Handbuch der Orthopädie, Bd. I. Thieme, Stuttgart 1957).

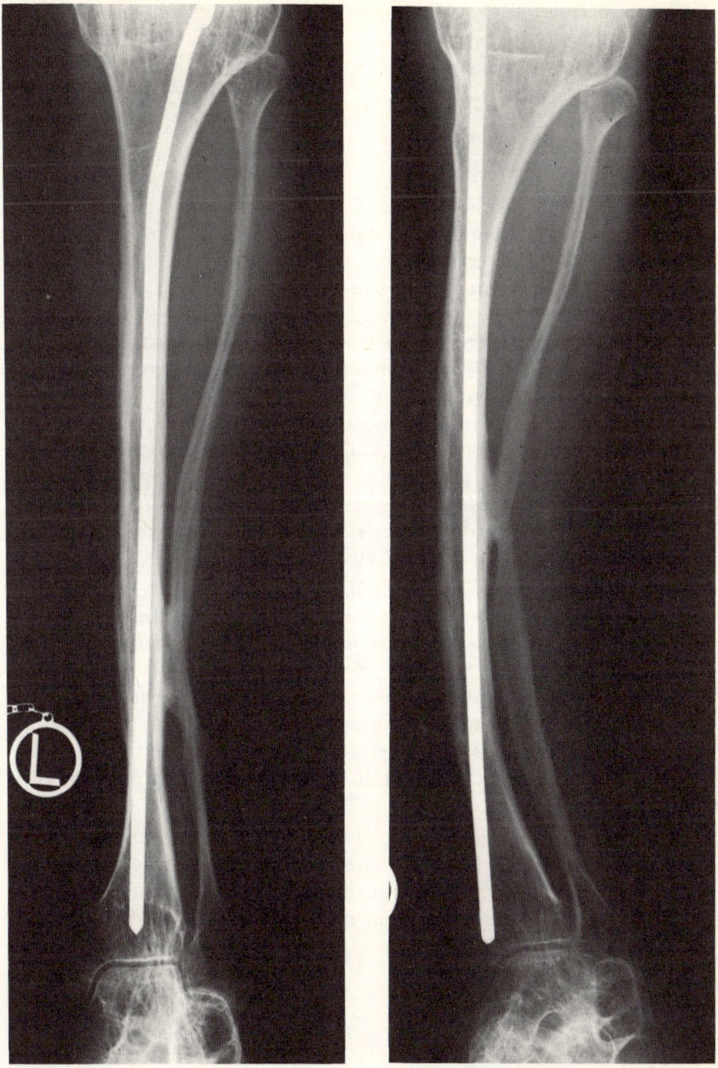

Abb. **6** Bei Zwillingsbrüdern, die insgesamt bis zum 29. Lebensjahr nahezu 200 Frakturen wegen Glasknochenkrankheit mitgemacht haben, mußten sämtliche Röhrenknochen der unteren Extremitäten mehrfach osteotomiert und einigermaßen hergestellt werden. Mit einer Markraumschienung konnten beide Unterschenkel tragfähig gehalten werden. Die Pins wurden nach 15 Jahren entfernt.

proportionierten oder dysproportionierten Wachstumsstörung des gesamten Skeletts reichen. Diese häufigste Ursache der Fehlformen des Skeletts tritt im Gegensatz zur Chondrodystrophie vorwiegend erst im Wachstumsalter in Erscheinung und erfordert dann je nach seiner lokalen Auswirkung die entsprechende konservative oder operative Behandlung.

Bei *abnormer Knochenbrüchigkeit,* der Osteogenesis imperfecta in ihrer schweren angeborenen Form, sind die Kinder vielfach nicht lebensfähig. Je geringer die Neigung zur Knochenbrüchigkeit ist und je später die Frakturen, selbst bei geringsten Anlässen, auftreten, desto günstiger wird die Prognose. Nach der Pubertät nimmt die Frakturneigung bei der Glasknochenkrankheit meist ab. Durch die mehrfachen, oft über 50–100 Knochenbrüche können teilweise abstruse Verformungen der Gliedmaßen entstehen. Die Behandlung ist dann rein symptomatisch. Heute wird der früheren äußeren Schienung durch Stützapparate die *innere Schienung* durch Metallfixierung nach mehrfachen Korrekturosteotomien vorgezogen. Die abnorme Knochenbrüchigkeit wirft *erhebliche pflegerische Probleme* auf, da bei wenig schonendem Transport und selbst bei Umlagerung die Gliedmaßen frakturieren können. Daran ist besonders in der postoperativen Phase und bei der Umlagerung bei Operationen in Narkose zu denken (Abb. 6).

Bei der *Exostosenkrankheit* stören die angeborenen und an verschiedenen Stellen des Skelettsystems, vorwiegend in der Nähe von Wachstumszonen auftretenden Knochenauswüchse im allgemeinen nur kosmetisch. Sie können aber auch zu erheblicher Fehlstellung von Gliedmaßen führen und werden dann ebenso behandlungsbedürftig wie durch Exostosen bedingte Druckerscheinungen mit Lähmungen an vorbeilaufenden Nerven. Dann ist die operative Entfernung dieser Knochenvorsprünge, die vorwiegend bei männlichen Probanden auftreten, unerläßlich.

Enchondrome sind im Knochen, vorwiegend in den kurzen Röhrenknochen an Händen und Füßen entstehende multiple, gutartige Schwellungen, die ebenfalls zu Wachstumsstörungen zu führen vermögen oder die Tragfähigkeit der Knochensubstanz derart schädigen, daß Spontanfrakturen auftreten. Im späteren Leben besteht die Gefahr der bösartigen Entartung.

Die Behandlung erfolgt operativ.

Entzündungen der Knochen und Gelenke

Infektionserreger jeder Art können direkt oder indirekt das Skelettsystem befallen. Unspezifische Entzündungen werden vorwiegend durch

Staphylokokken und Streptokokken hervorgerufen. Alle durch den Tuberkelbazillus verursachten Veränderungen bezeichnet man als spezifische Entzündungen.

Je nach Infektiosität des Erregers werden *allgemeine Entzündungszeichen* hervorgerufen. Dazu gehören Fieber, Mattigkeit, Leistungsminderung, Reduzierung des Allgemeinzustandes, Appetitlosigkeit und entzündliche Veränderungen im Blut (Blutsenkung erhöht).

Lokalsymptome sind die klassischen vier Entzündungszeichen: Rötung (Rubor), Wärme (Kalor), Schmerz (Dolor) und Schwellung (Tumor).

Pflegerische Sofortmaßnahmen

Allgemeine Maßnahmen

Vorbereitung der Klärung der Entzündung durch Temperaturmessung, Abnahme des Blutbildes und der Blutsenkung. Bettruhe mit leichter Kost und entsprechender Flüssigkeitszufuhr.

Besonders bei Säuglingen ist wegen der Gefahr der Austrocknung (Exsikkation) und der Elektrolytverschiebung größte Vorsicht geboten. Infusionen sind anzulegen.

Für Operationsvorbereitung notwendig: Röntgenübersichtsaufnahme der Lunge, gründliche internistische Durchuntersuchung und EKG.

Lokalmaßnahmen

Entlastungslagerung, evtl. Schienung des erkrankten Skelettabschnittes. Schmerzbekämpfung. Häufige Inspektion des Erkrankungsbezirkes. Bei drohender Einschmelzung, besonders bei Gelenkprozessen, *entlastende Punktion* (Abb. 7 u. 8). Sie führt nicht nur zur sofortigen Schmerzfreiheit, sondern es wird gleichzeitig Material zur Untersuchung des verursachenden Erregers und dessen Austestung gegenüber entsprechend wirksamen Medikamenten gewonnen.

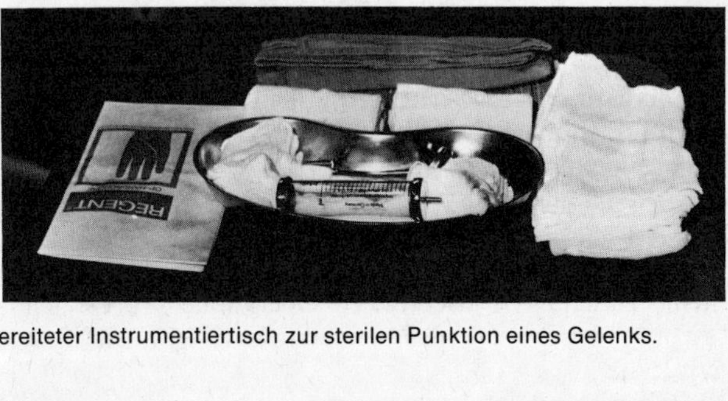

Abb. 7 Vorbereiteter Instrumentiertisch zur sterilen Punktion eines Gelenks.

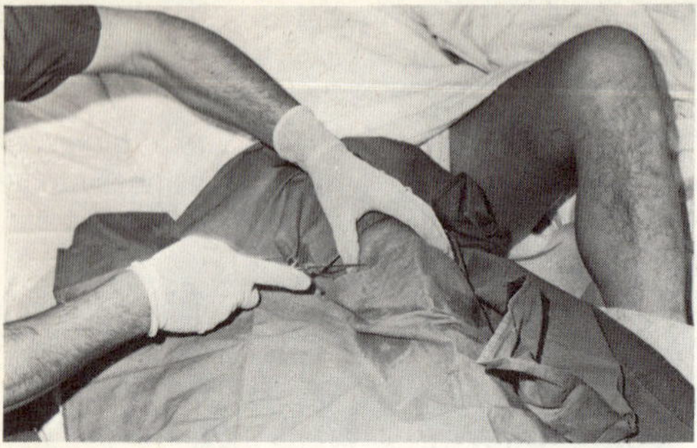

Abb. **8** Punktion des Kniegelenks zur Entfernung eines Kniegelenkergusses.

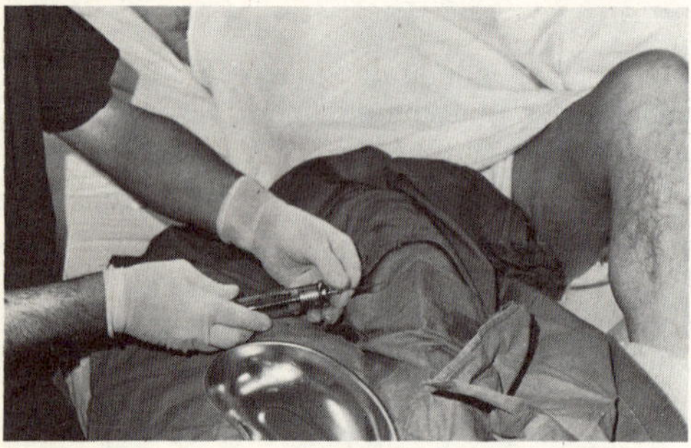

Abb. **9** Der Erguß wird entweder abgesaugt oder kann auch durch eine dickere Nadel abtropfen. Damit er restlos entleert werden kann, drückt gegen Ende der Punktion ein Assistent mit beiden flachen Händen den Gelenkraum ober- und unterhalb der Kniescheibe zusammen.

Zur Punktion müssen vorbereitet werden:

Desinfektionsmittel, Wattestäbchen oder Tupfer, Einwegspritze (10 oder 20 ml), verschieden lange und verschieden starke Kanülen, Lokalanästhetikum (Scandicain oder ähnliches), sterile Handschuhe oder chirurgische Händedesinfektion, Abdecktücher, steriles Röhrchen mit Vordruck zum Einschicken des Untersuchungsmaterials, Wundverband (Abb. 9).

Weitere Maßnahmen

Vorbereitung der gezielten Allgemein- und Lokalbehandlung, die je nach Lokalisation und Aktivität des Entzündungsprozesses konservativ oder operativ erfolgen muß.

Besteht der geringste Verdacht auf eine Ansteckungsmöglichkeit, umgehende Isolierung des Patienten oder Verbringung auf eine septische Station. Zumindest muß die Verlegung in ein Zimmer erfolgen, in dem keine Patienten zu aseptischen Operationen vorbereitet werden oder aseptisch frischoperierte Patienten liegen.

Rheumatische Erkrankungen

Obwohl bei der Klassifizierung der rheumatischen Erkrankungen noch alles im Fluß ist, kann man nach der Nomenklatur der Rheumatologen zwei große Gruppen voneinander trennen:

den entzündlichen Rheumatismus
und den degenerativen Rheumatismus.

Bei orthopädischer Betrachtung kann der sog. degenerative Rheumatismus außer acht gelassen werden, weil es sich hier um Veränderungen handelt, die unter den Namen „Arthrosis“ und „Spondylosis deformans“ als reine Verschleißerscheinungen des Skelettsystems später abgehandelt werden. Die Polyarthritis rheumatica kann als entzündlicher Gelenkprozeß akut auftreten. Vielfach kommt es hier im Anschluß an eine Angina unter plötzlichem Fieber zu schmerzhaften Gelenkschwellungen. Nicht selten tritt eine Endokarditis oder Nephritis rheumatica im Gefolge dieses *rheumatischen Fiebers* auf.

Der *chronisch entzündliche Rheumatismus* –führt als *primär chronische Polyarthritis* (heutige Bezeichnung: *rheumatoide Arthritis*) in mehr oder weniger schubweisem oder schleichendem Verlauf oft zu schwerem Siechtum. Er nimmt seinen Anfang an den kleinen Gelenken der Hände und der Füße. Die Erkrankung beginnt in der Regel zwischen dem 20. und 40. Lebensjahr und ist bei Frauen ungefähr 3mal häufiger als bei Männern. Obwohl das Leiden chronisch in Schüben mit Remissionen verläuft, stirbt der Polyarthritiker selten aufgrund seines Rheumaleidens. Verlauf und Ausgang der Krankheit sind in mehr als der Hälfte der Fälle abhängig von Art und Dauer der durchgeführten Behandlung (Abb. **10**).

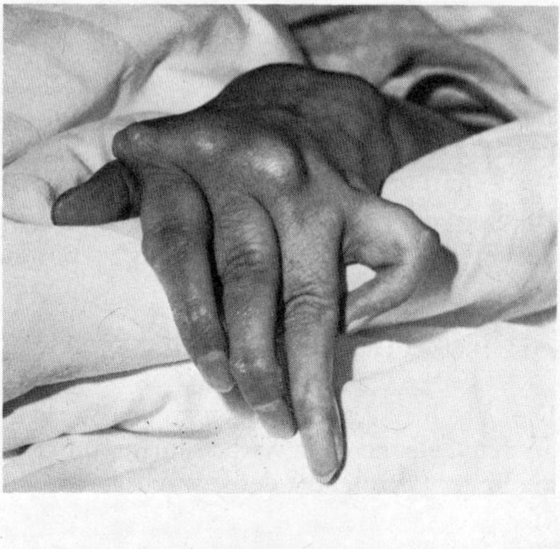

Abb. **10** Hochgradige Deformierung von Hand und Fingern bei rheumatoider Arthritis. Die Langfinger weichen sämtlich nach ulnar ab (ulnare Drift), die Finger II bis IV zeigen die typische Schwanenhalsdeformität.

Die *Behandlung des rheumatischen Fiebers* erfolgt medikamentös. Entscheidend ist die langdauernde Penicillintherapie, die so lange fortgeführt werden soll, bis der Antistreptolysintiter nicht mehr erhöht ist.

Auch bei der *primär chronischen Polyarthritis* ist die *Langzeitbehandlung* wichtig. Neben der Basistherapie, welche die immunpathogenetischen Vorgänge im Bereich der Gelenkinnenhaut beeinflussen soll, müssen alle Maßnahmen herangezogen werden, die das entzündliche Geschehen und damit Fieber und Gelenkschmerzen beeinflussen.

In diesem Rahmen soll nur auf die speziellen orthopädischen Gesichtspunkte eingegangen werden, da die medikamentösen Maßnahmen vornehmlich ein intern-rheumatologisches Problem darstellen.

Da im akuten Stadium wegen der hochgradigen Schmerzen Schonstellungen der Gelenke eingenommen werden, steht die Prophylaxe der nachteiligen Kontraktur an erster Stelle. Die *Schmerzbekämpfung* in Verbindung mit warmen Packungen, medikamentöser Unterstützung und orthopädisch richtiger Lagerung sowie die *druckentlastende Frühpunktion* der Gelenke können die folgenlose Ausheilung des akuten rheumatischen Fiebers bewirken. Lediglich im hochgradigen Entzündungsschub mit starker Gelenkreaktion kann vorübergehend die Eispackung Verwendung finden.

Nach kurzer Erkrankungszeit tritt eine Schädigung des Gelenkknorpels ein, so daß sich später auf dem Boden dieser chronischen rheumatischen Gelenkentzündungen immer eine mehr oder weniger starke *Arthrose* entwickelt.

Bösartige Formen des Gelenkrheumatismus, besonders der *rheumatoiden Arthritis,* stellen ein schweres pflegerisches Problem dar. Selbst bei kombiniertem internistischem und chirurgischem Einsatz mit frühzeitiger operativer Entfernung der Gelenkkapsel oder gar Gelenkplastiken kann nicht auf die Mitarbeit der orthopädischen Hilfsberufe verzichtet werden. Über das Schicksal des Polyarthritikers entscheiden neben der reinen medizinischen Behandlung stets das betreuende Pflegepersonal sowie die Tätigkeit des Physiotherapeuten und der Beschäftigungstherapeutin. Neben dem gesamten Einsatz der medizinischen Therapiemaßnahmen ist immer die berufliche und soziale Rehabilitation erforderlich.

Die Spondylitis ankylopoetica (Bechterewsche Krankheit) ist ebenfalls dem entzündlichen Rheumatismus zuzuordnen (s. dort).

Arthrose und Spondylose

Die Verschleißerscheinungen an den Wirbelkörpern (Spondylose) sowie an den Gelenken der Wirbelsäule und der Gliedmaßen (Arthrose) spielen in der Orthopädie des Erwachsenen- und Greisenalters eine wesent-

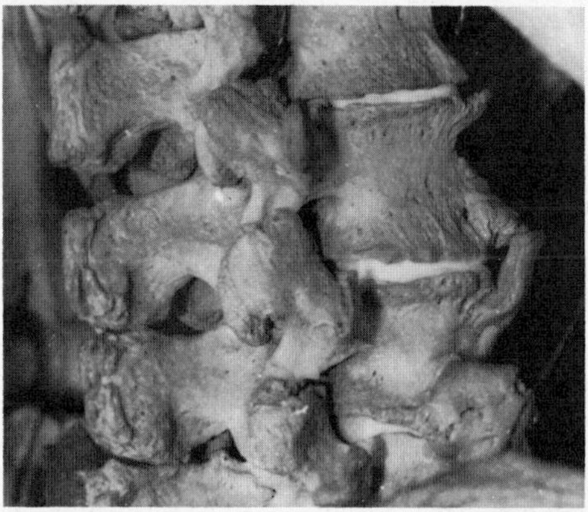

Abb. **11** Knöcherne Randwulstungen im Sinne der Spondylose an den Wirbelkörpern eines Skelettpräparates. Auch die Wirbelbogengelenke weisen arthrotische Randzacken auf.

liche Rolle. Dieser fälschlicherweise mit Verschleißrheumatismus bezeichnete Zustand muß nicht immer Beschwerden verursachen. Er kann unbemerkt bis zur langsamen Einsteifung einzelner Gelenke verlaufen. Häufiger ist der Wechsel von mehr oder weniger beschwerdefreien Intervallen mit Perioden entzündlicher Reizzustände an den arthrotischen Gelenken (Abb. **11**). Die Arthrosis deformans beruht einerseits auf einer Formstörung eines oder mehrerer Gelenke, die durch deren angeborene oder erworbene Veränderungen entstanden ist, andererseits auf einer angeborenen und erworbenen Stoffwechselstörung des Gelenkknorpels. Unter dem Einfluß der normalen Bewegung und Belastung, mehr aber noch unter dem Einfluß übermäßiger Bewegungen und Belastungen, entwickelt sich auf dem Boden der Formstörung von Gelenken und der Qualitätsminderung des Knorpelgewebes jener Gelenkverschleiß, der seinen Träger oft nach jahrelanger zunehmender Körperbehinderung berufs- und erwerbsunfähig macht. Die Behandlung der Schmerzen und der Funktionsstörungen ist mit den heutigen orthopädischen Maßnahmen in vielen Fällen sehr dankbar. Die Verbesserung des operativen Gelenkersatzes läßt für die Zukunft noch erfreulichere Aspekte erwarten.

Arthropathien, also, vielfach groteske Deformierungen von Gelenken, können im Rahmen von Schäden des Nervensystems nach Rückenmarksverletzungen, bei der Tabes dorsalis und bei der Syringomyelie auftreten. Auch bei Bluterkranken führen die wiederholten Blutergüsse in die Gelenke zu derartigen Arthropathien. Seltener sind schwerere Arthropathien an kleineren Gelenken im Verlaufe der Gicht.

Frakturen und Luxationen

Die Zunahme der Verkehrs- und Sportverletzungen des Haltungs- und Bewegungsapparates hat zwangsläufig dazu geführt, daß das Pflegepersonal mit den Regeln der ersten Hilfe und den Fragen der Schockbekämpfung sowie der operativen Frühbehandlung der Frakturen zunehmend vertraut gemacht worden ist. In dem gesteckten Rahmen wird daher später vornehmlich auf die besondere Problematik der veralteten Verletzungsfolgen und deren pflegerische Bedeutung eingegangen. Da die Sofortverbringung des Frischverletzten in Spezialabteilungen in der Bundesrepublik Deutschland leider noch weitgehend Utopie ist, wird aber immer die Erstbetreuung durch die Pflegeperson über das weitere Schicksal des Verletzten entscheiden. Geschlossene Frakturen und Verrenkungen erfordern die rasche und nicht abschnürende Schienung, den schonenden Transport und die Vermeidung der Auskühlung neben der Schockbekämpfung. Offene Frakturen und Verrenkungen sind zusätzlich steril abzudecken und zwingen zur umgehenden operativen Versorgung.

Erkrankungen der Muskeln und Sehnen

Angeborene Defekte sind relativ selten und stehen häufig in Verbindung mit anderen Defektmißbildungen.

Entzündliche Erkrankungen betreffen vorwiegend die Sehnenscheiden und das Sehnengleitgewebe und zeigen dann meistens die klassischen Zeichen der Entzündung. Besonders betroffen sind die Sehnenscheiden im Bereich der Unterarme und Unterschenkel. Entzündliche Erkrankungen der Muskulatur sind Raritäten. Der sog. *Muskelrheumatismus* stellt kein einheitliches Krankheitsbild dar; es handelt sich hier um die sekundären Auswirkungen anderer Krankheitsbilder auf die Muskulatur.

Degenerative Muskelerkrankungen (Myopathien) nennt man eine Gruppe von Systemerkrankungen der Muskulatur, die durch ihren fortschreitenden Muskelschwund gekennzeichnet ist. Die bedeutendste dieser Erkrankungen ist die sog. *progressive Muskeldystrophie,* die als Erbleiden vorwiegend beim männlichen Geschlecht auftritt und entweder im Bereich des Beckens bei Kleinkindern oder im Bereich des Schultergürtels bei Jugendlichen im 2. Lebensjahrzehnt beginnt. Hier lassen sich durch orthopädische konservative und operative Maßnahmen sowie milde Übungstherapie Funktionsverbesserungen erzielen. Gerade bei diesen fortschreitenden Krankheitsbildern, die zur zunehmenden Funktionseinbuße führen, muß mit der ärztlichen Behandlung die soziale Rehabilitation mit der Berufsfindung und Umschulung Hand in Hand gehen.

Erkrankungen und Verletzungen des Nervensystems

Die Ausfälle des Nervensystems richten sich in ihrer Art und in ihrer Behandlung ganz nach der Stelle der Schädigung. Wird das Gehirn oder Rückenmark betroffen, kommt es zur sog. spastischen oder Krampflähmung. Tritt diese halbseitig auf, spricht man von einer *Hemiplegie,* besteht sie doppelseitig an allen Gliedmaßen, von einer *Tetraplegie.* Sind lediglich beide Beine unterhalb des Schädigungsortes an Rückenmark und Wirbelsäule betroffen, liegt eine *Paraplegie* vor.

Außer dem Krampf (Spasmus) findet sich die Unmöglichkeit, die teilgelähmte oder gelähmte Gliedmaße willentlich zu bewegen, während ungewollte Bewegungen möglich sind. Durch das Überwiegen bestimmter Muskelgruppen stellen sich schwere Fehlstellungen und Kontrakturen ein, die, wenn sie nicht von Anfang an verhütet werden können, zur apparativen oder operativen Behandlung zwingen.

Wird das periphere Nervensystem, von den vorderen Zellen des Rükkenmarkes bis zur Peripherie, an irgendeinem Abschnitt geschädigt, tritt eine *schlaffe Lähmung* auf (Abb. **12**). Hier sind beispielsweise die Geburtslähmung des Armes als Folge des Zuges am Arm oder die Peronäuslähmung als Lagerungs- und Druckschaden zu nennen. Es fehlen

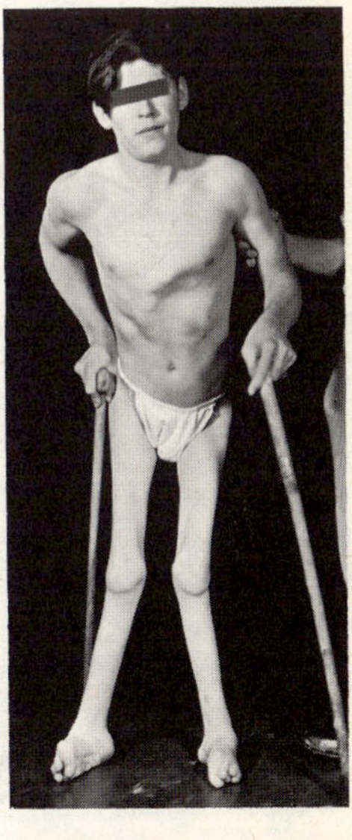

Abb. **12** Schlaffe Lähmung der Rumpf- und Beinmuskulatur mit X-Beinen und Lähmungsklumpfüßen nach Kinderlähmung.

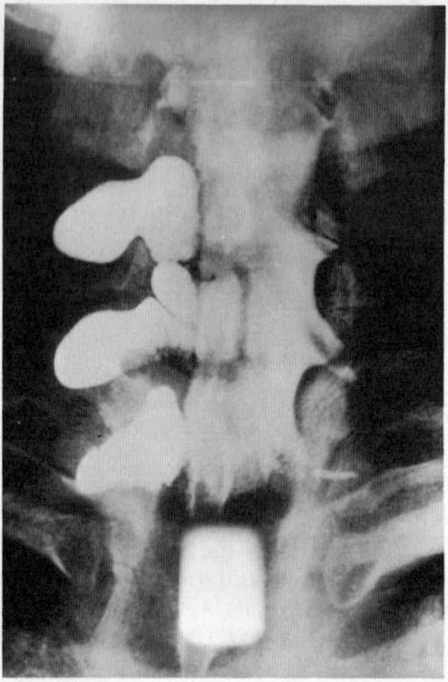

Abb. **13** Ausriß von Wurzelnerven an der Halswirbelsäule nach Motorradunfall. Kontrastmittel ist in drei ausgerissenen Wurzeltaschen auf der re. Seite ausgetreten.

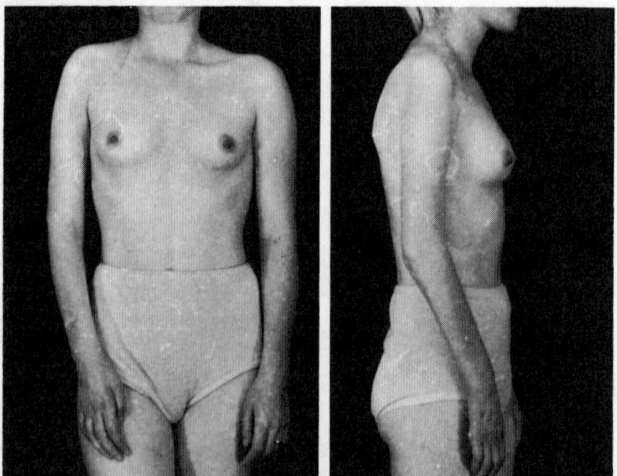

Abb. **14** Obere Plexuslähmung mit Schlottergelenk (aus *K. Niederecker*. In: *G. Hohmann, M. Hakkenbroch, K. Lindemann:* Handbuch der Orthopädie, Bd. III. Thieme, Stuttgart 1959).

dann im Versorgungsgebiet des betreffenden Nervs die sensiblen Qualitäten ebenso wie die aktive Motorik (Abb. **13**). Gelingt es hier nicht, durch die Druckentlastung des geschädigten Nervs, durch die Naht desselben oder mit Hilfe des operativen Ersatzes des geschädigten Nervenabschnittes durch eine Transplantation die Funktion wiederherzustellen, können sog. Ersatzoperationen durchgeführt werden. Diese werden im großen Stil an den oberen Gliedmaßen mit gutem Erfolg durchführbar sein (Abb. **14**). An den unteren Gliedmaßen, wo es weniger auf die Funktion und mehr auf die Stabilität ankommt, können Versteifungen an bestimmten Gelenken zur erfreulichen Kompensierung der Ausfälle führen.

Spastische Lähmungen

Die wesentlichste und vorwiegend in der Kinderorthopädie bedeutungsvolle angeborene spastische Lähmung ist die sog. *Littlesche Krankheit*. Sie ist häufig mit mehr oder weniger schwerwiegenden Intelligenzdefekten verbunden, was die Behandlungsaussicht erheblich trübt. Die Schädigung des Gehirns kann jedoch auch bei der Geburt durch Blutungen in Gehirn oder Rückenmark oder durch die Asphyxie erworben werden. Auch Mehrlingsschwangerschaften und Frühgeburten führen bei sog. Krisenkindern zu derartigen Störungen. Im späteren Leben sind die Halbseitenlähmungen bei Hirnblutungen, Entzündungen und Embolien bekannt.

Die angeborene oder bei der Geburt erworbene Gehirnschädigung muß man wohl bei allen *Krisenkindern* vermuten, sie kann jedoch erst mit Sicherheit aus dem weiteren Verhalten des Säuglings diagnostiziert werden. Weichen die Entwicklung der motorischen Leistungen, der Erwerb des Sehens und Hörens, die Erlangung der Sprache und die Ausreifung bestimmter geistiger Fähigkeiten von der normalen gesunden Entwicklung des Säuglings ab, wird die Diagnose der *spastischen Zerebralparese* gesichert. Die Bewegungen eines neugeborenen Kindes sind zunächst weitgehend zwecklos und noch nicht zielgerichtet. Erst mit zunehmender Ausreifung von Gehirn und Rückenmark treten zielgerichtete und zweckmäßige motorische Vorgänge in den Vordergrund. Trotzdem hat auch der Säugling schon mehr oder weniger unbewußte charakteristische Bewegungsformen, die durch die Lagerung oder die Stellung von Kopf, Rumpf und Gliedmaßen zueinander bestimmt sind.

Beim Neugeborenen kann in der Regel das motorische Verhalten eines gesunden oder eines geschädigten Kindes noch nicht mit Sicherheit unterschieden werden. Wenn jedoch der Säugling mit 4 Monaten noch nicht den Kopf heben kann, mit 5–6 Monaten noch nicht mit dem Berühren, Fühlen, Tasten und Stützen beginnt, wenn sich mit 7 Monaten noch nicht zusätzlich zur sicheren Haltung des Kopfes der Beginn der gestützten Sitzhaltung entwickelt und die Verfeinerung der Handfunktionen sowie die Augen-Hand-Koordination ausbleiben, wird die Beziehung zur Umwelt behindert oder gar unmöglich sein. Diese Schwierigkeiten werden immer deutlicher und müssen den guten Beobachter dazu führen, daß spätestens im Alter von 10 Monaten der frühkindliche Hirnschaden entdeckt wird.

Je früher die Spastik bemerkt wird und je früher die Behandlung einsetzt, desto besser sind die Behandlungsergebnisse.

Wenn man bedenkt, daß in der Bundesrepublik Deutschland jährlich mindestens 2000 Kinder mit frühkindlichen Hirnschäden geboren werden, die eine spastische Lähmung zur Folge haben, wenn man ferner bedenkt, daß ein großer Prozentsatz dieser Kinder erst lange nach Abschluß des 1. Lebensjahres entdeckt und noch weit später einer zielgerichteten Behandlung zugeführt wird, obwohl meistens aufmerksame Mütter bereits nach 4–6 Monaten Auffälligkeiten bemerken, wird man die eindeutige Forderung nach der Früherkennung dieses das ganze Leben bestimmenden Schadens verstehen.

Im allgemeinen wird man mit krankengymnastischen und pflegerischen Maßnahmen die schwerwiegenden Nachteile der Spastik bis zum 3. Lebensjahr beherrschen können. Durch die Einübung neuer Bewegungsmuster gelingt dann auch bei der Frühestbehandlung die Erzielung mehr oder weniger befriedigender Ersatzfunktionen. Haben sich jedoch die pathologischen Bewegungsabläufe spätestens nach dem 2. Lebensjahr bereits fixiert, ist allenfalls ein Teilerfolg durch krankengymnastische Maßnahmen möglich. Vermögen auch diese Maßnahmen nicht mehr die eingetretenen Kontrakturen zu beheben, sind mitunter apparative oder operative Maßnahmen nicht mehr zu umgehen. Diese bestehen dann in der operativen Beseitigung der Kontraktur, in der Schwächung der nervalen Impulse durch Operationen an der Muskulatur, am peripheren Nervensystem oder durch gezielte stereotaktische Eingriffe am Gehirn.

Derartige hirngeschädigte Kinder bedürfen dauernd der Spezialbehandlung, der Betreuung in Spastikertagesstätten, in Sonderschulen, und nicht in allen Fällen wird es möglich sein, sie im Laufe der nachgehenden Fürsorge einer bescheidenen beruflichen Tätigkeit zuzuführen. Schwerere Fälle erreichen nur die Reife für die beschützende Werkstatt. Ausnahmen sind glücklicherweise jene hoffnungslosen Fälle, die letztlich in einem Pflegeheim untergebracht werden müssen. Bei den im späteren Leben durch *apoplektische Insulte* erworbenen *Hemiplegien* ist trotz der Ausfälle an einer Körperhälfte die Situation im Hinblick auf Haltung und Lokomotion günstiger, weil die andere Körperhälfte noch eine gute Funktion aufweist. Richtige Lagerung und konsequente Übungsbehandlung führen zu oft erstaunlichen Besserungen.

Querschnittslähmung

Das Rückenmark kann auf verschiedene Weise geschädigt werden. In der Mehrzahl der Fälle wird es sich um traumatische Veränderungen mit Frakturen und Luxationen der Wirbelsäule handeln (Abb. 15). Seltener sind Tumoren und Entzündungen im Bereich des Rückenmarkes oder der Wirbelsäule, die von der Höhe des Schädigungsortes nach abwärts die Willkürfunktion des Nervensystems unterbinden.

Zusammen mit der Unterbrechung der Willkürinnervation unterhalb der Lähmungsstelle ist auch die Entleerung von Blase und Mastdarm im Sinne von Verhaltung beeinträchtigt. Ebenso ist eine sensible Lähmung obligatorisch.

Nach einem vorübergehenden Stadium der schlaffen Lähmung treten sämtliche Zeichen der Spastik mit Steigerung der Muskelreflexe und der dem Willen nicht unterworfenen automatischen Bewegungen an den Beinen auf.

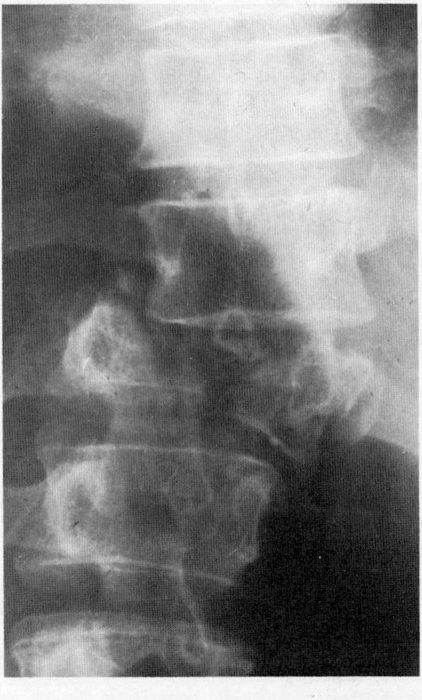

Abb. **15** Röntgenbild eines frischen Verrenkungsbruches des 12. Brustwirbelkörpers mit völliger Zerstörung des Rückenmarkes. Sofortige Querschnittslähmung!

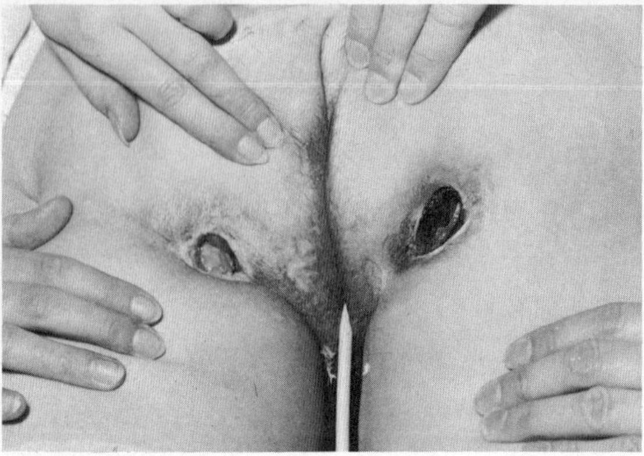

Abb. **16** Druckgeschwüre über den Sitzbeinhöckern bei Querschnittslähmung.

Die trophische Störung der Haut in Verbindung mit der Veränderung der Zirkulation begünstigt das Auftreten von *Druckgeschwüren*. Diese Dekubitalgeschwüre finden sich bei Rückenlage in erster Linie über den hinteren Darmbeinstacheln, bei Seitenlage über dem großen Rollhügel und beim Sitzen über den Sitzbeinhöckern (Abb. **16**). Werden die Fersen nicht entsprechend hohl gelagert, treten auch hier Druckgeschwüre auf. In Bauchlage sind besonders die Kniegelenke und die vorderen Darmbeinstachel gefährdet.

Innerhalb weniger Stunden ist bereits allein durch den Druck des weichen Bettes ein Druckgeschwür möglich, das eine lange konservative, vielfach sogar operative Behandlung erfordert, bis es, meist unter Hinterlassung einer sehr empfindlichen Narbe, die jederzeit beim geringsten Druck wieder aufbricht, ausheilt.

Über das weitere Schicksal des Querschnittsgelähmten entscheidet die Beherrschung der *Blasenlähmung*. Aufsteigende Infektionen der Harnwege sind beim täglichen Katheterisieren, besonders aber beim Anlegen eines Dauerkatheters, möglich. Letzterer begünstigt auch das Auftreten einer *Schrumpfblase*. Liegt die Lähmung oberhalb des 12. Brustwirbels, kann durch sachgemäßes Training der Blase ein Automatismus entwikkelt werden, der dazu führt, daß sich die Blase unwillkürlich bei genügender Füllung zumindest weitgehend leert; zusätzlich kann sie noch mechanisch ausgedrückt werden (s. Blasentraining).

Die Pflege wird erschwert durch das Auftreten spastischer *Beugekontrakturen,* die bei ungenügender Übung und ungünstiger Lagerung anfänglich noch mühsam korrigiert, später aber allenfalls nur noch operativ beseitigt werden können. Derartige Kontrakturen erschweren bei unvollständiger Rückenmarkschädigung die Wiedergewinnung teilwei-

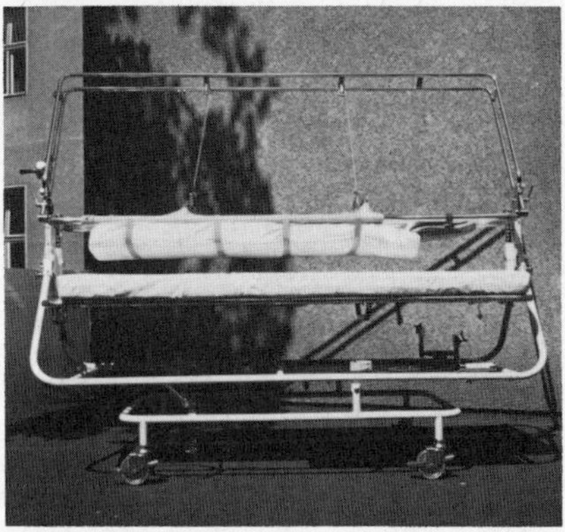

Abb. 17 Drehbett zur Behandlung von Querschnittslähmungen.

ser Funktionen, die aber für eine Rehabilitation außerordentlich wichtig sind.

Bei einer Querschnittslähmung im Bereich des Halsmarkes sind auch die oberen Gliedmaßen mitbetroffen. Hohe Halsmarkquerschnitte sind wegen der gleichzeitigen Störung der Atemmuskulatur und des Zwerchfells auf die Dauer mit dem Leben nicht vereinbar.

Während früher mehr als 80 % aller Querschnittsgelähmten innerhalb einiger Jahre einer Harnwegsinfektion oder den Druckgeschwüren erlagen, haben die verbesserten pflegerischen Maßnahmen in Verbindung mit der medikamentösen Beherrschung der Infektion nunmehr dazu geführt, daß ca. 80 % der vorwiegend traumatischen Rückenmarkgeschädigten lebensfähig bleiben und im Rollstuhl nach entsprechendem Training und Umschulung vielfach sogar arbeitsfähig werden können.

Um dieses Idealziel zu erreichen, müssen im Schockstadium die Verletzten in 2stündlichem Rhythmus umgelagert werden. Besonders starke Schaumgummipolster sind als Bettenauflagerung ebenso erforderlich wie starke Schaumgummiquader, sofern nicht maschinell betriebene Drehbetten Verwendung finden (Abb. 17).

Bei der heutigen personellen Situation an Krankenhäusern, ja selbst in Spezialabteilungen, läßt sich dieses Idealziel nicht oder nur selten erreichen.

Die nachfolgenden Richtlinien für ein minimales Pflegeprogramm müssen aber unbedingt eingehalten werden.

Lagerung auf dicker Schaumgummimatratze, die auf die übliche Matratze aufgelegt werden kann. Damit der Bettboden nicht durchhängt, Brettunterlage. Zusätzliche Schaumgummikissen zum Hohllegen der Verletzungsstelle und Ausgleichen der physiologischen Krümmung der Wirbelsäule.

Täglich 2- bis 3stündiges Umlagern (am besten im Uhrzeigersinn von der Rückenlage bis wieder zur Rückenlage). Hierfür sind fast immer drei Hilfskräfte erforderlich.

Bei Halswirbelsäulenverletzungen Anlegen einer Crutchfield-Zange (s.dort).

Blasentraining

Die Behandlung der gelähmten Blase ist für die Lebenserwartung entscheidend. Da nach wie vor beim Querschnittsgelähmten die Pyelonephritis mit späterem Nierenversagen die weitaus häufigste Todesursache darstellt, kommt der äußerst gewissenhaften Entleerung der gelähmten Blase eine besondere Bedeutung zu.

Während der ersten 24–48 Std. nach einer Wirbelverletzung muß nicht kathetert werden, weil eine reflektorische Harnsperre besteht. Anschließend ist die Harnblase in entsprechenden Zeitabständen höchstens alle 4 Std. intermittierend durch Katheterismus zu entleeren, wobei die jeweilige Harnmenge nicht mehr als 400 ml betragen sollte. Die entleerte Urinmenge wird gemessen und aufgeschrieben. Ein Teil des Urins wird für die Untersuchung in einem sterilen Röhrchen abgefangen. Das Kathetern hat unter streng aseptischen Bedingungen zu erfolgen. Verwendung finden nach Reinigen der Umgebung des Harnwegs sterile Einweg-Kathetersets, die heute von der Industrie zur Verfügung gestellt werden.

Die täglich aufzunehmende Flüssigkeitsmenge sollte nicht unter 3 l liegen. Beim Beobachten der ersten Reflexe ist mit dem Blasentraining zu beginnen, indem vor dem Kathetern die Bauchdecke zwischen Nabel und Symphyse in kurzen Zeitabständen beklopft wird.

Entleert sich spontan Harn, stellt sich ein Blasenautomatismus ein, was als günstiges Zeichen anzusehen ist. Es entsteht eine Reflexblase, die den Kranken in die Lage versetzt, je nach Flüssigkeitszufuhr in 3- bis 4stündigem Intervall seine Blase leerlaufen zu lassen.

In *Ausnahmefällen* kann ein Dauerkatheter nach einigen Wochen gelegt werden, wenn die Blase sich nicht spontan entleert. Dieser ist ungefähr zweimal wöchentlich zu wechseln. Dabei sollte man eine mehrstündige Pause bis zum erneuten Kathetern einlegen, um festzustellen, ob inzwischen eine reflektorische Blasenentleerung eingetreten ist. Zum Blasentraining ist dann dieser Dauerkatheter stundenweise abzustöpseln, damit es nicht zu einer Schrumpfblase kommt. Zu langes Abstöpseln fördert eine Überdehnung der Blase, die ebenso nachteilig ist.

Auf regelmäßige Gabe von Harndesinfektionsmittel (Antibiotika nach vorheriger Resistenzbestimmung) ist zu achten.

Regelmäßige Urinkontrolle, Nachweis von Rest-N, Urogramm.

Bei Harninfekt antibiotische Behandlung mit zusätzlicher Blasenspülung (nach Resistenzbestimmung). Regelmäßige Blutbildkontrollen. Bei Werten unter 10,0 % Hb Bluttransfusion.

Größere Schwierigkeiten macht die Blasenlähmung bei *tiefen Querschnittsläsionen* im Bereich der Cauda equina. Jedoch ist es auch hier möglich, durch manuelles Ausdrücken und durch Reizung der Haut an der Innenseite der Oberschenkel den sich anbahnenden Automatismus der Blase selbst zu unterstützen und eine ausreichende Spontanentleerung zu ermöglichen.

Messung der Restharnmenge nach spontaner Harnentleerung in Abständen von 8 Tagen ist notwendig.

Darmentleerung

Auch der Darm ist im spinalen Schock atonisch. Auf eine orale Nahrungs- und Flüssigkeitsaufnahme muß in den ersten 48 Std. verzichtet werden. Danach werden die Darmperistaltik anregende Medikamente verabfolgt (Prostigmin, hypertonische Kochsalzlösung, Bepanthen o. ä.).

Später erfolgen jeden 2.–3. Tag die Gabe von Abführmitteln bei insgesamt schlackenreicher Kost und die Vorbereitung der ca. alle 3 Tage nötigen generellen Darmentleerung.

Manuelle Ausräumung oder Einläufe nur in Ausnahmefällen und außerordentlich vorsichtig.

Physiotherapie

Bereits am ersten Tag muß mit Atemgymnastik, Inhalieren und Abhustübungen begonnen werden. Die krankengymnastische Therapie setzt sofort mindestens zweimal täglich ein. Sie besteht in der Durchbewegung der Gelenke und in der Lagerung der Gliedmaßen in günstiger Gebrauchsstellung. Gleichzeitig sind die oberen Gliedmaßen durch Widerstandsübungen und Hanteltraining so zu kräftigen, daß sie den ganzen Körper später zu halten vermögen.

Durch die besondere Anordnung des breiten Rückenmuskels, der bis zu den Dornfortsätzen der Lendenwirbelsäule hinabreicht, ist es möglich, den Körper zu stabilisieren. Er muß vornehmlich durch Abspreiz- und Rückführungsübungen des Oberarmes gegen starken Widerstand gekräftigt werden. Nur mit Hilfe dieses Muskels und durch die spätere

Fixierung der Kniegelenke mittels leichter Schienen wird der Querschnittsgelähmte in die Lage versetzt, mit Krücken bescheidene Gehleistungen zu erbringen. Erst durch das Antrainieren eines kräftigen Oberkörpers mit Stärkung der Arm-, Schulter- und Rückenmuskulatur läßt sich der aufrechte Stand erzielen. Trotzdem wird der Querschnittsgelähmte sein Hauptaugenmerk auf die Erziehung zum Rollstuhlfahrer richten müssen. Er wird immer dieses Hilfsmittels oder des Kraftwagens bedürfen, um sich fortzubewegen.

Das Aufsitzen und Aufstehen des Patienten richtet sich nach der Stabilität der Wirbelsäulenverletzung und wird vom Arzt bestimmt.

Wurde operativ, was heute zunehmend auch bei Querschnittslähmungen geschieht, sei es von ventral oder von dorsal, mitunter auch gleichzeitig von ventral und dorsal, die Wirbelsäule bewegungsstabil mit Implantaten fixiert, kann, entsprechend dem postoperativen Verlauf, der Verletzte frühzeitig mobilisiert werden.

Durch den Verlust der freien Standmöglichkeit und des Ganges tritt eine Vielzahl weiterer Notwendigkeiten auf, die in den pflegerischen Bereich fallen. Sie müssen dem frisch Querschnittsgelähmten beigebracht werden, damit er nicht immer an die Grenzen seiner Leistungsfähigkeit gerät. Wichtiges Anfangsrequisit ist der stabile *Bettgalgen,* an dem der Patient seine Klimmzüge übt, womit er nicht nur seinen Oberkörper, sondern auch die Bauchmuskulatur zu stärken vermag. Er erleichtert

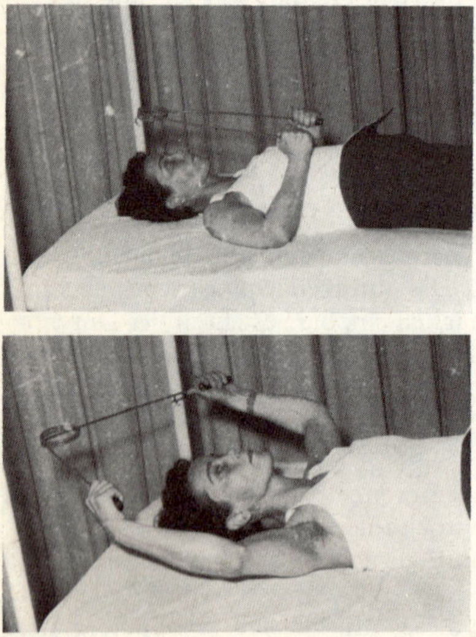

Abb. **18** Übungen zur Kräftigung der Arm- und Schultergürtelmuskulatur an dem Baligerät.

dadurch dem Personal die Pflege, weil er nur noch an den Beinen zur Umbettung hochgehoben werden muß.

Auch das Drehen durch die Pflegepersonen wird leichter, wenn der Patient Griffmöglichkeiten zu beiden Seiten des Bettes hat, um hier selbst aktiv tätig zu werden.

Frühzeitig muß er unterwiesen werden, wie er im Sitzen selbst seine Beine bettet und regelmäßig mit Hilfe der Hände umlagert, damit an den Fersen keine Dekubitalgeschwüre entstehen und Kniebeugekontrakturen vermieden werden, vorausgesetzt natürlich, daß der Zustand des Rückens, beispielsweise bei einem Wirbelbruch, diese Bewegungen ohne Gefahr für die Bruchheilung erlaubt.

Weiterhin ist auch das regelmäßige selbständige Aufsitzen zum Kreislauftraining durchzuführen. Kleine Bettbarren ermöglichen Stützübungen. Eisenhanteln, Baligerät und Expander sind wesentliche Turn- und Trainingsgeräte (Abb. **18** u.**19**).

Intelligente Patienten sind frühzeitig im Blasentraining zu unterweisen, damit sie selbst für die Einregulierung des Blasenautomatismus sorgen können. Ein Wecker gibt dem Patienten die Möglichkeit, sein Pflegepersonal in 2- bis 4stündigem Wechsel Tag und Nacht zu rufen.

Da der Querschnittsverletzte besonders früh bei Lageänderung von der Horizontalen zu der Senkrechten unter Kreislaufschwierigkeiten zu lei-

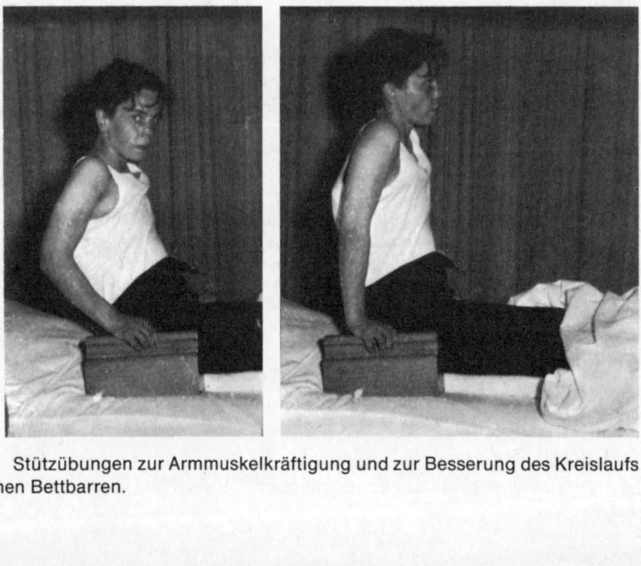

Abb. **19** Stützübungen zur Armmuskelkräftigung und zur Besserung des Kreislaufs mit kleinen Bettbarren.

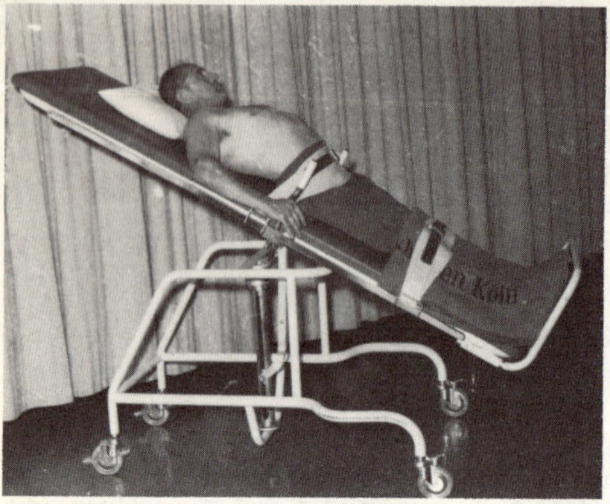

Abb. **20** Kreislauftraining auf dem Tilttable.

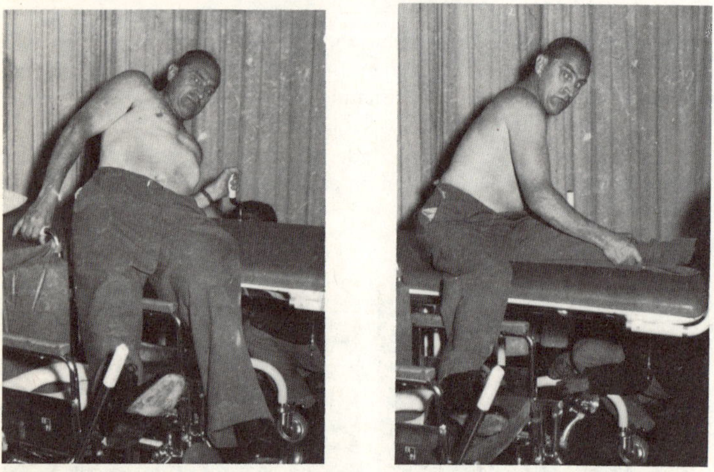

Abb. **21** Der Querschnittsgelähmte muß frühzeitig mit dem Gebrauch des Fahrstuhles vertraut gemacht werden. Trainingsmäßig muß das selbsttätige Umsteigen vom Bett in den Fahrstuhl und zurück geübt werden. Oberstes Ziel ist stets die weitgehende Selbständigkeit des Querschnittsgelähmten.

den hat, kann das Kreislauftraining mit Hilfe des sog. Tilt-table erfolgen (Abb. 20). Es handelt sich hier um eine mechanisch aufrichtbare Liege, mit deren Hilfe der Kranke langsam an die Senkrechte gewöhnt wird.

Das Aussteigen aus dem Bett auf den Rollstuhl mit Hilfe des Bettgalgens ist exerziermäßig zu üben, in gleicher Weise das Umsetzen vom Roll-

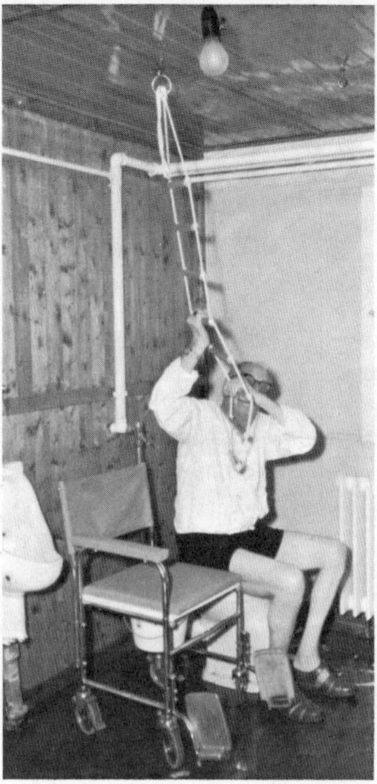

◀ Abb. **22** Am Phantom wird der Wechsel vom Fahrstuhl zur Toilette geübt. Ein Deckengalgen oder eine von der Decke herabhängende Strickleiter verhilft zur Selbständigkeit.

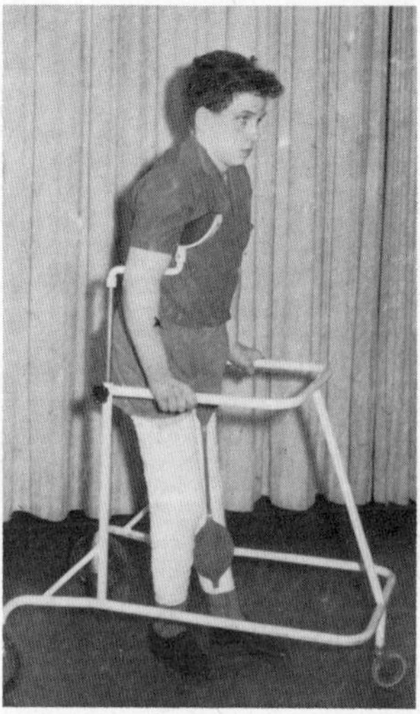

Abb. **23** Sind die Knie mit Gipsschalen stabilisiert, kann im Gehwagen mit Laufübungen begonnen werden.

stuhl auf den Toilettensitz. Dies ist oft nur durchführbar, wenn über der Toilette an der Decke eine Strickleiter befestigt ist, an der sich der Patient hochziehen kann. Auch in verschiedener Höhe angebrachte Metallgriffe in der Toilette erleichtern das Umsetzen (Abb. **21** u. **22**).

Sind für die ersten Stehübungen leichte Gips- oder Kunststoffschienen gefertigt worden, muß deren druckfreies Anlegen ebenso geübt werden wie später die Anlegung orthopädischer Stützapparate und Schuhe (Abb. **23**–**26**).

Bei *Schädigungen im Bereich des Halsmarkes* mit teilweisem oder ganzem Ausfall der oberen Gliedmaßen sind der Phantasie der Pflegeperson zur Erleichterung des Zustandes des Kranken keine Grenzen gesetzt. In der Höhe verstellbare und kippbare Krankenbettische dienen der Auflage der Lektüre. Mit dem Mund zu führende Leichtmetall- oder Kunststoffstäbe ermöglichen das selbständige Umblättern. Elektrische Kon-

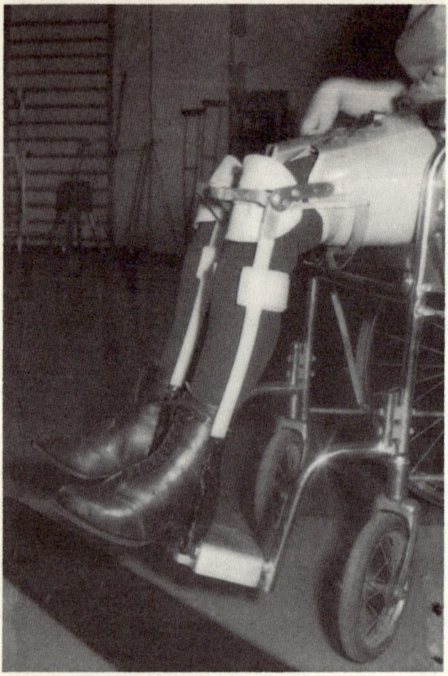

Abb. **24** Die Versorgung mit leichten Beingehapparaten mit feststellbaren Kniegelenken bildet eine weitere Etappe auf dem Weg zur Erzielung des aufrechten Standes und Ganges.

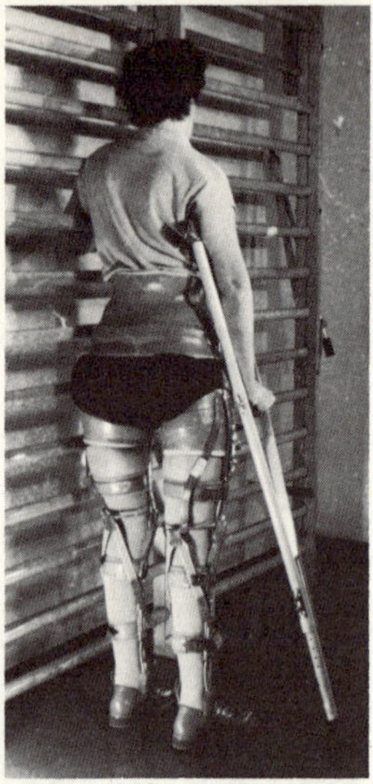

Abb. **25** Stütz- und Gleichgewichtsübungen mit Krücke an der Sprossenwand fördern die Standsicherheit.

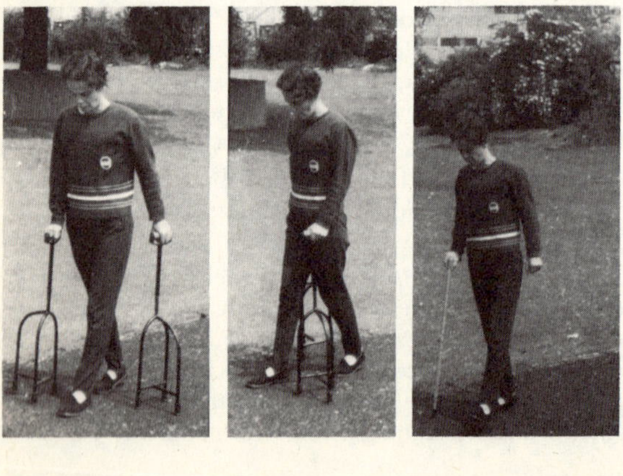

Abb. **26** Gehversuche mit verschiedenen Gehstützen.

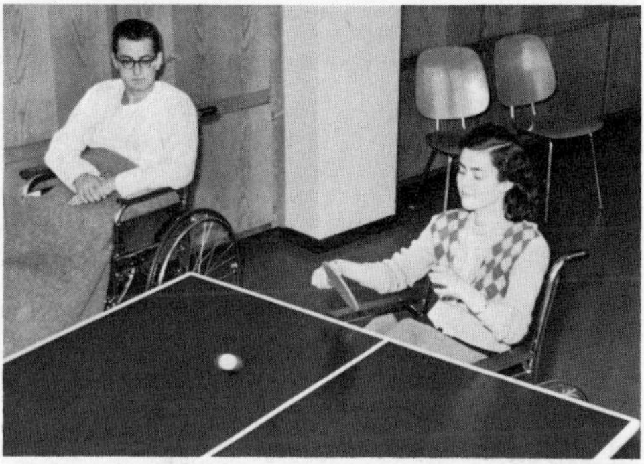

Abb. **27** Sport und Spiel sind wichtige Trainingsfaktoren und fördern die Lebensfreude des erheblich behinderten Querschnittsgelähmten.

takte, die mit einem Finger, mit dem Kopf oder mit dem Kinn zu betätigen sind, lassen die Bedienung von Rundfunk- und Fernsehgerät, des Lichtes oder des Notrufes zu. Zum Lesen und zur Beschäftigungstherapie dient die Prismenbrille.

Dem Behandler gelingt es auf diese Art und Weise in Zusammenarbeit mit dem Pflegepersonal, der Krankengymnastin und der Beschäftigungstherapeutin, individuelle Maßnahmen zu treffen, um das schwere Los des Patienten zu erleichtern und Resignation und Depression zu bekämpfen. Schrittweise eröffnet sich dem Kranken mit weiterer Einbeziehung entsprechend umgeformter täglicher Gebrauchsgegenstände der Aktionsraum, und die Weiche hin zur Rehabilitation wird gestellt (Abb. 27).

Kaudalähmung

Sie leitet über zu den Lähmungen des peripheren Nervensystems, erfordert jedoch noch ähnliche pflegerische Maßnahmen wie die Querschnittslähmung.

Sie kann *angeboren* sein und beruht dann meistens auf einer Mißbildung von Rückenmark und Wirbelsäule im Sinne der Spina bifida mit oder ohne Rückenmarkbruch (Meningomyelozele) (Abb. **28–31**).

Erworben wird sie vorwiegend durch traumatische Veränderungen im Bereich der Lendenwirbelsäule oder durch Tumoren und nicht rechtzeitig erkannte massive Bandscheibenvorfälle.

Es handelt sich hier infolge der Schädigung der peripheren motorischen Leitungsbahnen um eine schlaffe Lähmung. Sie ist sowohl der apparativen wie auch der operativen Behandlung zugänglicher als die spastische Lähmung. Ersatzoperationen und stabilisierende Eingriffe an den unte-

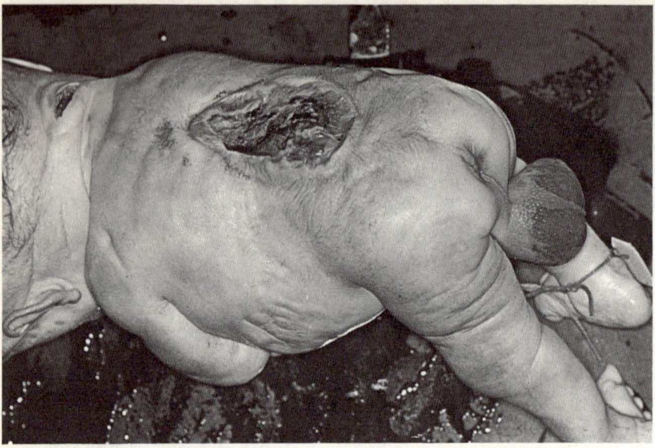

Abb. **28** Schwere offene Rückenmarkbrüche sind als Mißbildung mit dem Leben nicht vereinbar.

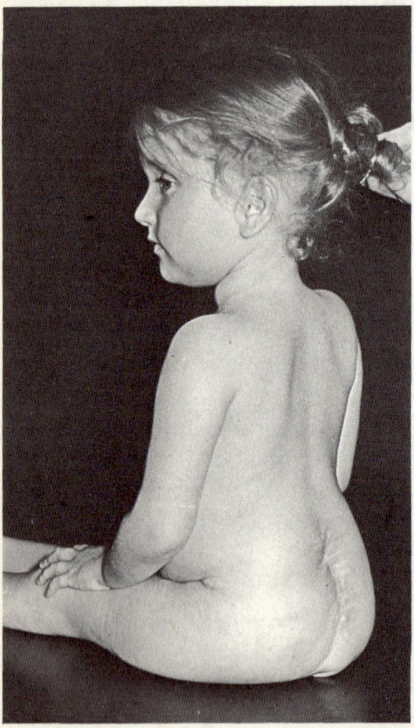

Abb. **29** Operativ gedeckte Meningomyelozele mit Hydrozephalus und Lähmungen an beiden Beinen.

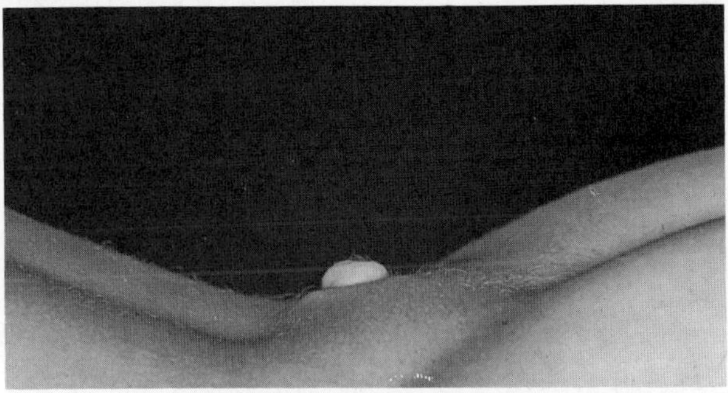

Abb. **30** Bürzelbildung über dem Kreuz-Lenden-Übergang bei sog. Spina bifida occulta.

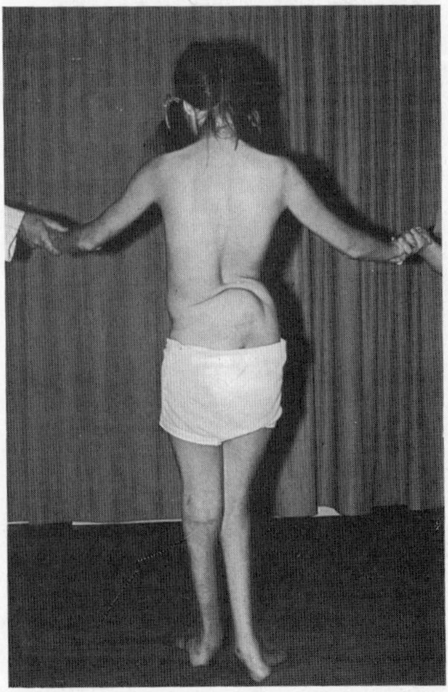

Abb. **31** Schwerste Lumbalskoliose und -lordose sowie schlaffe Paresen und Paralysen an den Beinen mit Knick-Hacken-Füßen bei Meningomyelozele.

ren Gliedmaßen in Verbindung mit äußeren Schienungen ermöglichen eine befriedigende Gehfähigkeit des Patienten und lassen damit seine soziale Wiedereingliederung hoffnungsvoller werden.

Poliomyelitis

Die spinale Kinderlähmung ist der Prototyp der schlaffen Lähmung infolge einer Virusinfektion (Abb. **12, 32** u. **33**).

Durch die nunmehr gebräuchliche Schutzimpfung konnte ihre frühere weltweite Verbreitung eingedämmt werden.

Das Ausmaß der Lähmung ist einerseits von dem Erkrankungsbezirk abhängig, andererseits von der Primärbetreuung des Patienten zu Beginn der Lähmung. Es ist bekannt, daß ein einmal ruckartig überdehnter, nur vorübergehend gelähmter Muskel sich nicht mehr erholt. Wird also beim Transport oder bei der Umlagerung ein Gliedmaßenabschnitt abrupt gebeugt oder überdehnt, kann der Muskel seine *Erholungsfähigkeit* völlig verlieren.

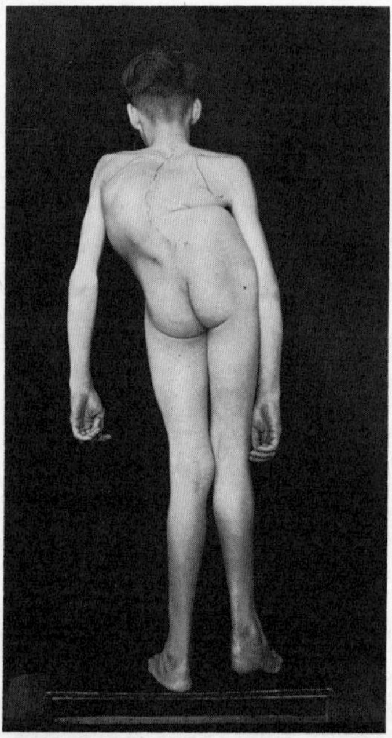

Abb. **32** Schwere Lähmungsskoliose mit Beckenschiefstand und funktioneller Beinverkürzung re. bei spinaler Kinderlähmung.

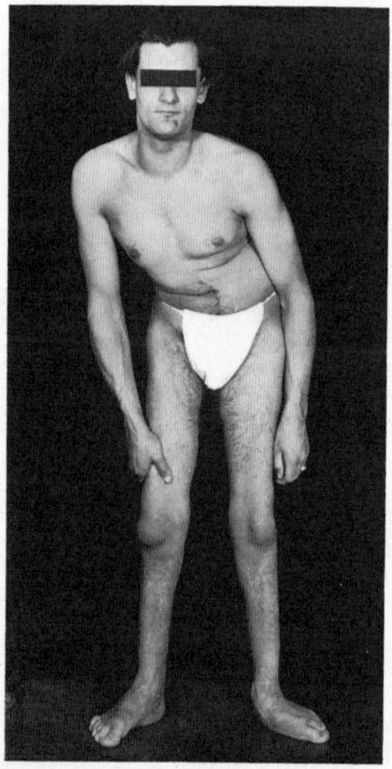

Abb. **33** Lähmung beider Beine und der Rumpfmuskulatur bei spinaler Kinderlähmung. Da der re. Kniestreckmuskel ausgefallen ist, muß der Kranke sein Bein mit der Hand stützen.

Im Gegensatz dazu führt die *Dauerdehnung eines Muskels* oder einer Muskelgruppe zur *Kontraktur*. Die daraus resultierende Verkürzung seines Gegenspielers stört das Muskelgleichgewicht derart, daß eine vollständige Erholung unterbleiben kann. Alle Gelenke sind daher in Mittelstellung zu lagern, so daß ein Gleichgewicht zwischen beugenden und streckenden Muskeln bestehenbleibt. Ebenso nachteilig wie die zu starke Beugung eines Gelenks ist aber auch die zu starke Streckung desselben, da der Gelenkknorpel bei dauernder Streckung eines Gelenks eine irreversible Schädigung erleidet. Für die tägliche Durchbewegung der Gelenke auf schonende Art und Weise wird die Krankengymnastin Sorge tragen.

Die sorgfältige Überwachung der Atemwege, der Blutgase und des Kreislaufes einschließlich der Unter- oder Überdruckbeatmung bei Beeinträchtigung der Atemmuskulatur werden im Rahmen der Intensivpflege auf den entsprechenden Stationen gewährleistet.

Die anderen wesentlichen Erkrankungen des Nervensystems, beispielsweise die Spastik bei der multiplen Sklerose (Encephalomyelitis disseminata) oder die schlaffen Lähmungen bei der Polyneuritis, erfodern ein analoges pflegerisches Vorgehen.

Geschwülste des Skelettsystems

Zu den gutartigen Tumoren gehören vorwiegend die sog. *jugendlichen Knochenzysten*, die die Metaphysen der langen Röhrenknochen bevorzugen und dort die Gefahr einer Spontanfraktur heraufbeschwören. Ihre Behandlung erfolgt in der Regel operativ und besteht in der gründlichen Ausräumung, in der Durchführung von umlagernden Osteotomien oder in der Resektion derselben mit Spantransplantation.

Riesenzelltumoren sind relativ häufig und stehen zwischen den gut- und bösartigen Geschwülsten. Auch sie sind operativ radikal zu sanieren, wobei größere plastische Eingriffe hiebei nicht zu umgehen sind. Von den *bösartigen Geschwülsten* sind vorwiegend die *Sarkome* zu nennen, die im allgemeinen an den Oberschenkeln von Jugendlichen im 2. Lebensjahrzehnt auftreten. Die radikale operative Sanierung, notfalls die Amputation, kann in Verbindung mit Bestrahlung oder medikamentöser Therapie gelegentlich erfolgreich sein. Zur Sicherung der Diagnose ist im allgemeinen eine Probepunktion oder Probeoperation erstrebenswert.

Die *metastatischen Tumoren* haben die größte Bedeutung. Rein osteolytische Formen gehen vorwiegend vom Krebs der Brust oder der Niere aus (Abb. **34**). Zystenähnliche Zerstörungen mit umgebender Knochenschale lassen sich vielfach auf Nieren- oder Schilddrüsentumoren bezie-

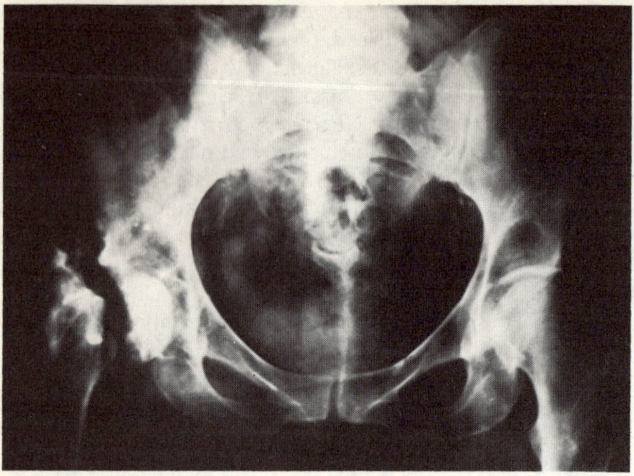

Abb. **34** Spontanbruch des re. Schenkelhalses bei Becken- und Oberschenkelmetastasen eines Brustkrebses.

hen. Teils osteolytische, teils osteoplastische metastatische Tumoren rühren vorwiegend von der Mamma oder der Prostata her, während rein osteoplastische Formen besonders von der Prostata ausgehen. Die Behandlung erfolgt je nach Lokalisation und Art des Tumors und seiner Metastasen. Der kombinierte Einsatz von medikamentös-zytostatischer Therapie, Radiotherapie und operativer Behandlung ist zu planen. Zur Verhütung von Spontanfrakturen und Kompressionen an der Wirbelsäule mit Rückenmarkschädigung sind orthopädische Maßnahmen konservativ oder operativ erforderlich.

Die Verbesserung der operativen Technik, vornehmlich im Hinblick auf die sog. Verbundosteosynthese (metallische Fixierung mit zusätzlicher Verwendung von Knochenzement) oder Endoprothetik, erlaubt bei ausgedehnten Zerstörungen von Wirbelsäulen- oder Gliedmaßenabschnitten in den meisten Fällen noch eine gewisse Stabilisierung. Wenngleich diese Stabilisierung vielfach nur Wochen oder Monate hilft, die Pflege des bettlägerigen Patienten zu erleichtern oder ihn zur bescheidenen Gehfunktion zu bringen, ist der Einsatz solcher oft risikoreichen Behandlungen zu vertreten, gelingt es doch, nicht nur das bedauernswerte Los des Erkrankten barmherziger zu gestalten, sondern mitunter auch die Zeit bis zur Wirkung zytostatischer und strahlentherapeutischer Maßnahmen zu überbrücken. Auch ausgedehnte Amputationen erhalten dadurch ihren Sinn.

Voraussetzung ist allerdings die restlose Aufklärung des Patienten oder eines besonnenen nächsten Angehörigen, damit bei eventuellen tödlichen Komplikationen in der unmittelbaren operativen oder postoperativen Phase keine juristischen Konsequenzen (z.B. Kunstfehlerprozesse) erwachsen.

II. Spezielle Orthopädie

Wirbelsäule

Krankhafte Veränderungen der Haltung sind bereits äußerlich erkennbar und führen zur Leistungsstörung der Wirbelsäule.

Unter einer *Kyphose* versteht man eine über das normale Maß hinausgehende, mehr oder weniger flachbogige, nach hinten konvexe Dauerverbiegung der gesamten Wirbelsäule oder eines Wirbelsäulenabschnittes.

Die *Lordose* ist eine Vorwärtsausbiegung, der Wirbelsäule, die vornehmlich im Bereich der Lendenwirbelsäule krankhaft vermehrt sein kann.

Die *Skoliose* ist eine krankhafte Dreh-Seit-Verbiegung der Wirbelsäule.

Alle derartigen Veränderungen der Haltung können angeboren oder erworben sein.

Kyphosen

Sie entstehen bei angeborenen Keilwirbeln oder hinteren Halbwirbeln und sind nicht selten mit anderen Mißbildungen der Wirbelsäule vergesellschaftet. Handelt es sich um angeborene Fehlbildungen im Bereich der unteren Hals- und der oberen Brustwirbelsäule und bestehen gleichzeitig noch mehr oder weniger ausgeprägte neurologische Störungen an den oberen Gliedmaßen, spricht man von einem *Klippel-Feil-Syndrom*.

Im Bereich der Lendenwirbelsäule sind die Kyphosen meist mit der Spina bifida vergesellschaftet.

Bei Systemerkrankungen, der Chondrodystrophie, der Osteogenesis imperfecta, den enchondralen Dysostosen, aber auch bei der progressiven Muskeldystrophie, können ebenfalls Kyphosen auftreten.

In Ausnahmefällen werden *redressierende Maßnahmen* in umkrümmenden Korsetten oder aber operative Begradigungen der Wirbelsäule, vornehmlich bei drohenden oder bereits eingetretenen Rückenmarkschäden, notwendig.

Von den erworbenen Kyphosen sind die sog. *Scheuermannsche Erkrankung* oder Adoleszentenkyphose sowie die *Alterskyphose* im Gefolge der Osteoporose am bekanntesten.

Die *Scheuermannsche Erkrankung* tritt in der Pubertät auf und besteht in einer Knorpelverknöcherungsstörung im Bereich der Wirbelsäule, vorwiegend an der mittleren und oberen Brust-, seltener an der oberen Lendenwirbelsäule. Es kommt zu einer mehr oder weniger ausgeprägten keilförmigen Umgestaltung der Wirbelkörper mit – in schweren Fällen –

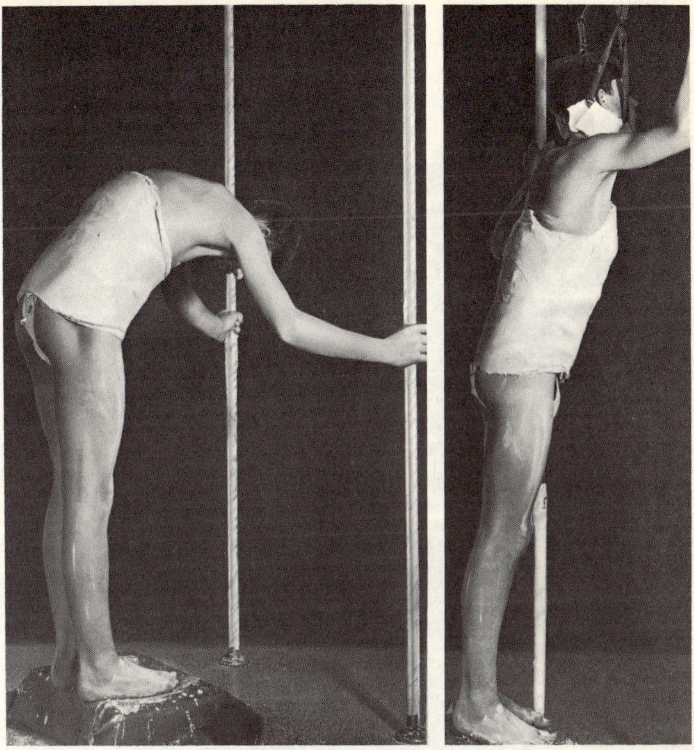

Abb. **35** Anlegen eines zweizeitigen redressierenden Gipskorsetts bei der Scheuermannschen Erkrankung.

starker schmerzhafter Fixierung der Kyphose. Ausnahmsweise kann eine Querschnittslähmung auftreten.

Ist die Kontraktur der Wirbelsäule stark und verursacht sie Schmerzen, muß eine *absolute Entlastung* durchgeführt werden. Diese ist entweder im umkrümmenden Gipsbett zu erzielen oder aber besser durch die neuerdings wieder propagierte Aufrichtung der Wirbelsäule in Narkose mit anschließender Anlegung eines redressierenden Gipskorsetts. Dieses muß so lange erneuert werden, bis die Verknöcherungsstörung, möglichst ohne Zurücklassung eines Defektzustandes, ausgeheilt ist. Gleichzeitig ist die aufrichtende Muskulatur durch Übungen zu schulen, damit sie nicht atrophiert. Besonders schwere und örtlich begrenzte Kyphosen können auch direkt im Anschluß an das Redressement in Narkose mit

Hilfe der operativen Versteifung des erkrankten Wirbelsäulenabschnittes behandelt werden (Abb. 35).

Bei der Pflege im umkrümmenden *Gipsbett* ist zu beachten, daß während der ersten 2–3 Wochen bis zur Lockerung der Wirbelsäule eine *absolute Entlastung* durchgeführt werden muß. Auch das Aufsetzen bei

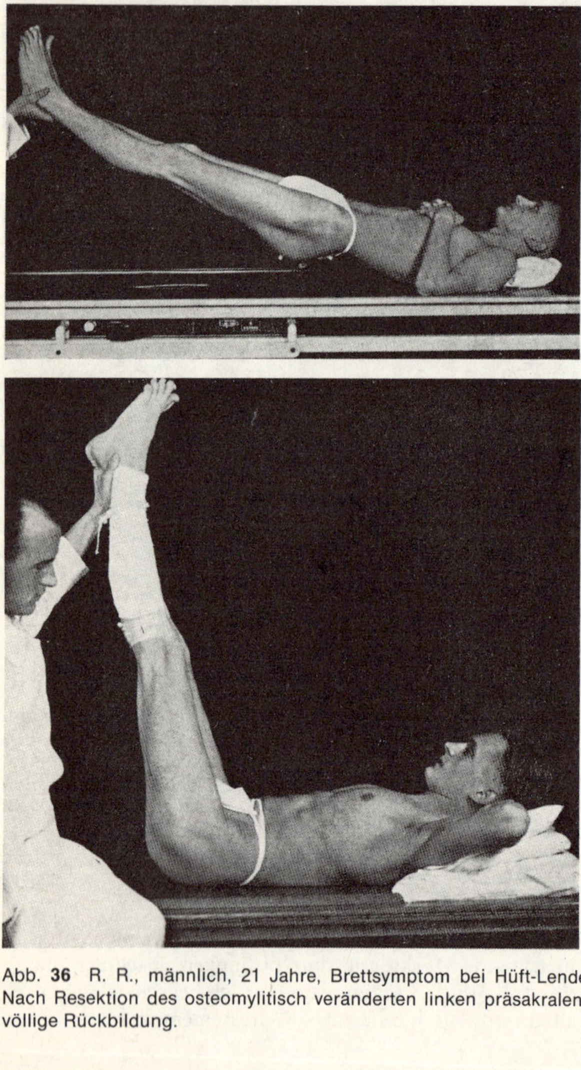

Abb. **36** R. R., männlich, 21 Jahre, Brettsymptom bei Hüft-Lenden-Strecksteife. Nach Resektion des osteomylitisch veränderten linken präsakralen Wirbelgelenks völlige Rückbildung.

der Einnahme der Mahlzeiten oder beim Stuhlgang hat zu unterbleiben. Nur dadurch lockert sich die Wirbelsäule und kann anschließend mit Hilfe von gymnastischen Maßnahmen in ihrer gelockerten und korrigierten Stellung erhalten werden.

Die *Alterskyphose* auf der Grundlage der Osteoporose, der vorwiegend hormonell gesteuerten Entkalkung der Wirbelsäule, entsteht durch die Spontanverformung einzelner erweichter Wirbelkörper unter dem Belastungsdruck. Je nach Ursache der Osteoporose können die Vigantolbehandlung, die gegengeschlechtliche Hormonbehandlung, die Gabe von Kalzium, Natriumfluorid und die vorübergehende Stütze mit Hilfe eines Mieders erfolgreich sein. Unablässig sind die Kräftigung der Muskulatur und der schonende Bewegungsreiz, damit in die inaktive Wirbelsäule wieder erneut tragfähige Substanz eingelagert werden kann.

Weitere Kyphosen sind Begleiterscheinungen von Entzündungen der Wirbelsäule; sie können aber auch nach Wirbelbrüchen, Systemerkrankungen der Wirbelsäule und Weichteiltumoren auftreten. Hierbei kommt es jedoch vornehmlich zu einer winkelförmigen Kyphose, die auch *Gibbus* genannt wird.

Lordosen sind primär selten. Sie entstehen meist sekundär durch Verkippung des Beckens nach vorn, beispielsweise im Gefolge einer doppelseitigen Hüftluxation oder bei Amputationen. Sie finden sich auch bei verschiedenen Erkrankungen, Tumoren und Bandscheibenvorfällen im Bereich der Lendenwirbelsäule und erfordern dann eine eingehende Diagnostik unter Einbeziehung einer Computertomographie oder Myelographie. Nach Beseitigung des Grundleidens können sie sich verlieren (Abb. **36**).

Bei vermehrten Lordosen im Lendengebiet kann es zu einer schmerzhaften gelenkartigen Verbindung zwischen den Dornfortsätzen kommen *(Baastrupsche Krankheit)*. In solchen Fällen ist eine teilweise Resektion der sich schmerzhaft berührenden Dornfortsätze erfolgversprechend.

Besondere pflegerische Maßnahmen erübrigen sich nach diesem kleinen Eingriff, da nur wenige Tage Bettruhe nötig sind. Nach dem Aufstehen ist die vorübergehende Bandagierung mit elastischen Binden ausreichend.

Skoliosen

Diese Dreh-Seit-Verbiegung „beruht immer auf einer primären oder sekundären asymmetrischen Formveränderung der die Wirbelsäule komponierenden Teile, entweder der Knochen oder der Intervertebralscheiben oder der Gelenke. Das eine ohne das andere ist kaum möglich“ (SCHULTHESS 1901).

Es gibt angeborene und erworbene Skoliosen.

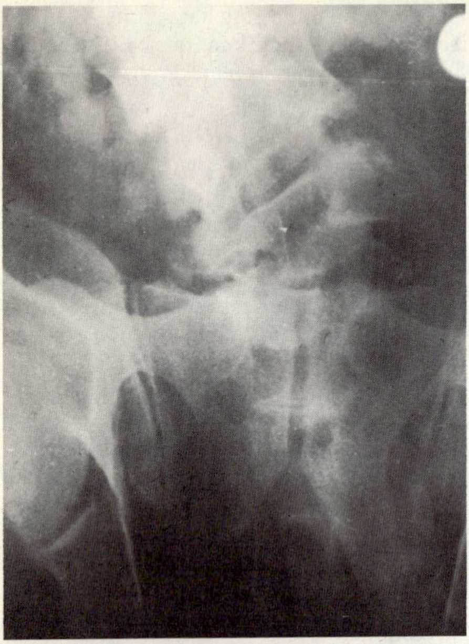

Abb. **37** Angeborene Skoliose auf Grund einer Asymmetrie des 5. Lendenwirbelkörpers mit Dreiecksform.

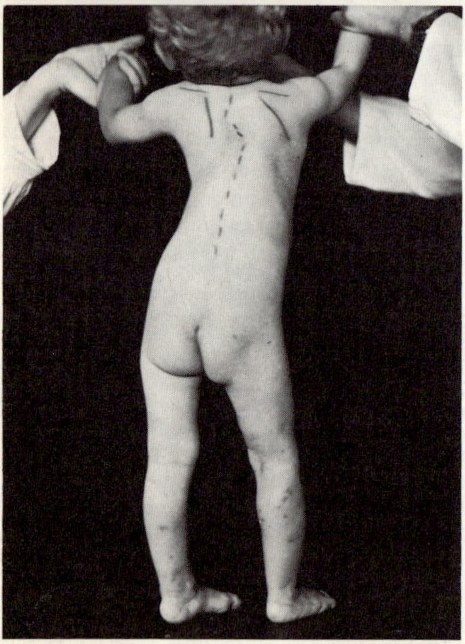

Abb. **38** Angeborene hochsitzende Skoliose bei Mißbildungen im Bereich der Brustwirbelsäule.

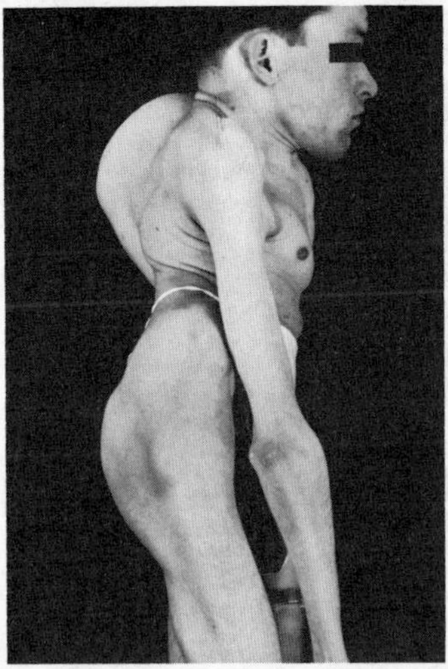

Abb. **39** Hochgradige Lähmungsskoliose mit starkem Rippenbuckel und erheblicher Kurzatmigkeit.

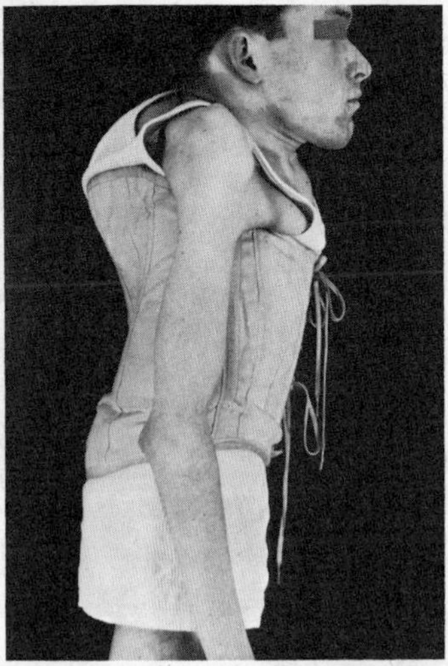

Abb. **40** Zur leichten Stützung dieser Skoliose wurde ein Korkplattenmieder verordnet.

Die primären angeborenen Skoliosen beruhen ausschließlich auf Mißbildungen eines oder mehrerer Wirbelkörper (Abb. 37 u. 38).

Die sekundären Dreh-Seit-Verbiegungen der Wirbelsäule können als *osteopathische Skoliosen* von Veränderungen der knöchernen Struktur der Wirbelsäule ausgehen, als *myopathische Skoliosen* im Gefolge von Muskelerkrankungen, als *neuropathische Skoliosen* vorwiegend bei neurologischen Veränderungen (Kinderlähmung oder anderen Lähmungen) entstehen (Abb. 39 u. 40). Sie sind in 80% jedoch sog. *idiopathische Skoliosen,* die erst im 2. Lebensjahrzehnt zunehmend in die Fehlform hineinwachsen, ohne daß man eine immer plausible Erklärung für das Enstehen der Deformität finden kann.

Durch die Verbiegung und Verdrehung der Wirbelsäule kommt es zu der Ausbildung eines Rippenbuckels an der konvexen Krümmungsseite (Abb. 41). Skoliosen können einbogig oder zusammengesetzt sein. Sie wachsen besonders in Zeiten der Wachstumsschübe in die Fehlform hinein und treten dann – dies gilt besonders für die idiopathischen Skoliosen – im präpubertären Wachstumsschub stark hervor. Weniger starke und insgesamt zentrierte Skoliosen bedürfen lediglich der ständigen Überwachung und der besonderen gymnastischen Behandlung zur Kräftigung der Muskulatur.

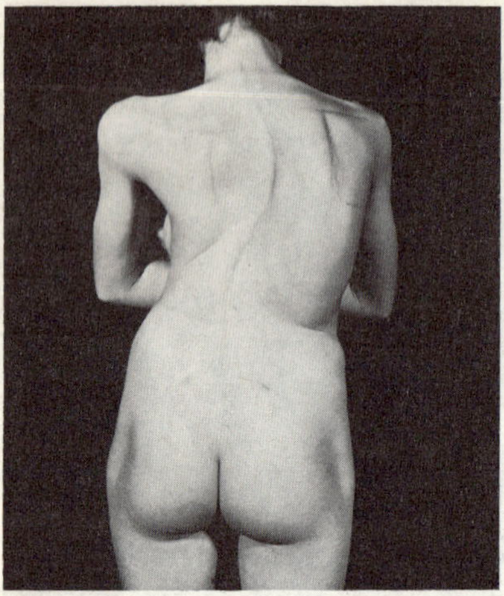

Abb. **41** Die idiopathischen Skoliosen weisen fast immer ihre primäre Krümmung re. konvex im Brustbereich auf und haben dann einen starken rechtsseitigen Rippenbuckel.

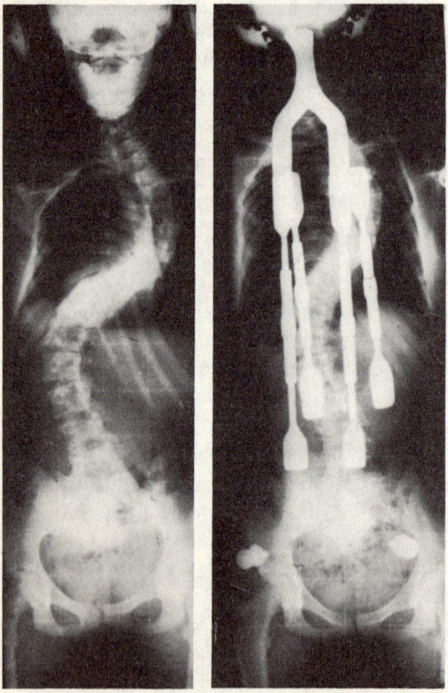

Abb. **42** Röntgenbild vor und während der Behandlung einer idiopathischen Skoliose im Milwaukee-Korsett.

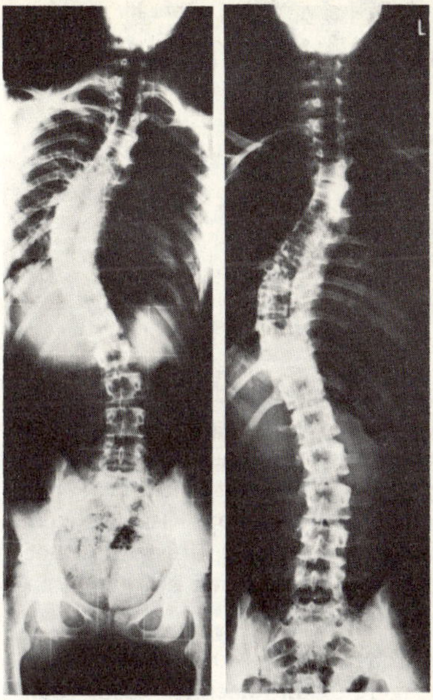

Abb. **43**

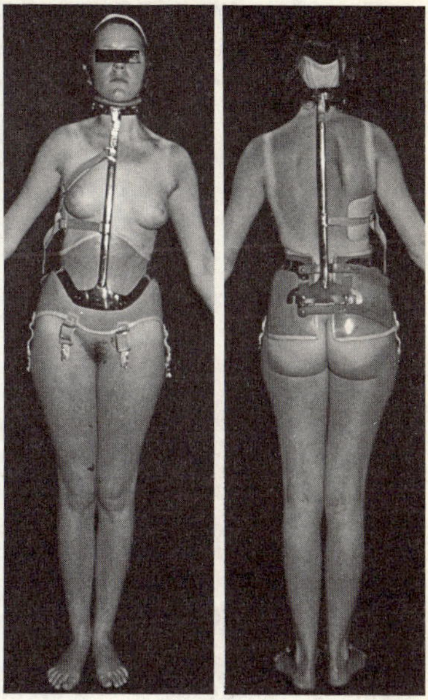

Abb. **44**

Abb. **43** Idiopathische Skoliose vor und nach Abschluß der Extensionskorsettbehandlung. Trotz erheblicher Zunahme der Körpergröße hat sich die Skoliose eindeutig verbessert.

Abb. **44** Angelegtes Milwaukee-Korsett.

Progrediente Skoliosen sind entweder apparativ mit Redressions- oder Extensionskorsetten zu behandeln oder müssen operativ korrigiert und in Korrekturstellung versteift werden (Abb. 42–44).

Das *Prinzip der operativen Behandlung* der Dreh-Seit-Verbiegungen der Wirbelsäule besteht in der vorausgehenden, möglichst weitgehenden Korrektur der Fehlform und in der anschließenden Stabilisierung der Wirbelsäule in Korrekturstellung durch Versteifungsoperationen. Die therapeutischen Möglichkeiten zur Korrektur und Stabilisierung der Wirbelsäule sind verschiedenartig, lassen sich jedoch auf wesentliche Grundprinzipien reduzieren, die ihrerseits besonders pflegerische Probleme aufwerfen.

Die *Redression der Wirbelsäule* bildet den ersten Behandlungsakt. Sie läßt sich ambulant mit Hilfe eines Extensionskorsetts über längere Zeit hinweg durchführen. Wird dieses Extensionskorsett bis zum Abschluß

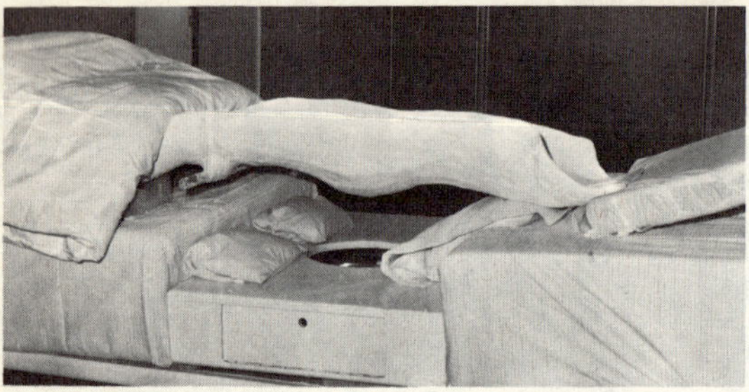

Abb. **45** Bett mit eingebrachtem Bettkasten zur Lagerung im Gipsbett nach der operativen Skoliosenbehandlung.

des Wachstums konsequent getragen, wobei die Behandlung gleichzeitig durch ständige gymnastische Übungen unterstützt wird, kann die versteifende Operation umgangen werden. Die präoperative Umkrümmung ist aber auch mit Hilfe des Gipskorsetts, das auf einem besonderen Redressionstisch angelegt wird, möglich. Dieses sog. Risser-Jackett muß ständig auf seinen Sitz kontrolliert werden; die Umstellung hat etappenweise zu erfolgen, und die genaue Überwachung des Patienten muß das Auftreten von Druckgeschwüren verhindern.

Nach vollzogener Korrektur wird entweder das Gipskorsett abgenommen, die versteifende Operation durchgeführt und nachher wieder das Korsett angelegt, oder aber es wird im gefensterten Gipsverband operiert. Das Gipsfenster wird anschließend wieder geschlossen. Wegen des fehlenden Überblicks über das Operationsgebiet ist eine besondere postoperative Beobachtung dringend erforderlich, da Versteifungs- und Korrekturoperationen der Wirbelsäule langdauernde und aufwendige, blutverlustreiche Operationen darstellen. Zur Versteifung muß aus dem Beckenkamm außerdem meist noch Knochenspanmaterial gewonnen werden.

Am besten werden die Patienten in einem Bett mit Bettkasten in günstiger Position gelagert (Abb. 45).

Bei dem Verfahren nach Harrington werden von dorsal her spezielle Metallstäbe zur zusätzlichen Aufbiegung der Wirbelsäulenkrümmung eingebracht, die auch eine primäre Fixation darstellen, bis das eingebrachte Knochenspanmaterial eingeheilt und tragfähig fest geworden ist (Abb. 46).

Wird bei liegendem Umkrümmungsgips operiert, kann die stationäre Behandlung bis auf 3–4 Wochen verkürzt werden. Die derzeit modernsten Operationsverfahren von ventral her gehen auf die Methode von Dwyer zurück. Durch den Thorax oder vom Abdomen her wird die zu korrigierende Wirbelsäulenkrümmung von ventral freigelegt. Im Korrektur- und Versteifungsbezirk werden die Bandscheiben entfernt. Mit

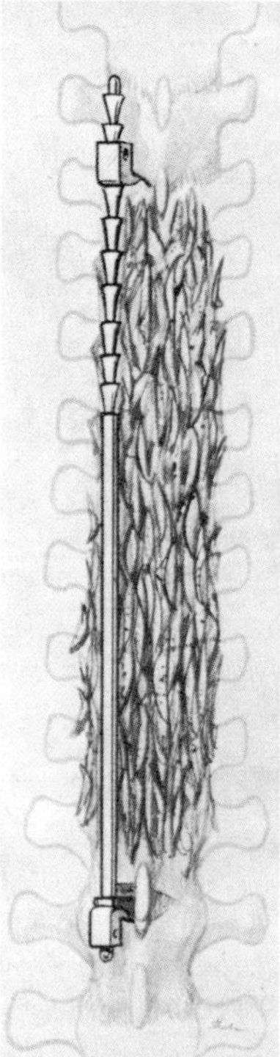

Abb.46

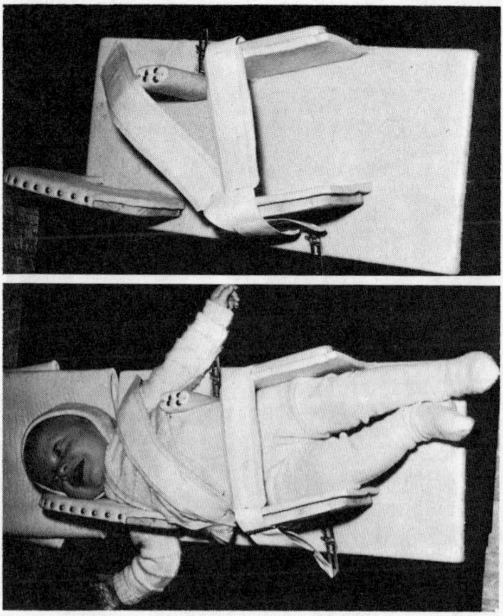

Abb. **47**

Abb. **46** Prinzip der kombinierten auto- und alloplastischen Versteifung der Wirbelsäule nach Harrington (aus *M. Hackenbroch, A. N. Witt:* Orthopädisch-chirurgischer Operationsatlas, Bd. III. Thieme, Stuttgart 1974).

Abb. **47** Umkrümmungsbehandlung bei der sog. Säuglingsskoliose mit Hilfe des Schede-Brettes.

Hilfe von Klammern, Schrauben und einem Metallkabel sowie in die entleerten Bandscheibenräume eingebrachten Knochenchips werden Korrektur und Versteifung vollzogen. Die Verfahren ohne zusätzliche Gips- und Extensionskorsettfixierung, allein mit Hilfe der Extension im Steckbett mit der Glissonschlinge, haben sich nicht sonderlich bewährt. Auch wird hier die Pflege ganz wesentlich erschwert.

Im Kleinkindesalter und im Kindesalter kann die umkrümmende Behandlung mit redressierenden Gipsbetten oder sog. Skoliosebrettern im allgemeinen ambulant erfolgen (Abb. 47 u. 48).

Mißbildungen und Variationen an der Wirbelsäule, die ohne auffällige Veränderung der Haltung einhergehen, erfordern keine besonderen stationären Behandlungsmaßnahmen.

Lediglich bei *Spina bifida occulta* wird man, wenn die knöcherne Fehlbildung mit gleichzeitigen Nervenstörungen und Auswirkungen an den

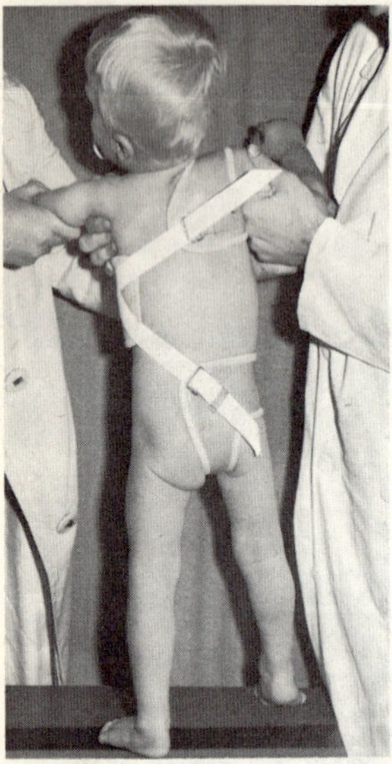

Abb. **48**

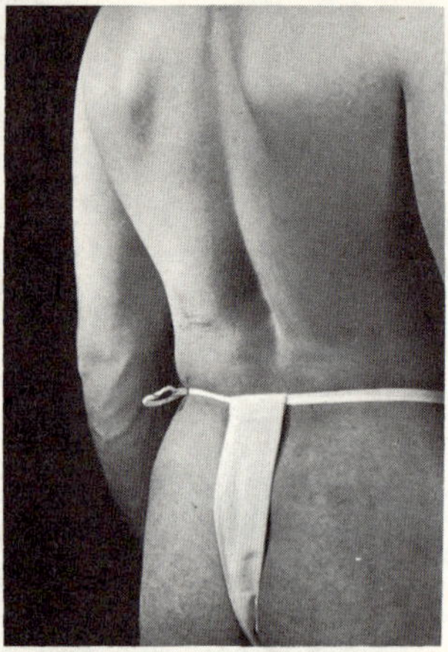

Abb. **49**

Abb. **48** Bei seitlichen Wirbelsäulenfehlhaltungen im Säuglings- oder Kindesalter können auch nach dem 3-Punkt-System wirksame Umkrümmungsbandagen angezeigt sein.

Abb. **49** Starke kurzbogige und hochsitzende Lendenlordose bei Spondylolisthese.

unteren Gliedmaßen vergesellschaftet ist, gelegentlich Entlastungsoperationen am Kreuz-Lenden-Übergang durchführen. Hier sind die pflegerischen Maßnahmen notwendig, die bei allen Laminektomien (s. dort) erforderlich werden.

Spondylolisthese

Besteht eine Spaltbildung im Bereich der Zwischenwirbelgelenkstücke an der unteren Wirbelsäule, kann es zum Wirbelgleiten kommen. Obwohl diese Veränderung bei ca. 5% aller Menschen der weißen Rasse beobachtet werden kann, verursacht sie nur relativ selten lokale Kreuzschmerzen oder Ischiasbeschwerden, ohne oder mit Teillähmungen an den unteren Gliedmaßen (Abb. 49). Die durch den Gleitwirbel hervorgerufene Instabilität im Bereich des Kreuz-Lenden-Überganges kann in Sonderfällen mit Versteifungsoperationen erfolgreich angegangen werden. Diese Versteifungsoperationen lassen sich von dorsal her

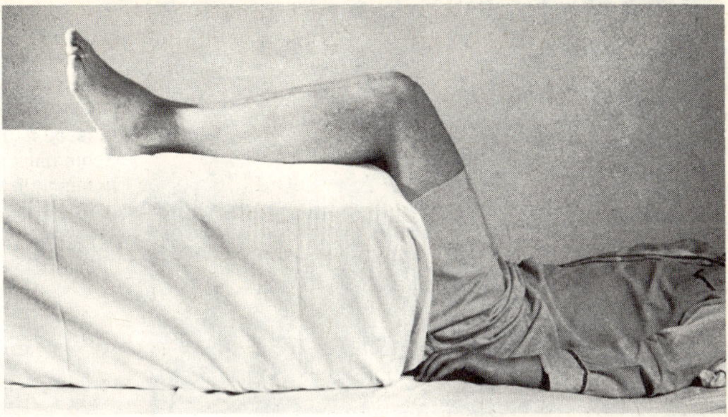

Abb. **50** Prinzip der Lagerung im Stufenbett. Zur schonenden kyphosierenden Entspannungslagerung der Wirbelsäule werden die Hüft- und Kniegelenke mit Hilfe von untergelegten Matratzen oder einem Küchenhocker in Rechtwinkelstellung gebracht.

durchführen und bestehen dann in einer Spanversteifung der Dornfortsätze und -bögen. Sie sind aber auch von der Seite oder von vorn her mit Hilfe der Ausräumung der gelockerten Bandscheibe und anschließender Einbringung von Knochenspänen möglich. Nach diesen Versteifungsoperationen ist eine Fixierung mit Bettruhe bis zur Wundheilung notwendig. Anfänglich kann ein Gipsbett verordnet werden.

Bestehen Ischiasbeschwerden ohne oder mit Lähmungen, die auf besondere Lagerung im Stufenbett (Abb. 50) oder Extensionsbehandlung nicht ansprechen, kann auch eine Entlastungsoperation im Bereich des Gleitwirbels von hinten vorgenommen werden. Bei dieser Laminektomie mit zusätzlicher Abtragung der vorderen, die Nerven und den Duraendsack beeinträchtigenden Wirbelkörperkanten genügt die Rückenlage bis zur Wundheilung. Dieses operative Verfahren erfordert im allgemeinen keine zusätzliche Versteifung. Nach wenigen Tagen beginnt man mit Anspannungsübungen der Bauch- und Rückenmuskulatur. Die ersten Aufstehversuche sind bei Bandagierung des Leibes mit einer elastischen Binde möglich.

Behandlung der Verletzungen der Wirbelsäule

Die Behandlung der Verletzungen der Wirbelsäule ist einerseits abhängig von der Art der Verletzung, andererseits von der Lokalisation. Einfache *Verstauchungen und Prellungen* erfordern im allgemeinen nur die vorübergehende Flachlagerung. Lediglich bei der Schleuderverletzung

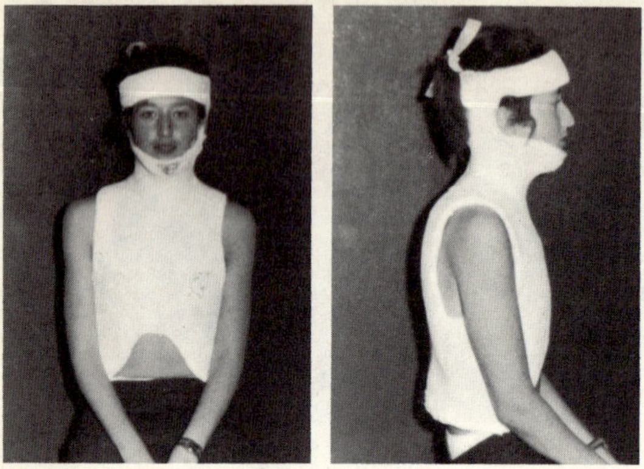

Abb. **51** Mit dem sog. Diademgips wird eine bessere Fixierung der Halswirbelsäule erzielt. Er ist auch nach Schiefhalsoperationen indiziert.

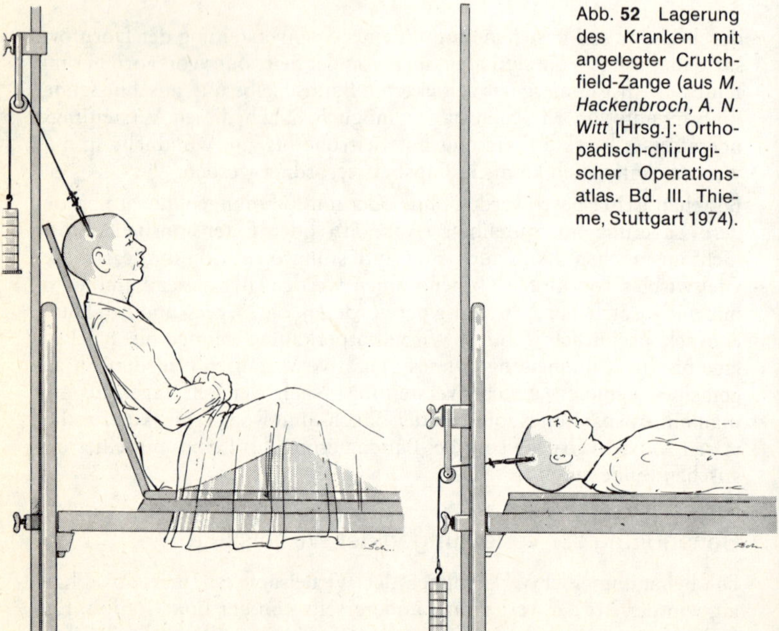

Abb. **52** Lagerung des Kranken mit angelegter Crutchfield-Zange (aus *M. Hackenbroch, A. N. Witt* [Hrsg.]: Orthopädisch-chirurgischer Operationsatlas. Bd. III. Thieme, Stuttgart 1974).

der Halswirbelsäule ist eine vorübergehende Fixierung mit der Schanzschen Krawatte erforderlich. Nach Polsterung des Halses mit Watte wird mit elastischer Binde, Stärkebinde oder einigen Gipstouren der Hals fixiert (Abb. 51).

Ist eine *Verrenkung* eingetreten, wird deren Reposition entweder durch die langsame Dauerextension mit Hilfe der Glisson-Schlinge oder der Crutchfield-Zange durchgeführt. Während die längere Anwendung der Glisson-Schlinge zu erheblichen pflegerischen Problemen und auch zu Druckerscheinungen im Bereich des Kinns und des Hinterkopfes führt, läßt sich die Pflege bei angelegter Crutchfield-Zange wesentlich leichter durchführen. Einerseits ist der Patient weniger behindert – er kann Kopf und Kiefer frei bewegen –, andererseits sind Umlagerungen ohne weiteres möglich, ohne daß die Extension vorübergehend nachgelassen werden muß. Eine besondere Pflege der rasierten Anlagestelle der Zange am Schädeldach erübrigt sich im allgemeinen ebenfalls (Abb. 52).

Lassen sich auf konservativem Wege Verrenkungen von Wirbelkörpern, insbesondere bei Verhakungen von Gelenkfortsätzen, nicht lösen, kann operativ vorgegangen werden. Hier ist anschließend eine vorübergehende Fixierung im Verband oder Gipskorsett erforderlich, falls nicht zusätzlich zur Lösung der Verhakung noch eine Versteifungsoperation durchgeführt worden ist. Danach erfolgt die Ruhigstellung bis zur knöchernen Einheilung des Spanmaterials. Die Entlassung kann, fehlen begleitende Nervenschädigungen, bei richtiger Fixierung nach der Wundheilung erfolgen.

Der *klassische, isolierte Wirbelkörperbruch*, vorwiegend im Bereich der Brust- und der oberen Lendenwirbelsäule, wird entweder im *ventralen*

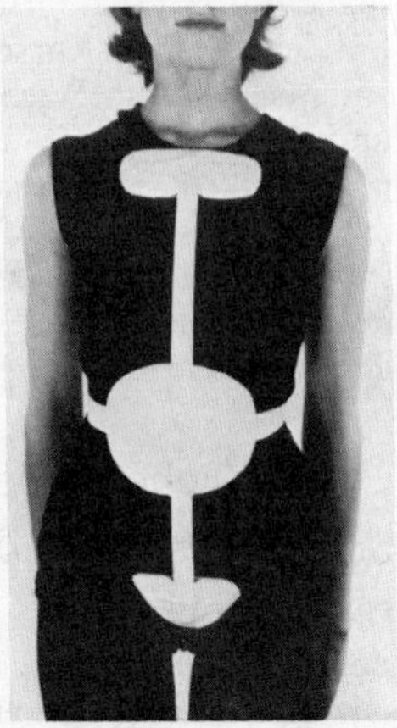

Abb. **53** Sog. Bähler-Korsett als 3-Punkt-Korsett. Es kann bei leichten Deckplattenimpressionsfrakturen am Brust-Lenden-Übergang angezeigt sein.

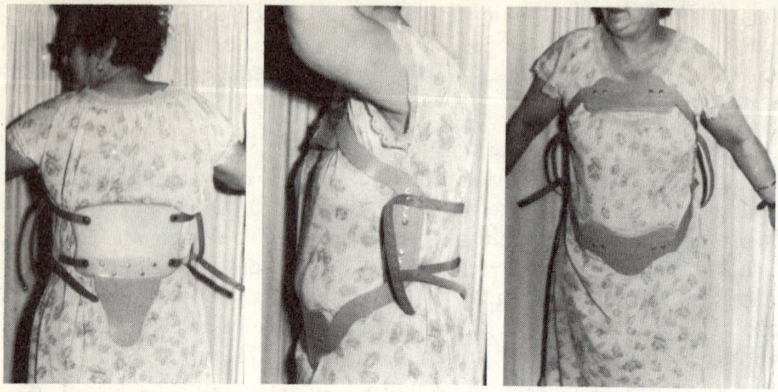

Abb. **54** Bereits 6 Std. nach leichtem Kompressionsbruch des 12.Brustwirbelkörpers konnte diese Hausfrau mit angelegtem 3-Punkt-Korsett wieder herumgehen und leichte Hausarbeit verrichten.

Durchhang unter Extension primär aufgerichtet und im Gipskorsett nach Böhler fixiert oder mit *Flachlagerung* auf harter Unterlage unter gleichzeitiger aktiver Kräftigung der Muskulatur durch die Krankengymnastin behandelt (nach Magnus). Im Anschluß an den vertralen Durchhang kann es zu Zuständen, die einer Darmatonie ähnlich sind, kommen, die entsprechend behandelt werden müssen. Im Gipskorsett ist frühzeitig die Bewegungsbehandlung möglich; eine lange stationäre Betreuung erübrigt sich. Bei Lagerungsbehandlung nach Magnus muß man mindestens 8–10 Wochen bis zur Bruchheilung warten.
Die Sofortbehandlung mit dem in Sanitätsgeschäften vorrätigen Drei-Punkt-Korsett (Fa. Orthopädia, Kiel) hat sich uns besser bewährt als die mit dem „Bähler-Korsett" (Abb. 53 u. 54). Die folgenschwerste Verletzung ist der sog. Wirbelkörperbruch unter Mitbeteiligung der Bogen- und Gelenkfortsätze sowie der angrenzenden Bandscheiben, Bänder und Muskeln. Hier besteht noch häufiger als bei den anderen Bruchformen eine zusätzliche Rückenmarkschädigung, die dann meist konservativ nach den Regeln der allgemeinen Behandlung der Querschnittslähmung betreut werden muß. Zur frühzeitigen Mobilisierung ist in Sonderfällen eine operative Stabilisierung der Wirbelsäule notwendig.

Entzündliche Wirbelsäulenerkrankungen

Spondylitis tuberculosa

Die Wirbeltuberkulose ist die spezifische Infektion der Wirbelsäule und steht bei allen Formen der Skelettuberkulose an erster Stelle. Im Gegensatz zu früher ist sie heute, seit Sulfonamide und Antibiotika therapeu-

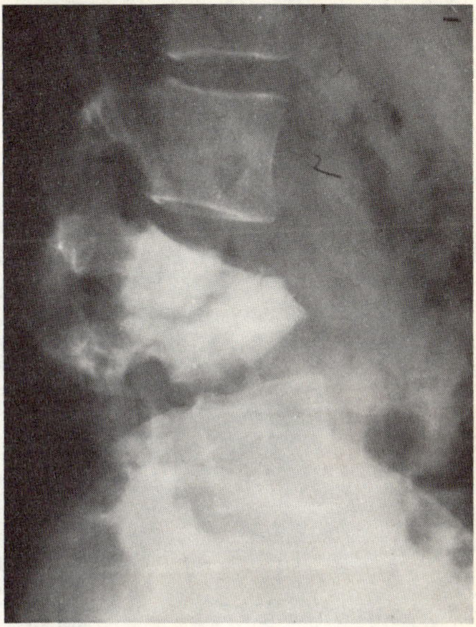

Abb. **55** Röntgenbild einer alten tuberkulösen Spondylitis der Lendenwirbelsäule mit Gibbusbildung und sog. Elfenbeinwirbel.

tisch zur Verfügung stehen, ausgesprochen selten. Aufgrund der Frühbehandlung verläuft sie auch nicht mehr unter dem Zeichen der sog. *Pottschen Trias:* der Buckelbildung, der Ausbildung eines Senkungsabszesses und der Querschnittslähmung. Während Allgemeinsymptome häufig fehlen oder stark wechselnd sind, stehen die *Herdsymptome* mit örtlich lokalisierten und ausstrahlenden Schmerzen im Vordergrund.

Auffallend ist die lokale Versteifung der Wirbelsäule. Bei gröberer Zerstörung eines oder mehrerer Wirbelkörper bildet sich eine winkelige Buckelbildung, *ein Gibbus,* aus (Abb. 55).

Kalte Abszesse sinken der Schwere nach vom Erkrankungsbezirk nach unten und erscheinen im Bauch oder unterhalb des Leistenbandes.

Komplikationen von seiten des Rückenmarks können sowohl als Frühlähmungen aber auch als Spätlähmungen vielfach noch 1–2 Jahrzehnte nach der Erkrankung auftreten. Werden Abszesse nicht rechtzeitig erkannt, brechen sie durch und führen zu langdauernden Fistelungen.

Während früher die Behandlung der Wirbeltuberkulose große Probleme auch in pflegerischer Hinsicht aufwarf, weil Patienten mit fistelnden Skelettuberkulosen oft jahrelang im Gipsbett liegen mußten, hat die moderne Behandlung hier eine entscheidende Wandlung geschaffen.

Neben der roborierenden Allgemeinbehandlung und der Gabe von tuberkulostatischen Medikamenten hat sich heute die *operative Frühbe-*

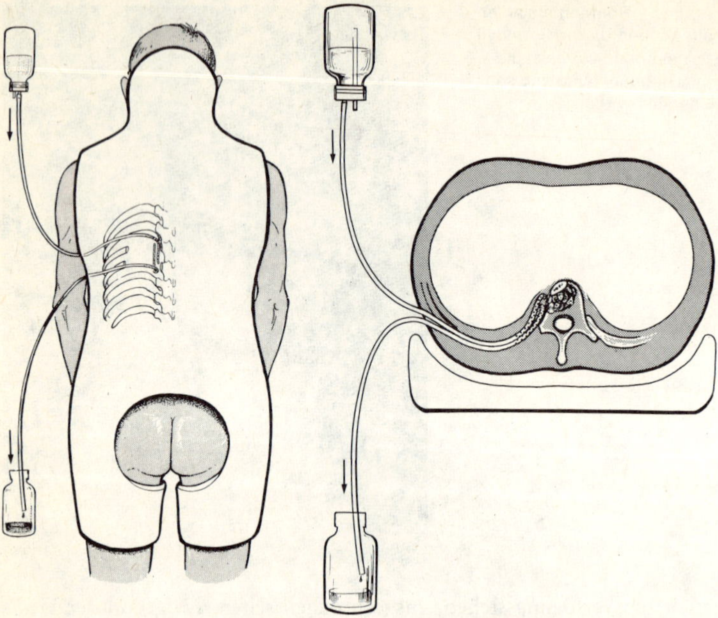

Abb. **56** Prinzip der Durchlaufdrainage nach operativer Herdausräumung bei Wirbeltuberkulose (aus *M. Hackenbroch, A. N. Witt* [Hrsg.]: Orthopädisch-chirurgischer Operationsatlas. Bd. III. Thieme, Stuttgart 1974).

handlung des Erkrankungsherdes außerordentlich bewährt. Nach Anfertigung eines Gipsbettes und mehrtägiger Gewöhnung des Patienten an die Lagerung wird operativ durch eine *Kostotransversektomie* oder direkt von vorn durch den Brustkorb oder den Leib hindurch der Wirbelherd eröffent, ausgeräumt, mit Spongiosa aufgefüllt und drainiert.

Durch einen zuführenden Drain wird lokal an den Erkrankungsbezirk tuberkulostatische Lösung herangebracht, durch den dickeren abführenden Drain wird der Zelldetritus abgesaugt. Diese lokale Herdinstillation beläßt man bis zu 6 Wochen. Auf diese Weise wird nicht nur die tuberkulöse Entzündung beherrscht, sondern auch die Gefahr einer Sekundärinfektion mit langdauernder Fistelung vermieden (Abb. 56).

Die Auffangbehälter für den abführenden Drain werden mit 20 ml Desinfektionslösung gefüllt, weil es sich um infektiöses Material handelt. Bei der Reinigung der Drainstellen und beim Wechsel des Gipsbettes (s. S. 192) sind die allgemeingültigen Vorschriften für die Behandlung infektiöser Patienten zu beachten.

Regelmäßige Blut- und Urinkontrollen geben einen guten Überblick über den Allgemeinzustand des Patienten und das Fortschreiten seiner Heilung.

Bestehen gleichzeitig größere Senkungsabszesse oder Fistelgänge, werden diese entweder in derselben oder in einer zweiten Sitzung operativ saniert.

Im allgemeinen kann der Spondylitiker bereits nach 6–8 Wochen im Gipskorsett – bis zur knöchernen Einheilung des Spanmaterials und zur Ausheilung des Erkrankungsbezirkes – aufstehen. Während in früheren Zeiten eine Spondylitis tuberculosa mehrere Jahre bis zur Ausheilung im Blockwirbel benötigte, kann heutzutage unter günstigen Voraussetzungen bereits in 6 Monaten die Arbeitsfähigkeit wieder eintreten.

Daß gleichzeitig während der Behandlung möglicherweise noch andere Organherde und eine evtl. bestehende Lungentuberkulose therapeutisch angegangen werden müssen, bedarf keiner besonderen Erwähnung.

Unter der allgemeinen und Lokalbehandlung wird sich die spondylitische Frühlähmung von selbst zurückbilden. Die Spätlähmung ist jedoch keine Folge der Infektion mehr, sondern beruht auf der Druckschädigung des Rückenmarks. Hier ist die Entlastung des Rückenmarks durch eine dorsale und ventrale Dekompressionsoperation notwendig. Bildet sich die Querschnittslähmung nicht mehr zurück, treten alle pflegerischen Probleme in den Vordergrund, die bei jeder Querschnittslähmung zu bedenken sind.

Unspezifische Spondylitiden

Die Wirbelsäulenosteomyelitis tritt zahlenmäßig wesentlich seltener auf als die Tuberkulose und wird häufiger durch Staphylokokken als durch Streptokokken hervorgerufen. Sie kann als hochfieberhaftes septisches Krankheitsbild verlaufen oder aber subakut chronisch schwelen. Im ersten Fall ist die Diagnose leicht. Im zweiten Fall kann die Abtrennung gegenüber der Tuberkulose schwierig werden. Es ist typisch für die Osteomyelitis, daß ihre Ablaufphasen im Gegensatz zur Tuberkulose schnell durcheilt werden.

Die Behandlung der Osteomyelitis der Wirbelsäule erfolgt im allgemeinen rein antibiotisch, besteht aber auch in der Ruhigstellung bis zur Konsolidierung des erkrankten Wirbelsäulenabschnittes. Besonders bei der chronischen Wirbelosteomyelitis mit ständigen Rezidiven und der Gefahr einer Organamyloidose muß rechtzeitig die operative Herdsanierung mit anschließender Herdinstallation des entsprechenden Antibiotikums erfolgen. Bis zur Herdsanierung ist die Ruhigstellung im Gipsbett empfehlenswert.

Seltenere unspezifische Spondylitiden sind die Wirbelsäulenveränderungen im Verlauf der Lues, des Typhus, der Bangschen Erkrankung. Mit einer entsprechenden medikamentösen Allgemeintherapie neben der Ruhigstellung bis zur Ausheilung lassen sich diese Krankheitsbilder im allgemeinen ohne operative Maßnahmen beherrschen.

Spondylarthritis ankylopoetica (Spondylitis ankylosans)

Die sog. *Bechterewsche Erkrankung* gehört in die Gruppe der entzündlichen „rheumatischen" Leiden. Sie befällt den ganzen Organismus, lokalisiert sich aber mit besonderer Vorliebe in der Wirbelsäule. Das familiäre Vorkommen und die absolute Häufigkeit bei Männern im 3. und 4. Lebensjahrzehnt sind charakteristisch.

Unbehandelt versteift die Wirbelsäule in einer bogenförmigen Kyphose vollkommen. Der Kopf wird dann stark in den Nacken genommen; die Hüft- und Kniegelenke sind gebeugt; im Spätstadium sind dann meist auch die großen Gelenke mitbefallen.

Die Verlaufsformen der Bechterewschen Erkrankung sind nicht einheitlich. Drei Formenkreise sind abzugrenzen, zwischen denen die Übergänge fließend sein können. Zwischen der rein knöchernen Verlaufsform, die ohne besondere entzündliche Allgemeinerscheinungen langsam schleichend abläuft, und den rein entzündlich-rheumatischen und sehr schmerzhaften Verlaufsformen liegen die häufigsten Mischformen in allen Variationen.

Als *neurologische Komplikation* muß der Schmerz gewertet werden, der Ausdruck der Reizung, der Nervenwurzeln durch die zunehmende Verknöcherung des Bandapparates an der Wirbelsäule ist.

Die *Behandlung* besteht in der intensiven antirheumatischen Allgemeinbehandlung mit Medikamenten, Bädern, Bestrahlungen und der sehr wesentlichen gymnastischen Dauertherapie. In Ausnahmefällen sind Röntgenbestrahlungen, Nebennierenrinden-Hormongaben und Gaben von radioaktiven Substanzen (Thorium X) angezeigt. Die Ruhigstellung darf nur bei entzündlichen Schüben vorübergehend durchgeführt werden. Gelenkfehlstellungen erfordern die Quengelbehandlung oder aber die operative Korrektur. Nur bei hochgradigen Kyphosen wird die operative Aufrichtung durch eine Osteotomie der Wirbelsäule notwendig (Abb. 57). Dieser sehr schwere Eingriff der operativen Durchbrechung der Wirbelsäule im Bereich des Krümmungsscheitels kann zur Querschnittslähmung führen. Er ist deshalb oft zweizeitig durchzuführen und erfordert, ebenso wie beispielsweise die Skoliosenoperation, den vollen ärztlichen und pflegerischen Einsatz.

Bei den *angeborenen Systemerkrankungen* der Wirbelsäule sind nur beim Auftreten von schwerwiegenden Skoliosen oder beginnenden Lähmungserscheinungen operative Maßnahmen notwendig.

Abb. **57a** 56jähriger Mann mit knöcherner Einsteifung der gesamten Wirbelsäule in typischer Körperhaltung: aufgehobene Lendenlordose, hochsitzende Brustkyphose und extreme Lordose der Halswirbelsäule mit Aufrichtung des Blickwinkels. Beachte die Bauchfalten! Mit 19 Jahren an Gelenkrheumatismus erkrankt (aus *W. Koch* In *G. Hohmann, M. Hackenbroch, K. Lindemann:* Handbuch der Orthopädie, Bd. II. Thieme, Stuttgart 1958).

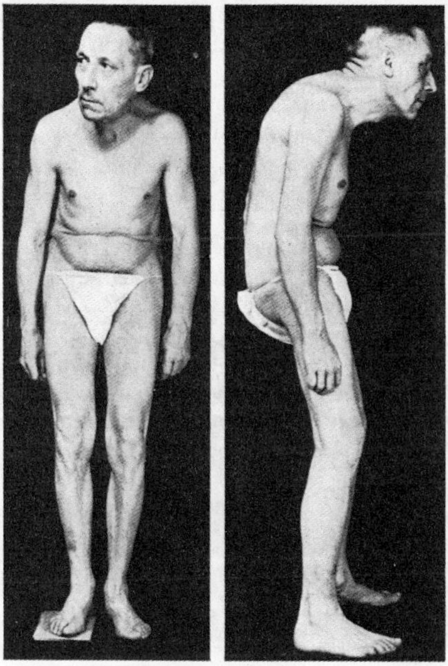

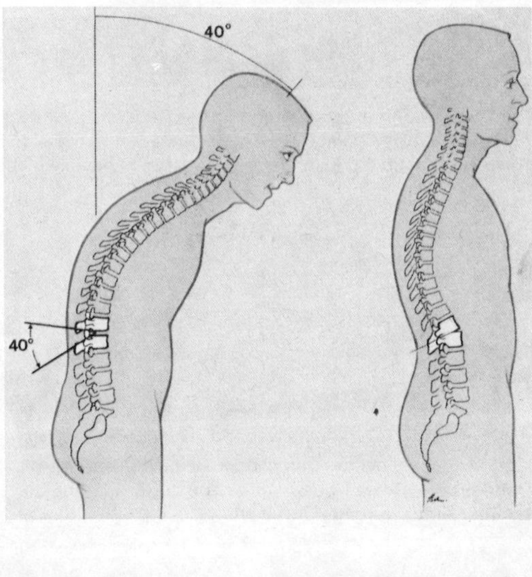

Abb. **57b** Prinzip der operativen Korrektur der extremen Wirbelsäulenverbiegung bei Bechterewschen Erkrankungen (aus *M. Hackenbroch, A. N. Witt* [Hrsg.]: Orthopädisch-chirurgischer Operationsatlas, Bd. III. Thieme, Stuttgart 1974).

Die *erworbenen Systemerkrankungen* der Wirbelsäule sind die Osteoporose und die Ostitis deformans Paget. Lediglich beim Auftreten neurologischer Kompressionssyndrome des Rückenmarks ergeben sich alle pflegerischen Probleme der Dekompressionsoperation an der Wirbelsäule im Sinne der Laminektomie.

Spondylosis deformans

Die degenerativen Veränderungen an der Wirbelsäule sind die häufigsten und auffallendsten Erscheinungen. Sie nehmen im Laufe des Lebens parallel dem Alter zu und sind bei Männern etwas häufiger zu finden als bei Frauen. Diese Verschleißerscheinungen haben im allgemeinen keinen Krankheitswert. Lediglich wenn die spondylotischen Randzackenbildungen die Nervenwurzeln an den Austrittsstellen der Wirbelsäule beeinträchtigen, können Entlastungsoperationen, vorwiegend im Bereich der Halswirbelsäule, seltener im Bereich der Lendenwirbelsäule, notwendig werden. Nach diesen Operationen gelten alle pflegerischen Regeln, die bei Laminektomien und Hemilaminektomien zu beachten sind.

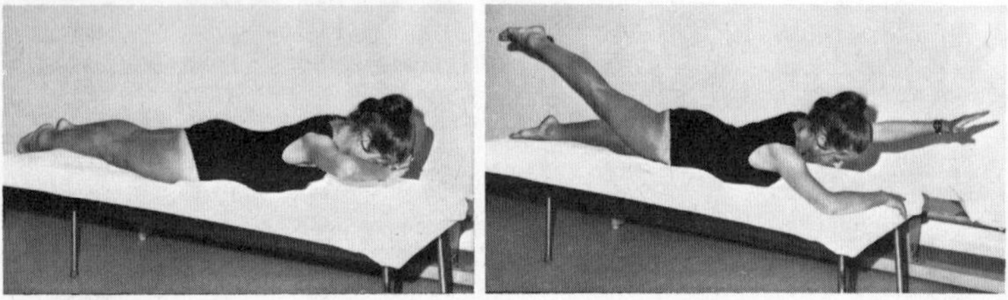

Abb. **58** Übungen zur Kräftigung der Rückenstreckmuskulatur in Bauchlage. Bei hinter dem Kopf gelegten Händen Anheben von Beinen und Oberkörper. Diese Anspannungsübung kann auch über Kreuz wirkungsvoll durchgeführt werden.

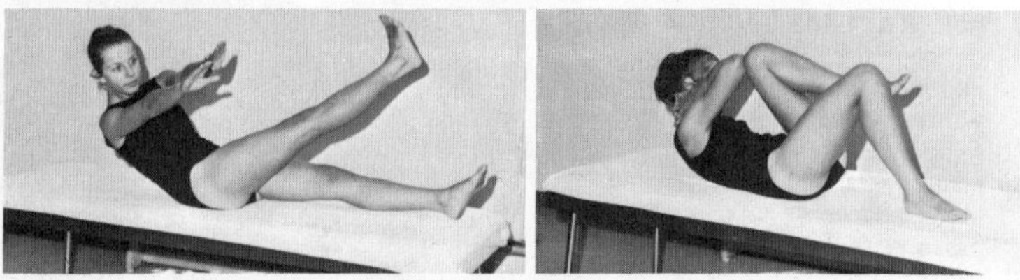

Abb. **59** Anspannungsübungen zur Kräftigung der Bauchmuskulatur in Rückenlage. Anheben beider Beine oder eines Beines mit gleichzeitigem Anheben des Oberkörpers. Diese Übung kann auch zur Kräftigung der schrägen Bauchmuskulatur über Kreuz durchgeführt werden.

Bei der konservativen stationären Behandlung von lokalen Schmerzzuständen im Bereich des Rückens, die durch die Spondylose hervorgerufen werden, ist, von Fall zu Fall verschieden, entweder eine flache Hartlagerung vorzuziehen oder aber eine Lagerung im Extensionsbett oder im Stufenbett. Zusätzlich zur physikalischen Anwendung von Massagen, Bädern und Bestrahlungen hat die konsequente Krankengymnastik für die Pflege und Wiederherstellung der kräftigen Muskulatur im Sinne des Muskelkorsetts zu sorgen (Abb. 58 u. 59).

Wird zur vorübergehenden Ruhigstellung der Wirbelsäule eine stabilisierende Behandlung notwendig, ist gleichzeitig für die Muskelpflege durch Gymnastik zu sorgen. Eine diätetische Gewichtsreduzierung während der stationären Behandlung und die Aufklärung über die Kalorienbeschränkung werden ihre segensreiche Wirkung beim Patienten durch Verbesserung der statischen Voraussetzungen nicht verfehlen.

Bandscheibenschaden

Im Rahmen der degenerativen Erkrankungen der Wirbelsäule hat der Bandscheibenschaden wohl die größte Bedeutung. Aufgrund der anlagebedingten Minderwertigkeit des Bandscheibengewebes kann es an den Funktionsspitzen der Wirbelsäule, vornehmlich im unteren Halswirbelbereich und im unteren Lendenbereich sowie am Kreuz-Lenden-Übergang, zu vorzeitigen Verschleißerscheinungen der zwischen den Wirbeln befindlichen Zwischenwirbelscheiben kommen. Diese Verschleißerscheinungen verlaufen meistens unbemerkt. Vorübergehende Hexenschüsse, ohne oder mit in die Beine ausstrahlende Schmerzen (Ischias), sind die Regel.

Nur in Ausnahmen degenerieren die als Stoßdämpfer und Bewegungsvermittler wirkenden knorpeligen Bandscheiben derart, daß sich Teile dieser Bandscheiben loslösen und das hintere begrenzende Längsband der Wirbelsäule zum Wirbelkanal hin vorwölben. In Ausnahmefällen durchstoßen sie dieses hintere Längsband und treten als Sequester in den Spinalkanal oder in die Wirbellöcher ein.

Dort können diese *Bandscheibenvorfälle* Kontakt mit den Nervenwurzeln oder mit dem Rückenmark nehmen und Irritationen oder Kompressionen der nervalen Substanzen mit Lähmungserscheinungen verursachen.

Der nervale Ausfall ist dann stets mit abhängig von der Etagenhöhe des Bandscheibenvorfalls an der Wirbelsäule.

Der dadurch verursachte Schmerz führt zur Verspannung der Muskulatur und zur Versteifung des betreffenden Lendenabschnittes.

Dieser Schmerz kann langsam schleichend auftreten oder plötzlich als *Hexenschuß* imponieren. Es resultiert dann gleichzeitig eine mehr oder

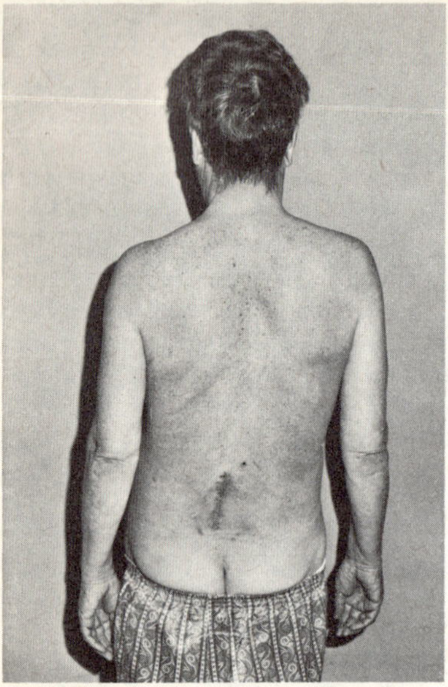

Abb. **60** Typische Ischiasfehlhaltung bei Hexenschuß mit Ausstrahlung in das Bein.

weniger ausgeprägte seitliche und kyphotische Verbiegung der Wirbelsäule.

Hexenschuß

Dieses ohne Nervenausfälle an den unteren Gliedmaßen auftretende Ereignis ist lediglich im Hinblick auf eine akute Schmerzsymptomatik mit Versteifung und Fehlhaltung für den Patienten alarmierend. Es kann bis zur vorübergehenden Bewegungsunfähigkeit führen (Abb. 60).

Besteht *kein Nervenausfall* an den unteren Gliedmaßen (können also die Fußspitzen gehoben oder gesenkt werden) und fehlt eine Blasenlähmung, ist augenblicklich kein bleibender Schaden zu befürchten.

Akute *Behandlungsmaßnahmen* sind dann die einfache Bettruhe, meistens im Stufenbett, seltener in leichter Lordose der Lendenwirbelsäule durch ein untergelegtes Kissen im Kreuz. Örtliche Wärmemaßnahmen, Gaben von Schmerzmitteln, antirheumatische Medikamente, Tomanol-Vitamin-Infusionen sowie nachfolgende physikalische und krankengymnastische Maßnahmen reichen im allgemeinen zur Kupierung des Schmerzbildes aus und lassen in wenigen Tagen den akuten Zustand verschwinden.

Abb. **61** Improvisierte Stufenbettlagerung mit einem Küchenhocker bei akutem Hexenschuß.

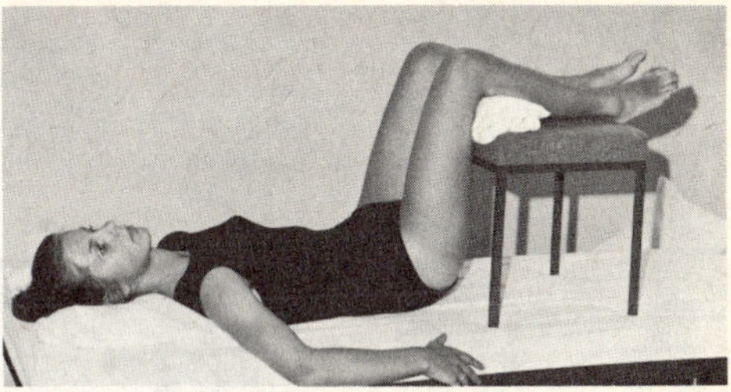

Stufenbett

Um ein Stufenbett herzurichten, benötigt man außer den üblichen dreiteiligen Matratzen noch zusätzlich 2–3 Matratzen, je nach Länge der Oberschenkel des Kranken. Diese werden längsseits vom Fußende bis zur unteren Drittelgrenze des Bettes übereinander gelegt. Es ist bei der Höhe dieser Unterlage darauf zu achten, daß Hüftgelenke und die Kniegelenke des Patienten rechtwinkelig gebeugt sind, um eine volle Entspannung des Rückens zu erreichen. Fehlen derartige Matratzen, genügt auch ein mit Decken weich gepolsterter Küchenhocker oder eine Kiste (Abb. **61**).

Derartige hexenschußartige Ereignisse sind auch im Bereich des *Nakkens* bekannt, führen dann zur *Nackensteife* in Fehlhaltung des Kopfes und können ausstrahlende Beschwerden im Bereich der Arme hervorrufen.

Hier wie auch beim Hexenschuß in der Lendengegend (Lumbago) können in der akuten Phase chiropraktische Maßnahmen oder Extensionen wirkungsvoll sein.

„Ischias"

Schmerzausstrahlungen entlang der Beinnerven deuten darauf hin, daß zumindest Reizerscheinungen durch den Bandscheibenvorfall auf Nervenwurzeln ausgeübt werden. Bei diesem Befund ist kritisch zu beobachten, ob sensible oder motorische Lähmungen bestehen.

Strahlt der Schmerz entlang der Außenseite der Oberschenkel und der Unterschenkel bis über den Fußrist hin mehr zur Großzehe, ist die vorletzte Lendenbandscheibe betroffen. Strahlt der Schmerz mehr an der Rückseite des Beines bis zum Außenknöchel oder zu den kleinen Zehen hin, ist die letzte Bandscheibe befallen. Ausstrahlungen entlang der Vorderseite der Oberschenkel bis zum Knie sind seltener und deuten dann auf eine Schädigung der Zwischenwirbelscheibe zwischen 3. und 4. Lendenwirbel hin.

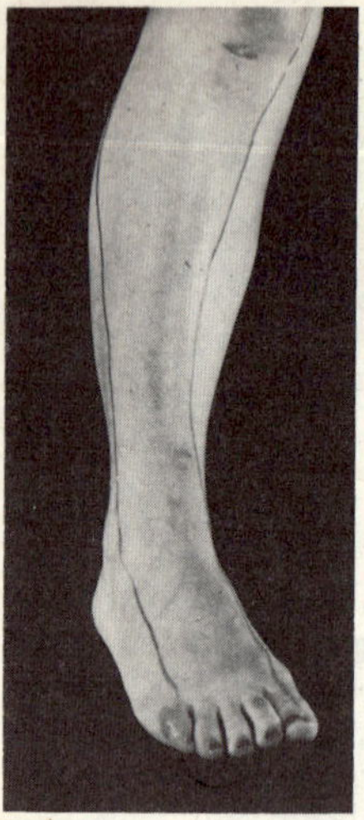

◄ Abb. **62** Typische Ausbreitungszone der Verringerung der Berührungsempfindung (Hyposensibilität) bei Bandscheibenvorfall der vorletzten Lendenbandscheibe (L 5) im Bereich der Vorderseite des Unterschenkels und des Fußristes.

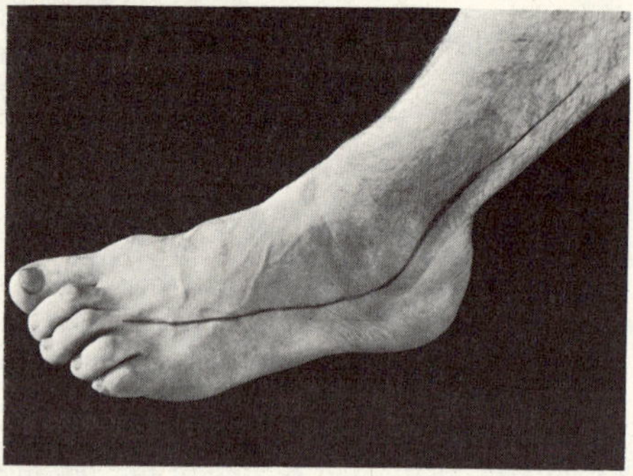

Abb. **63** Ist die letzte Lendenbandscheibe vorgefallen und drückt sie hier auf die Nervenwurzel S 1, wird der Fußaußenrand die Empfindungsstörung aufweisen.

Der *sensible* Teil der Nervenwurzel ist dann vorwiegend betroffen, wenn ein taubes Gefühl entlang dieser eben beschriebenen Zonen besteht. Auch hier ist augenblicklich noch kein Grund zur Besorgnis gegeben (Abb. **62–64**).

Akutestes Alarmsymptom ist die *Beeinträchtigung der Motorik,* also der motorischen Anteile der betroffenen Nervenwurzel. Ist der Patient nicht in der Lage, im schmerzhaften Bein auf der Hacke zu stehen, also die Fußspitze anzuheben, hat der Bandscheibenvorfall zum Druck auf die 5. Nervenwurzel geführt (Abb. **65**). Kann er nicht mehr auf der Zehenspitze stehen, ist die letzte Lendenbandscheibe betroffen, und damit ist die 1. Sakralnervenwurzel geschädigt. Derartige motorische Ausfälle dürfen nur ganz kurz bestehenbleiben. Sie müssen unverzüglich erkannt werden, damit notfalls die sofortige Bandscheibenoperation die Entlastung des Nervs ermöglicht und seine völlige Wiederherstellung ohne bleibende Druckschädigung eintreten kann (Abb. **66**).

Besteht außerdem noch im Bereich der Reithosengegend ein sensibles Lähmungsgefühl und ist die *Blasentätigkeit* unterbunden, liegt eine akute *Kaudalähmung* vor, die zur sofortigen operativen Intervention zwingt.

Es gilt der *Grundsatz,* daß über einer bandscheibenabhängigen Kaudalähmung die Sonne keinesfalls untergehen darf.

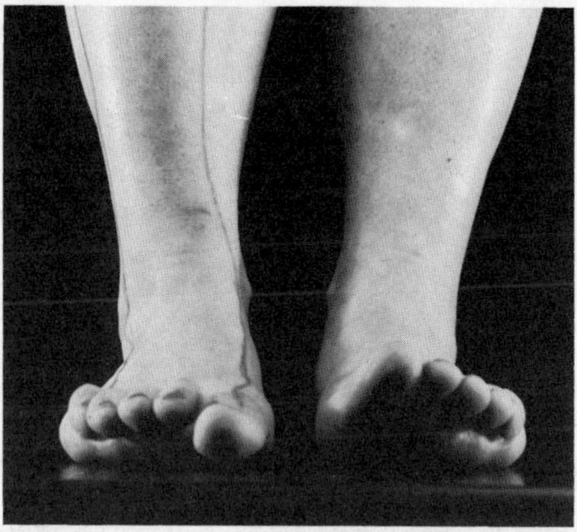

Abb. **64** Rechtsseitige Zehenstreckerschwäche und L-5-Hypästhesie bei Bandscheibenschaden der vorletzten Lendenbandscheibe.

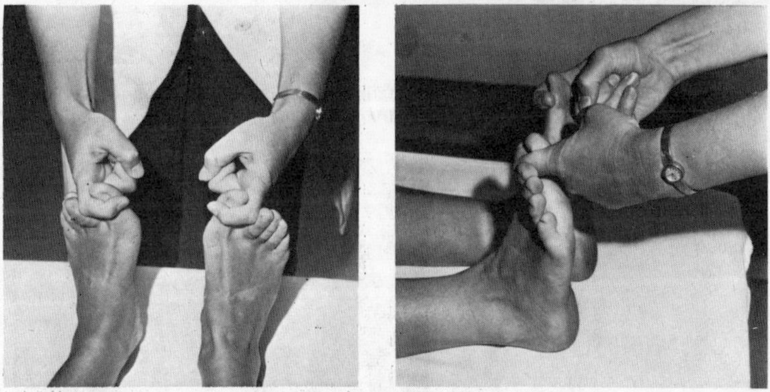

Abb. **65** Prüfung der aktiven Fußhebung und Fußsenkung gegen Widerstand bei Bettruhe. Ist eine dieser Qualitäten abgeschwächt, besteht der berechtigte Verdacht auf eine bandscheibenabhängige Lähmung. Hierauf ist besonders auch postoperativ zu achten.

Hier hat die Pflegeperson eine große Verantwortung, denn von ihrer Aufmerksamkeit hängt es ab, ob rechtzeitig der motorische Ausfall erkannt und der sofortigen operativen Behandlung zugeführt werden kann (keine aktive Fußhebung oder Fußsenkung).

Der akute *Bandscheibenvorfall* im Bereich der *Halswirbelsäule* läßt seine Höhe ebenfalls aufgrund der Ausstrahlungen in die oberen Gliedmaßen erkennen. Ist mehr die Speichenseite des Unterarmes bis vor zum

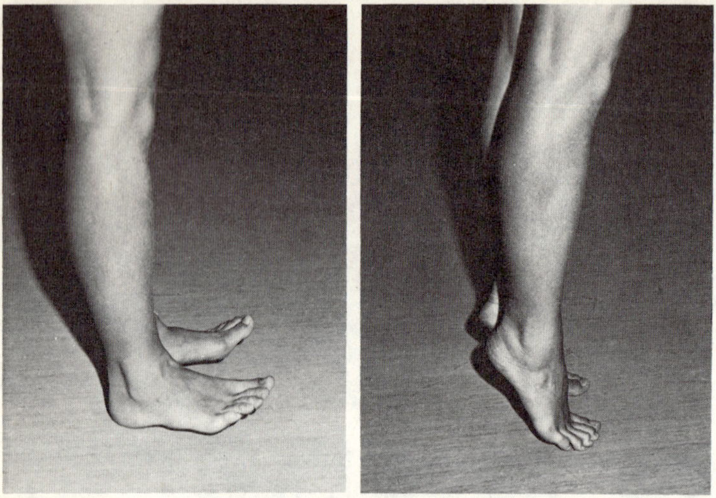

Abb. **66** Prüfung des möglichen Zehenstandes oder Hackenstandes zum Nachweis von motorischen Ausfällen bei Bandscheibenschäden.

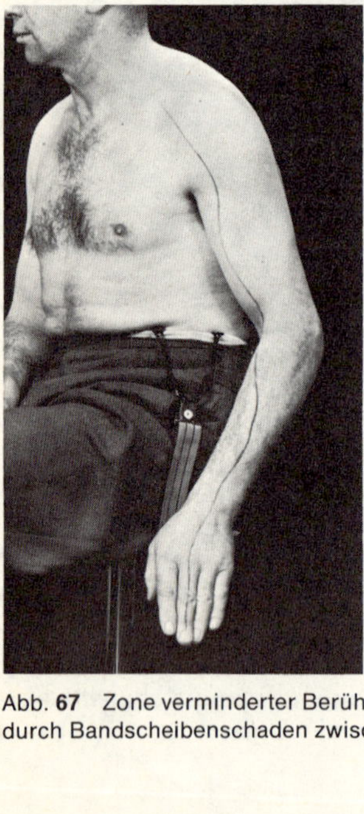

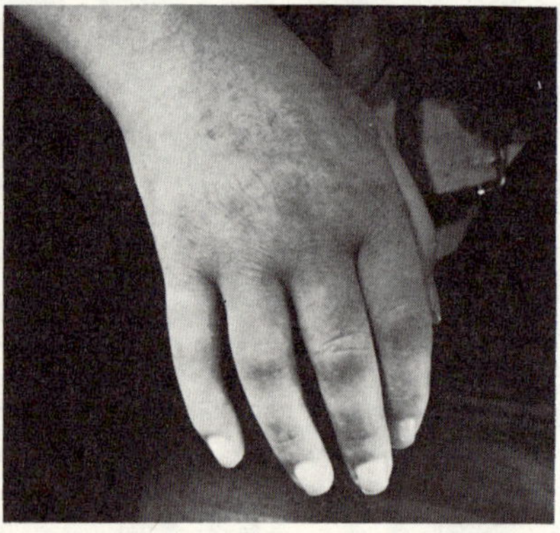

Abb. **68** Schmerzhafte Schwellung der Hand mit Einsteifung der Finger bei Sudeckscher Dystrophie infolge Bandscheibenvorfalls an der Halswirbelsäule.

Abb. **67** Zone verminderter Berührungsempfindung bei Nervenwurzelkompression durch Bandscheibenschaden zwischen dem 6. und 7. Halswirbelkörper links.

Daumen betroffen, liegt der Bandscheibenvorfall zwischen dem 5. und 6. Halswirbelkörper (Abb. 67 u. 68).

Besteht ein sensibler oder motorischer Ausfall mehr an den Langfingern, handelt es sich um einen eine Etage tiefer liegenden Bandscheibenvorfall.

Häufiger bestehen jedoch die Bandscheibenschäden oder anderen degenerativen Veränderungen im Bereich der mittleren und unteren Halswirbelsäule *Reizsyndrome* im Bereich des oberen Körperviertels, die keine akute operative Intervention erfordern.

Hier können die Lordoselagerung der Halswirbelsäule, notfalls mit milder Extension in der Glisson-Schlinge, die Bandagierung mit Hilfe der Schanzschen Krawatte, die lokale Überwärmung oder die Injektionstherapie in Verbindung mit Gaben von Schmerz- und Rheumamitteln sowie sedierenden Maßnahmen Abhilfe schaffen.

Die sehr seltenen *Bandscheibenvorfälle* im Bereich der *Brustwirbelsäule* führen zu Querschnittssyndromen und müssen ebenfalls operativ angegangen werden.

Behandlungsplan

Fehlen bei der Lumbago und der Lumbagoischias die motorischen Ausfälle als Alarmsymptome, kann – zumindest vorübergehend – konservativ vorgegangen werden. Es gilt, die weitere Diagnostik der Ursache der Beschwerden und der Höhenlokalisation vorzubereiten.

Wenn die Röntgenleeraufnahmen der entsprechenden Wirbelsäulenabschnitte in vier Ebenen, notfalls unter Einbeziehung von Funktionsaufnahmen in maximaler Vor- und Rückbeugung, keine sichere Aussage über Art und Höhe der verursachenden Schädigung bieten, ist – je nach Einstellung des Behandlers – eine *Myelographie* angezeigt (Abb. 69).

Obwohl heute die Computertomographie mehr und mehr die Myelographie in der Diagnostik des Bandscheibenschadens verdrängt, geben wir doch präoperativ der Myelographie den Vorzug, weil sie uns als funktionelle, invasive Untersuchungsmethode weitergehende Informationen für die evtl. nötige Indikationsstellung zur operativen Behandlung gibt. Im Bereich der Halswirbelsäule ziehen wir als präoperative Diagnostik die Diskographie, also die gezielte Kontrastdarstellung des Bandscheibenraumes, vor.

Zu diesen diagnostischen Maßnahmen wird der Patient wie zur Operation vorbereitet. Nach der Durchführung der Myelographie mit wasserlöslichen Kontrasten (Abb. 70), mit der man im allgemeinen beim orthopädischen Patienten auskommt, muß der Kranke ca. 4 Std. halb sitzend im Bett fixiert werden, damit sowohl die evtl. zur Lumbalanästhesie eingebrachte Flüssigkeit als auch das Kontrastmittel nicht kopf-

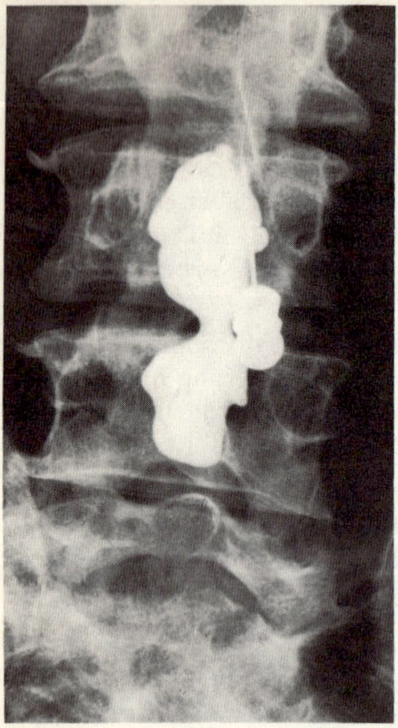

Abb. **69** Darstellung eines rechtsseitigen Bandscheibenvorfalls im Myelogramm mit einem nichtlöslichen Kontrastmittel. Man erkennt deutlich die rechtsseitige Aussparung der Kontrastmittelsäule in Höhe des Wirbelraumes L4/L5.

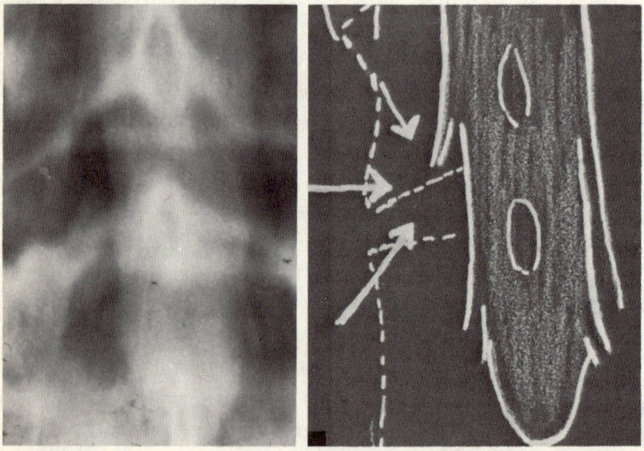

Abb. **70** Feiner ist die Detailerkennbarkeit bei wasserlöslichen Kontrasten. Hier zeigt sich die Nervenwurzel L 5 im Tomogramm auf der re. Seite unterbrochen, was für einen kleinen dorsolateralen Bandscheibenvorfall in Höhe der vorletzten Lendenbandscheibe spricht.

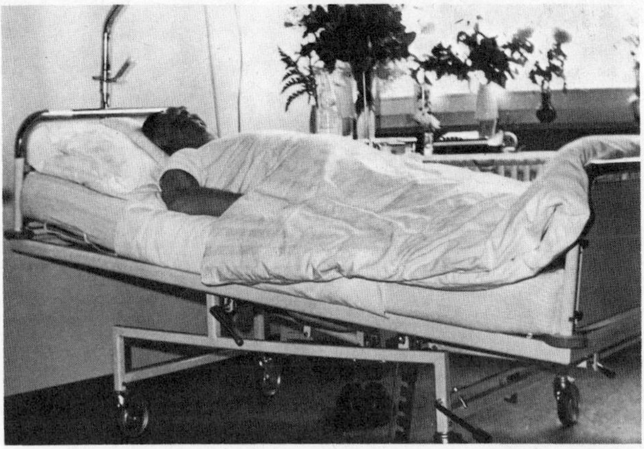

Abb. **71** Schräglagerung eines Patienten nach Kontrastmitteldarstellung des lumbalen Spinalkanals zur Verhinderung des Hochlaufens der Kontrastflüssigkeit in die Hirnkammern.

wärts steigen und dort irreversible Komplikationen hervorrufen. Auch ein Kreislaufkollaps ist bei und nach der Myelographie zu befürchten (Infusion vorbereiten!).

Das Sitzen nach der Myelographie wird erleichtert, wenn man einen Luftring unter das Gesäß gibt, eine Knierolle und eine Fußstütze verwendet. Es ist bei unruhigen Patienten ratsam, auch einen Gurt unter den Achseln hindurch über die Brust um das hochgestellte Kopfende des Bettes zu legen, damit sie nicht seitlich abkippen (Abb. 71).

Die *Bandscheibenoperation* im Lendengebiet selbst wird heute im allgemeinen nur durch eine kleine *Fensterung* des gelben Bandes in Höhe der erkrankten Bandscheibenetage vorgenommen. Gelegentlich ist eine sog. *Hemilaminektomie,* nur selten eine *Laminektomie* als größerer Eingriff nötig. Die erkrankte Bandscheibe wird entweder total ausgeräumt, oder aber es wird der vorgefallene Bandscheibensequester entfernt. Dieser operative Eingriff ist meist klein und blutsparend.

Anschließend genügt die Flachlagerung des Patienten auf dem Rücken. Ein Brett wird unter die mittlere Matratze geschoben. Ein flaches Rükkenpolster aus Roßhaar, eine Knierolle und eine Fußstütze erleichtern die postoperative Lagerung. Anspannungsübungen der Bauch- und Rückenmuskulatur werden sofort am nächsten Tag begonnen. Die Bewegung der Beine ist ebenfalls sofort durchzuführen. Mit steifem Rücken kann der Patient die ersten Tage auch gedreht werden. Je nach Befund und Größe des Eingriffs genügt eine Bettruhe von 6–10 Tagen.

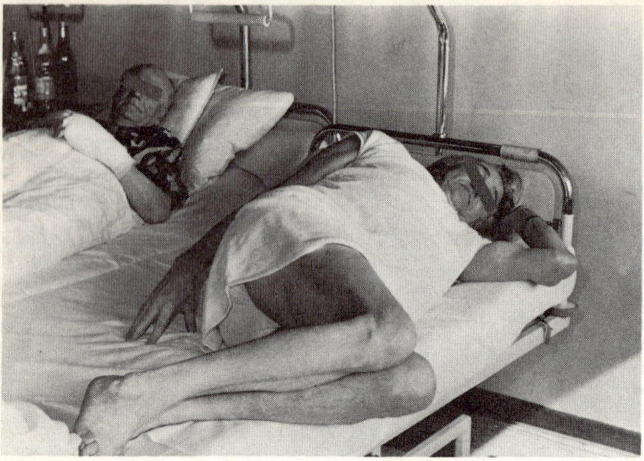

Abb. **72** Zum Aufstehversuch nach Bandscheibenoperation wird der Patient mit aktiv steif gehaltenem Rücken auf eine Seite gedreht. Er beugt Hüft- und Kniegelenke, so daß Knie und Unterschenkel über den Bettrand hinausragen.

Nach allen Operationen im Bereich der Lendenwirbelsäule, vornehmlich nach Bandscheibenoperationen, kann es zu vorübergehenden Darmlähmungen, aber auch zu Störungen der Blasen- und Mastdarmtätigkeit kommen. Der Patient ist daher besonders sorgfältig zu beobachten. Auch auf postoperative Paresen im Fußbereich ist zu achten; daher müssen regelmäßig die Fuß- und Zehenhebung sowie -senkung überprüft werden.

Das *Sitzen* ist nach einer Bandscheibenoperation die ungünstigste Haltung. Für den *Aufstehversuch* soll der Patient deshalb seitlich aus dem Bett gewälzt und nur nach kurzdauerndem Sitzen zum aufrechten Stand gebracht werden (Abb. 72 u. 73). Die ersten Gehversuche sind mit Unterstützung der Krankengymnastin im Gehwagen möglich. Sind die Bauchdecken sehr schlaff oder ist der Patient sehr dick, wird das erste Aufstehen durch die Wickelung des Leibes mit breiten elastischen Binden unterstützt. Die Versorgung mit einem Mieder läßt sich meist umgehen.

Hat man gleichzeitig zur Bandscheibenausräumung eine *Versteifungsoperation* durchgeführt, wird der Patient anschließend in das Tage vor der Operation vorbereitete und angewöhnte Gipsbett verbracht und bleibt dort bis zur Wundheilung liegen. Dann kann er entweder – je nach durchgeführter Operationstechnik – mit einem Gipskorsett versorgt werden, oder er muß die Einheilung der Knochenspäne ca. 10 Wochen im Gipsbett abwarten.

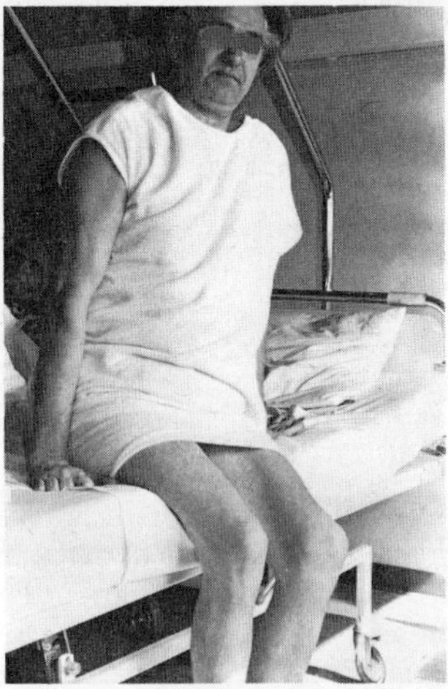

Abb. **73** Dann kann er sich mit steifem Rükken entweder mit Hilfe des Bettgalgens oder einer Pflegeperson aufsetzen.

In Ausnahmefällen werden Bandscheibenvorfälle auch im Lendengebiet von ventral her angegangen. Hier ist die Gefahr einer *Darmatonie* größer als nach der Bandscheibenoperation von dorsal.

Wird bei der Operation von vorn zusätzlich der entsprechende Bandscheibenraum durch einen Knochenspan verriegelt, genügt, ebenso wie bei der einfachen Bandscheibenausräumung, lediglich die Bettruhe unter Muskelanspannungsübungen bis zur Wundheilung. Anschließend kann ein Gipskorsett gefertigt und der Patient dann belastet werden.

Bandscheibenoperationen im Bereich der Halswirbelsäule werden heute seltener von dorsal durchgeführt. Häufiger entfernt man die vorgefallene Bandscheibe und störende dorsale spondylotische Knochenwülste von vorn. Nach dieser Operation wird das betreffende Bewegungssegment durch Knochen- oder Kunststoffdübel versteift.

Zur Ruhigstellung reicht bis zum Abschluß der Wundheilung die Halskrawatte aus. Nur in Ausnahmefällen muß bei zusätzlicher dorsaler Versteifung der Halswirbelsäule ein großer Kopf-Rumpf-Gips angelegt werden.

Nach der *Laminektomie im Bereich der Brustwirbelsäule* wird der Patient, unterbleibt eine postoperative Versteifung, bis zur Wundheilung flach gelagert. Anschließend ist auch hier, nach vorbereitendem krankengymnastischem Muskeltraining, das Aufstehen meist ohne äußere Fixierung möglich.

Chemonukleolyse. Anstelle der operativen Behandlung lumbaler Bandscheibenvorfälle kann in Ausnahmefällen die Nukleolyse, also die Auflösung der degenerativen Bandscheibenbestandteile durch ein entsprechendes Enzym, das direkt in die kranke Bandscheibe injiziert wird, durchgeführt werden. Dies ist bei fehlender Perforation des hinteren Längsbandes durch den Bandscheibenvorfall mit den Medikamenten Chymopapain oder Nukleolysin möglich. Diese Maßnahme muß wie eine Operation geplant werden und wird unter Kontrolle mit dem Röntgenbildwandler, ähnlich wie eine Diskographie, durchgeführt.

Weitere konservative Möglichkeiten zur Behandlung von Bandscheibenschäden

Die Dauerextension im Extensionsbett oder im Schlittenextensionsbett kann mit Beckenmiedern unter Gegenzug am Oberkörper erfolgen. Beckenmieder sind aus hartem Drell gefertigt. Ein Baumwolleibchen wird untergezogen. An der Halswirbelsäule wird man vornehmlich den milden Längszug mit der Glisson-Schlinge bevorzugen (Abb. **74**). Nach chiropraktischen Manövern wird von Fall zu Fall, je nachdem wie es der Patient angenehmer empfindet, die Lagerung im Stufenbett, im Extensionsbett oder die Flachlagerung durchzuführen sein. Mancherorts ist zur Behandlung von Bandscheibenvorfällen der *ventrale Durchhang* üblich. In Narkose oder in Lumbal- oder Periduralanästhesie wird eine massive Lordosierung mit Redressionsmanövern vorgenommen. Anschließend erfolgt die Lagerung in Reklination durch Unterlegen eines harten Kissens unter die Lendenwirbelsäule.

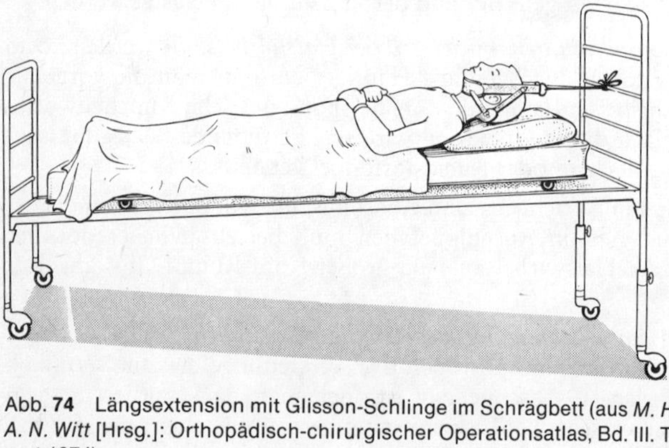

Abb. **74** Längsextension mit Glisson-Schlinge im Schrägbett (aus *M. Hackenbroch, A. N. Witt* [Hrsg.]: Orthopädisch-chirurgischer Operationsatlas, Bd. III. Thieme, Stuttgart 1974).

Nach dieser Manipulation ist besonders darauf zu achten, daß die *Blasentätigkeit* sofort in Gang kommt und keine *Störungen* der aktiven *Fußhebung* oder *Fußsenkung* bestehen. Gelegentlich wird durch solche Manöver ein Bandscheibenteilchen noch mehr nach hinten herausgedrückt, so daß es zu echten Kompressionserscheinungen kommt, die dann die *sofortige operative Behandlung* des Bandscheibenvorfalls erfordern.

Wird ein derartiger Druck nur Stunden übersehen, kann eine bleibende Schädigung resultieren.

Kokzygodynie

Jener Schmerzzustand im Steißbeingebiet ist ein Krankheitsbild, dessen vegetativer Charakter offensichtlich ist. Trotzdem können auch mediane Bandscheibenschäden und deformierende, vornehmlich posttraumatische Steißbeinveränderungen nach Reiten, Radfahren, Stürzen oder Geburten zu diesem hartnäckigen neuralgischen Schmerzbild führen.

Kommt man mit lokalen Injektionen und allgemeinen schmerzlindernden Maßnahmen nicht aus, bringt auch die langdauernde Entlastung des Steißbeines durch Sitzen auf Ringkissen keine Besserung, kann entweder operativ das Steißbein entfernt werden, oder man durchtrennt die schmerzleitenden unteren Sakralnerven mittels einer kleinen Laminektomie über dem Kreuzbein.

Außer der Flachlagerung nach der Operation und der sorgfältigen Abdeckung der Wunde hin zum Anus, damit keine Verschmutzung eintritt, sind besondere pflegerische Maßnahmen nicht erforderlich. Nach wenigen Tagen ist der Patient aufstehfähig.

Für 4–5 Tage sollte durch die Gabe von Opium der Stuhlgang unterbunden werden. Danach ist noch während längerer Zeit für leichten Stuhlgang Sorge zu tragen.

Komplikationen nach Operationen an der Wirbelsäule

Wesentliche Komplikationen sind der starke Blutverlust, der zur postoperativen Flüssigkeitsauffüllung zwingt. Seltener wird bei Eingriffen an der Wirbelsäule die harte Rückenmarkhaut (Dura) verletzt, so daß es zum Liquorabfluß kommt. Dieses Mangelsyndrom ist durch ausreichende Flüssigkeitszufuhr (Infusionen) und durch Bekämpfung der Kopfschmerzen mit Medikamenten zu beheben. Die Operationswunde ist regelmäßig zu kontrollieren.

Postoperativ gelegte Redon-Drainagen werden nach 1–2 Tagen gezogen.

Geschwülste der Wirbelsäule

Gutartige Wirbeltumoren, vorwiegend das Wirbelangiom, die Chondrome und die Riesenzelltumoren, werden nur ausnahmsweise operativ behandelt, wenn die Statik der Wirbelsäule gefährdet ist, Druckerscheinungen auf neurale Substanzen, also auf Rückenmark und Nervenwurzel, auftreten und drittens fortschreitendes Geschwulstwachstum zur Entfernung des Tumors zwingt.

Bösartige Tumoren und Tumormetastasen

Zu den bösartigen Tumoren an der Wirbelsäule gehören die *Chondrome,* die verschiedenen *Sarkome* und das *Plasmozytom.* Während die beiden ersteren relativ selten sind, hat das im fortgeschrittenen Lebensalter auftretende Plasmozytom, das auch multiples Myelom genannt wird, wesentliche Bedeutung. Mehr als zwei Drittel beginnen an der Wirbelsäule mit unklaren rheumatischen Beschwerden oder ausstrah-

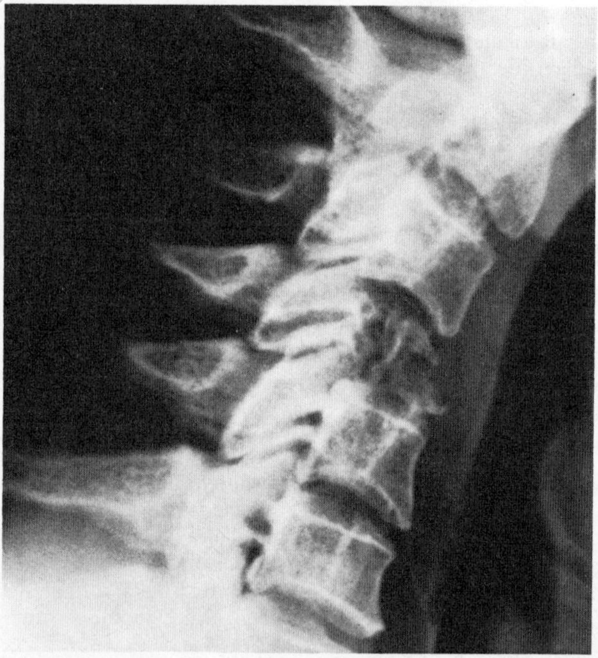

Abb. **75** Weitgehende Zerstörung eines Halswirbelkörpers bei Knochenmetastasen.

Abb. **76** Halbseitige Auflösung des 2. Lendenwirbelkörpers bei Knochenmetastasen.

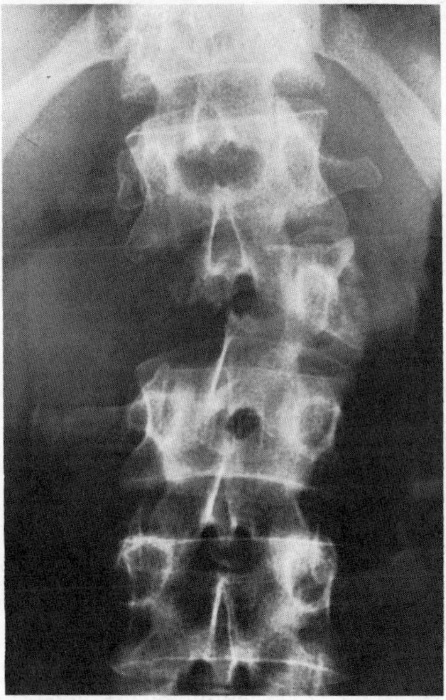

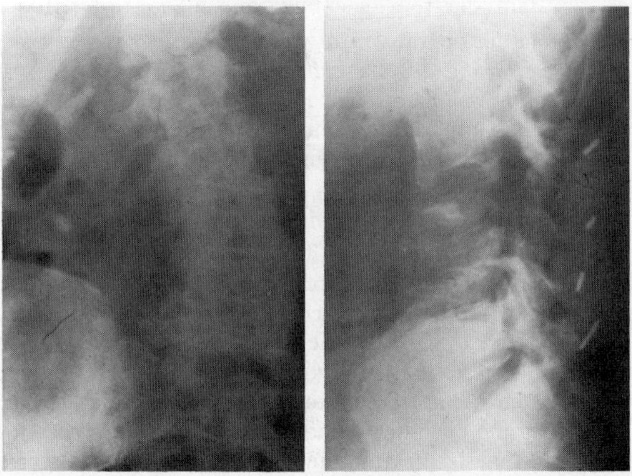

Abb. **77** Innere Schienung eines zusammenbruchgefährdeten Wirbelsäulenabschnittes an den Dornfortsätzen durch Knochenzement. (Aufnahme in 2 Ebenen)

lenden Schmerzen. Spontane Zusammenbrüche von Wirbelkörpern sind nicht selten.

Am häufigsten werden an der Wirbelsäule *Tumormetastasen* gefunden. Auch die *Lymphogranulomatose* metastasiert gern in die Wirbelsäule (Abb. 75 u. 76).

Bei *Karzinomen* treten in bis zu 70–80% Wirbelsäulenmetastasen auf.

Bei allen bösartigen Tumoren besteht die Gefahr des Zusammenbruchs des befallenen Wirbelkörpers und des Auftretens einer Querschnittslähmung. Wegen des vielfach trostlosen Zustandes des Kranken und der aussichtslosen Prognose war man früher geneigt, derartige Patienten im Bett oder im Gipsbett zu immobilisieren, damit sie bis zur ihrem Ende wenigstens weitgehend ohne Nervenschädigung blieben.

Durch die heutige kombinierte zytostatische, radiologische und operative Behandlung besteht jedoch zumindest in vielen Fällen eine lange Überlebenschance, die für den Patienten und seine Umgebung dann getrübt wird, wenn er später den Rest seines Lebens schließlich liegend unter Entlastung oder mit großen aufwendigen Korsetts verbringen muß.

Der Orthopäde ist heute nicht mehr gezwungen, sich resignierend mit abstützenden äußeren Maßnahmen zu begnügen; er kann auch aktiv vorgehen (Abb. 77).

Operativ ist die innere Schienung des Tumors durch metallische Fixationen oder Kunststoffixationen möglich. Dieser relativ kleine Eingriff erfordert nur eine kurzdauernde Bettruhe bis zur Wundheilung und erlaubt dann die freie Belastung ohne äußere Korsettfixierung.

Größer ist der operative Aufwand, wenn gleichzeitig eine teilweise oder totale *Sanierung des Wirbelherdes* durch operative Ausräumung und Einbringung von Knochenspanmaterial erfolgt. Es gelingt auch hier, mit der gleichen inneren Schienung durch Metalle oder Kunststoffe den Patienten früh zum Aufstehen zu bringen.

Drohende Rückenmarkkomplikationen mit Querschnittslähmungen können durch *Entlastungsoperationen* im Sinne der Laminektomie mit teilweiser Ausräumung des Tumors behandelt werden. Erfolgen nicht gleichzeitig mit der Operation die operative Schienung der Wirbelsäule und die Auffüllung des ausgeräumten Defektes mit Spongiosa, wird der Patient weiter im Gipsbett liegen müssen. Lediglich die operative Fixierung der Wirbelsäule ermöglicht, daß der Patient – notfalls bei gleichzeitig angelegtem Dreipunktkorsett oder einem anderen Stützkorsett – aufstehen und nach der Wundheilung entlassen werden kann. Daß diese Stabilisierung des Erkrankungsbezirkes die Pflege ungemein erleichtert, ist selbstverständlich.

Schiefhals

Er kann bei knöchernen Veränderungen angeboren, aber auch aufgrund muskulärer, knöcherner und nervaler Veränderungen erworben sein.

Am häufigsten ist der *muskuläre Schiefhals,* hervorgerufen durch die Verkürzung eines Kopfnickers. Der Kopf ist dann nach der gesunden Seite gedreht und nach der kranken geneigt (Abb. 78). Bei Säuglingen kann er konservativ mit Hilfe von umkrümmenden Liegeschalen und passiven Dehnungen behandelt werden.

Operativ ist er mit Hilfe der Durchtrennung des Kopfnickers entweder oben am Warzenfortsatz oder unten am Schlüsselbein und Brustbein erfolgreich anzugehen. Danach wird, am besten am nächsten Tag, in Überkorrektur für 4–6 Wochen ein Kopf-Thorax-Gips angelegt. Vor dem Anlegen des Gipses sind die Haare des Kindes hochzubürsten. Zu den Mahlzeiten ist ein Tempotaschentuch zwischen Kinn und Gips zu schieben, um Wundwerden und Verschmutzung des Gipses zu verhüten.

Nach einigen Tagen kann die ambulante Behandlung im Gipsverband veranlaßt werden. Anschließend ist eine konsequente Haltungsgymnastik vorzunehmen.

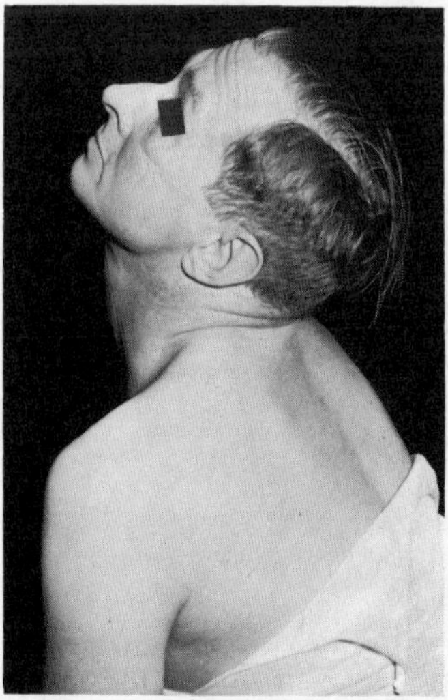

Abb. **78** Typischer sog. spastischer Schiefhals mit überstrecktem und nach der Seite verdrehtem Kopf.

Trichterbrust

Man versteht darunter eine Deformierung des Brustkorbes mit trichterförmiger Einziehung der Brustbeinregion und Ausbildung einer Flachbrust. Werden die Brustorgane in ihrer Funktion beeinträchtigt, ist die operative Korrektur angezeigt. Dabei wird das Brustbein längsgespalten; die Rippen am Trichterrand werden durchtrennt. Die vordere Brustkorbpartie läßt sich auf diese Weise heben und mit meist metallischen Fixationsmaterialien (Kirschner-Drähten, Metallplatten) fixieren (Abb. 79).

Da der Brustraum eröffnet wird, sind eine *retrosternale Drainierung* und die Beseitigung des meist eingetretenen Pneumothorax erforderlich. Die Absaugung kann motorisch oder mit Hilfe einer Wasserstrahlpumpe erfolgen.

Postoperativ empfiehlt sich die Lagerung, des Patienten in einer *Thoraxhängematte,* die federnd mit Hilfe eines dazwischengeschalteten Gummistückes am Bettgalgen angebracht ist. Besteht die Möglichkeit, erfolgt die initiale Behandlung auf einer *Intensivpflegestation.*

Nach der Operation ist eine aufmerksame Beobachtung des Kranken dringend geboten (!). Eine Erkältung mit Verschleimung ist lebensge-

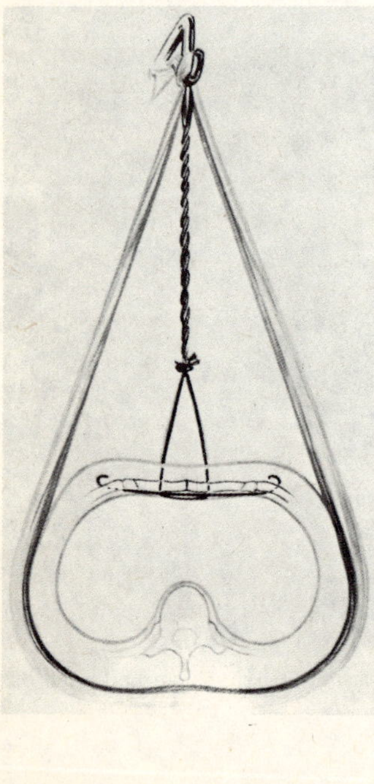

Abb. **79** Möglichkeit der postoperativen Lagerung nach Trichterbrustoperation (aus *M. Hackenbroch, A. N. Witt* [Hrsg.]: Orthopädisch-chirurgischer Operationsatlas. Bd. III. Thieme, Stuttgart 1974).

fährlich. Inhalieren, absaugen, beatmen. Die Betreuung kann nur ausgebildeten Pflegekräften überlassen werden (!).

Die präoperativ eintrainierte Flankenatmung wird sich auch postoperativ günstig auswirken. Erst nach Wundheilung kann die *Atemgymnastik* (Luftballonblasen) weiter forciert werden. Im allgemeinen ist der Patient bei ausreichender Metallfixierung in der Lage, nach der Wundheilung die ersten Aufstehversuche zu unternehmen. Mit zunehmender knöcherner Heilung der mehrfachen Osteotomie der vorderen Brustwand werden konsequent Haltungsübungen durchgeführt. Das Ergebnis der Operation ist einerseits abhängig vom Operationszeitpunkt – am besten operiert man vor Eintreten stärkerer Haltungsstörungen und einer schwerwiegenden Flachbrust –, andererseits von der Konsequenz der krankengymnastischen Nachbehandlung. Während die Hebung des Trichters, gleichgültig nach welcher Technik man operiert, mühelos gelingt, ist das Auftreten eines Rezidivs lediglich von der Art und der Länge der krankengymnastischen Nachbehandlung abhängig. Die gleichzeitig bestehende Flachbrust ist einer Behandlung nicht zugänglich.

Obere Gliedmaßen

Schmerzhafte Schultersteife

Unter diesen Begriff werden verschiedene Krankheitsursachen zusammengefaßt, deren Leitsymptom die schmerzhafte, mehr oder weniger ausgeprägte Versteifung des Schultergelenks darstellt. Fälschlicherweise wird dieser Krankheitskomplex auch heute noch mit dem Ausdruck *Periarthritis humeroscapularis* belegt. Diese Schultersteife ist im allgemeinen erworben und kann langsam schleichend oder akut auftreten.

Bei Prellungen, Verstauchungen, Verrenkungen und anderen Verletzungen ist die primär *traumatische Schultersteife* durch die direkte Schädigung des Gelenks einerseits und durch die nachfolgende Ruhestellung andererseits bedingt. *Reflektorisch* kann sie im Anschluß an Herzinfarkte und bei Zervikalsyndromen besonders dann eintreten, wenn nicht an eine entsprechende Lagerung oder aktive und passive ständige Durchbewegung der Schulter gedacht wird.

Sehnenrisse, vornehmlich an der Supraspinatussehne, aber auch an der langen Bizepssehne, sind weitere Ursachen.

Am häufigsten ist die sog. *Ruhe- und Inaktivitätssteife* der Schulter. Es muß nicht allein die falsche Lagerung bei Schädigungen und Verletzungen im Bereich des Armes und der Hand sein, die die Schulter in Anspreizstellung steif werden läßt. Auch bei länger dauernden Krankheiten, die eine gewisse Inaktivität des Patienten zur Folge haben, bringt die ständige *Gewohnheitslage* der Arme im Bett längs dem Körper die Verklebung der achselseitig gelegenen Schultergelenkkapsel zustande. Es stellen sich sehr hartnäckige schmerzhafte Versteifungen ein, die bei entsprechender Betreuung durch das Pflegepersonal oder bei krankengymnastischer Behandlung vermeidbar sind.

Lange liegende Patienten sind deshalb stets aufzufordern, mehrmals am Tage ihre Arme rechtwinkelig in der Schulter vom Körper abzuspreizen, das Ellenbogengelenk rechtwinkelig zu beugen und den Arm nach innen oder nach außen zu drehen. Das geschieht am besten, indem man ins Kreuz und in den Nacken greifen läßt. Bei nicht ansprechbaren Patienten muß mindestens täglich einmal jede Schulter in dieser Weise passiv durchbewegt werden.

Seltener sind die Schultersteifen nach *lokalen Entzündungen* des Gelenks, der Schleimbeutel oder im Gefolge von Nervenschädigungen.

Die *Behandlung* der Grundursache führt leider nicht zur Lockerung der versteiften Schulter. Hier ist durch Abspreizlagerung, durch schonende passive Dehnungen im Anschluß an örtliche Wärmeanwendungen und durch krankengymnastische Übung eine langsame Lösung der Kontraktur meist möglich. Die Lösung kann durch intraartikuläre Injektionen gestützt werden.

Bei klinisch und evtl. mit Hilfe einer Schulterarthrographie oder -sonographie nachgewiesenem Riß der *Supraspinatussehne* kann die operative Naht derselben angezeigt sein.

In Ausnahmefällen muß in Narkose die Schulter mobilisiert werden, was meist unter hörbarem Krachen gelingt.

Die *Nachbehandlung* nach diesem *Brisement forcé* gestaltet sich schwierig, weil der Arm kurzdauernd in Abspreizung und maximaler Außendrehung gelagert und fixiert werden muß und weil mindestens zwei- bis dreimal täglich, nach vorbereitender, anfänglich sehr starker analgetischer Medikation, durch die Krankengymnastin die Schulter durchbewegt werden muß (s. S. 178).

Bei richtiger primärer prophylaktischer Lagerung und Durchbewegung der Schulter Läßt sich fast immer ein langdauernder schmerzhafter Krankheitszustand vermeiden.

Die Verhütung der *postoperativen Schultersteife* nach Operationen am Schultergelenk (habituelle Schulterluxationen und operative Behandlung von Sehnenrissen, Frakturen des Humeruskopfes, Eingriffen am Schultereckgelenk usw.) wird durch die stabile Fixierung des Operationsergebnisses mit Hilfe der Metallosteosynthese und die dadurch mögliche Frühmobilisierung fast immer vermieden. Ist eine längere Ruhigstellung notwendig, ist die Abduktionslagerung im Thorax-Arm-Abduktionsgips sicherlich günstiger als der lange getragene Desault-Verband oder das Armtragetuch.

Die bei älteren Leuten häufig auftretende *Oberarmkopffraktur* wird heute glücklicherweise fast immer mit der aktiven Bewegungsbehandlung geheilt. Es wird lediglich ein Pendelgips bis zur Mitte des Oberarmes angelegt, der als Extensionsgewicht den Bruch reponiert. Mit Pendelübungen wird nicht nur die Schulter beweglich gehalten, sondern die dadurch bessere Blutzirkulation fördert die rasche Bruchheilung in 4–6 Wochen bei freier Schulterbeweglichkeit.

Schulterblatthochstand

Die sog. *Sprengelsche Deformität* ist ein meist angeborener Stellungsfehler eines Schulterblattes mit Hochstand desselben. Diese Mißbildung ist häufig mit anderen Fehlbildungen der Wirbelsäule, insbesondere einer Skoliose, verbunden. Da die Seithebung mit Außendrehung der Schulter deutlich beeinträchtigt sein kann, ist aus diesen ebenso wie aus kosmetischen Gründen gelegentlich die operative Behandlung erforderlich. Da nach der Operation ein Thorax-Arm-Gips angelegt wird, kann der Patient bereits nach wenigen Tagen das Bett verlassen. Besondere pflegerische Probleme treten deshalb nicht auf.

Habituelle Schultergelenkverrenkung

Die gewohnheitsmäßige Verrenkung des Schultergelenks ist die häufigste habituelle Verrenkung am Körper und geht meist aus einer ersten

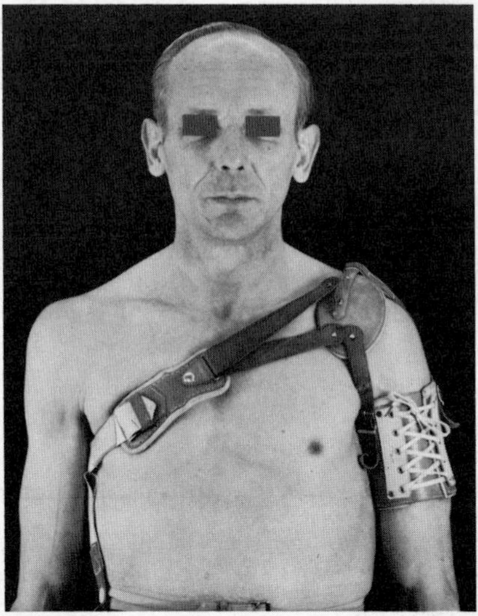

Abb. **80** Sog. Luxationsbandage zur konservativen Behandlung der gewohnheitsmäßigen Verrenkung des Schultergelenks.

traumatischen Luxation hervor. Meist luxiert der Oberarmkopf nach vorn unten. Die Kapsel ist hier ausgeweitet, der vordere Pfannenrand ausgewalzt. Nur ausnahmsweise erfolgt die Behandlung mit einer Bandage. In der Regel empfehlen sich operative Maßnahmen (Abb. 80).

Drei wesentliche Behandlungsverfahren erfordern ein spezielles Vorgehen mit besonderen pflegerischen Maßnahmen:

1. Die Vergrößerung der Gelenkpfanne mit Schaffung einer Hemmung gegenüber dem austretenden Oberarmkopf durch einen Knochenspan sowie gleichzeitige Verlagerung der Subskapularissehne nach außen nach Eden-Hybinette. Der Knochenspan wird ohne Eröffnung der Gelenkkapsel eingebracht und anschließend ein Arm-Thorax-Gipsverband in Abduktion für 3–4 Wochen angelegt. Danach erfolgt die krankengymnastische Behandlung.

2. Die Wiederherstellung der vorderen Gelenkkapsel mit Verlagerung des M. subscapularis ist eine reine Weichteiloperation, die mit Gelenkeröffnung vor sich geht. Hier ist lediglich das ca. 8tägige Tragen eines Desault-Verbandes notwendig. Anschließend wird mit Pendelübungen begonnen und langsam die Schulter aktiv mobilisiert (nach Putti-Platt).

3. Weniger gebräuchlich ist die Operation nach Bankart, bei der eine Faszienfesselung durchgeführt und der Pfannenrand wiederhergestellt wird. Auch hier ist die Nachbehandlung ähnlich wie bei der Operation nach Putti-Platt.

Lähmungen im Bereich des Schultergürtels

Durch Nervenschädigungen im Bereich des Armplexus, vorwiegend traumatischer Genese oder bei Geburtslähmung, kommt es zu Funktionsausfällen. Diese kann man durch sog. Ersatzoperationen funktionsgünstig beheben. Teilweise müssen verschiedene Muskeln mit ihren Ansätzen verlagert werden. Im Anschluß an die Operation ist ständig ein Arm-Brust-Gips in Abduktionsstellung bei geringer Vorführung des Armes im Schultergelenk erforderlich. Nach 4 Wochen kann die Einheilung der transplantierten Muskeln oder Sehnen angenommen und der Gipsverband zur Einleitung der krankengymnastischen Nachbehandlung entfernt werden.

Auf die Vielzahl der möglichen Ersatzoperationen je nach Muskelausfall kann in diesem Rahmen nicht eingegangen werden.

Verrenkung im Schultereckgelenk

Nach Reposition der Verrenkung erfolgen eine Wiederherstellung der gerissenen Gelenkkapsel und die gleichzeitige vorübergehende Fixierung mit Hilfe eines von der Schulterhöhe in das Schlüsselbein geführten

Kirschner-Drahtes und einer um Schlüsselbein und Rabenschnabelfortsatz geführten Faszienschlinge oder hindurchgebohrten Knochenschraube. Durch die primäre Stabilisierung ist mit Ausnahme des Tragens eines Desault-Verbandes für einige Tage eine besondere pflegerische Betreuung nicht notwendig. Die Krankengymnastik mit Pendelübungen kann bereits vor der Wundheilung einsetzen.

Versteifungen im Schultergelenk

Bei ausgedehnten Lähmungen oder bei schweren entzündlichen und posttraumatischen Zerstörungen des Schultergelenks bewirkt die Versteifung dieses Gelenks eine befriedigende Ersatzfunktion. Die Versteifung muß in mäßiger Abspreizstellung von ca. 50 Grad erfolgen, damit später mit Hilfe der Schulterblattmuskulatur der Arm sowohl an den Rumpf herangeführt als auch etwas in die Höhe genommen werden kann.

Wird die Versteifung mit Hilfe von Knochenspänen nicht bewegungsstabil durchgeführt, muß bis zur knöchernen Überbrückung des Gelenks ein Thorax-Arm-Gips getragen werden, der wiederum keine wesentlichen pflegerischen Probleme aufwirft.

Zunehmend bedient man sich heute der bewegungsstabilen Osteosynthese mit Metallplatten. Hier ist eine äußere Fixierung nicht notwendig, und der Patient kann noch vor der Wundheilung in ambulante Behandlung entlassen werden.

Frakturen und Pseudarthrosen des Oberarmes

Auch hier besteht heute die Tendenz zur Durchführung einer bewegungsstabilen Osteosynthese, entweder mit Hilfe der Marknagelung oder mit Hilfe der Verplattung, vorwiegend nach der Technik der Schweizer Arbeitsgemeinschaft für Osteosynthese (AO). Hier reicht der Wundverband aus. Mit der Bewegungsbehandlung kann frühzeitig begonnen werden. Wurde eine instabile Osteosynthese durchgeführt oder die Fraktur nur reponiert und durch Gipsverband fixiert, wird der Thorax-Arm-Gips bis zur Bruchheilung getragen werden müssen.

Besondere Probleme tauchen bei *infizierten Frakturen* und bei der *Oberarmosteomyelitis* auf. Hier wird eine *Spüldrainage* angelegt, unabhängig davon, ob eine bewegungsstabile Osteosynthese durchgeführt wurde oder unterblieb.

Operationen im Bereich der oberen Gliedmaßen

Bei Achsenfehlstellungen auf der Grundlage von Störungen der Wachstumsfuge oder nach schlecht geheilten Frakturen sind Korrekturosteotomien erforderlich. Da man auch hier heutzutage die bewegungsstabile Osteosynthese mit Hilfe von metallischen Implantaten durchführt, ist eine ausgedehntere postoperative Fixierung nicht erforderlich. Es kann frühzeitig mit der Bewegungstherapie begonnen werden, die bald ambulant durchgeführt werden kann.

Kindliche Frakturen im Ellbogenbereich und die sog. Volkmannsche Kontraktur

Das Ziel der vollständigen anatomischen Wiederherstellung des Ellbogengelenks durch konservative oder operative Maßnahmen hat auch im Kindesalter seine absolute Berechtigung. Die im 1. Lebensjahrzehnt so häufig *suprakondyläre* Oberarmfraktur wird im allgemeinen unter Extension mit Hilfe eines Olekranondrahtes gut zu stellen sein (s. S. 197, Abb. 183).

Trotzdem besteht hier, mehr aber noch bei Anlegung eines Gipsverbandes nach Reposition der Fraktur, die Gefahr einer Durchblutungsstörung unterhalb der Druckstelle mit hochgradiger späterer Verformung und Funktionseinbuße im Bereich von Unterarm und Hand. Aus diesem Grund ist bei jeder kindlichen Fraktur im Bereich des Ellbogens *äußerste Wachsamkeit* vom Pflegepersonal zu fordern.

Stärkere Schmerzen, Anschwellungen der Finger und Stauungserscheinungen mit Sensibilitätsstörungen und Bewegungsstörungen an den Fingern sind *absolutes Alarmzeichen* für die sofortige Druckentlastung der Frakturstelle, notfalls mit Hilfe eines operativen Eingriffs. Wird hier, beispielsweise während des Nachtdienstes, kostbare Zeit versäumt, kann bei nachfolgenden *Schadensersatzprozessen* wegen eingetretener Volkmannscher Kontraktur die verantwortliche Pflegeperson haftbar gemacht werden.

Ist eine *Volkmannsche Kontraktur* eingetreten, wird nur ein ausgedehnter plastischer Eingriff im Bereich der Unterarmmuskulatur die Aussicht auf Heilung eröffnen, da im allgemeinen mit der langdauernden Quengelbehandlung im Gips- und Schienenverband ein allseitig befriedigendes Behandlungsergebnis nicht erreicht werden kann.

Die *Brüche des Ellenhakenfortsatzes* werden heute im allgemeinen mit Hilfe der Zuggurtungstechnik bewegungsstabil vereinigt, so daß auch hier besondere pflegerische Maßnahmen nicht erforderlich sind.

Bei absoluter *Zerstörung des Ellbogengelenks* kann entweder eine völlige *Versteifung* mit Hilfe einer stabilen Osteosynthese notwendig werden, oder aber es ist der plastische Ersatz durch eine *Fremdkörperprothese* durchzuführen.

Auch hier entstehen außer der dringenden postoperativen Nachsorge im allgemeinen keine besonderen Probleme. Dies gilt ebenso beim Einsetzen einer *Fremdkörperprothese des Schultergelenks,* wo man frühzeitig nach beginnender Wundheilung mit der aktiven Bewegungstherapie zu beginnen vermag.

Frakturen und Luxationen im Bereich des Unterarmes

Bei konservativer Behandlung dieser Frakturen wird der angelegte Oberarm-Hand-Gips keine pflegerischen Probleme aufwerfen. Lediglich *Stauungserscheinungen* an den Fingern fordern die Spaltung des zirkulären Gipsverbandes.

Auch hier ist darauf zu achten, daß das Schultergelenk des verletzten Armes immer durchbewegt wird, um einer drohenden *Schultersteife* vorwiegend bei älteren Menschen vorzubeugen. Wird eine bewegungsstabile Osteosynthese vorgenommen, genügt ein Wundverband, der selbstverständlich zu überwachen ist. Für wenige Tage ist die Lagerung auf einer dorsalen Gipsschiene ratsam.

Kam es zu einer Zerstörung im körpernahen *Unterarmdrehgelenk* zwischen Ellbogen und Speiche, resultiert eine sehr störende und schmerzhafte Drehbehinderung des Unterarmes und der Hand. Hier ist die *Resektion des Speichenköpfchens* angezeigt, die nur der kurzdauernden Schienenlagerung und anschließender aktiver Bewegungstherapie bedarf.

Tennisellbogen

Dieser muskuläre Überlastungsschaden, vorzugsweise am äußeren Ellenknorren im Gebiet des Ursprungs der Streckmuskulatur der Hand und der Finger, muß gelegentlich durch eine operative Einkerbung beseitigt werden. Im Anschluß daran wird eine kurzdauernde Gipsfixierung bei fast rechtwinkelig gebeugtem Ellbogengelenk und leichter Volarflexion der Hand notwendig. Die Behandlung wirft keine besonderen Probleme auf.

Madelungsche Deformität

Diese vorwiegend angeborene Wachstumsstörung im Bereich des Handgelenks führt zu einer bajonettartigen Fehlstellung, die mit Hilfe einer korrigierenden Osteotomie erfolgreich behoben werden kann. Gleichzeitig muß der gelockerte Bandapparat gestrafft werden. Im Anschluß an diese Operation wird ein Armgipsverband notwendig.

Frakturen im Bereich des Handgelenks und der Hand

Bei konservativer Behandlung nach Reposition werden Gipsverbände angelegt, bei denen primär auf die Durchblutung und die Motilität der Finger zu achten ist.

Bei operativer Behandlung bemüht man sich auch hier um eine bewegungsstabile Osteosynthese, die eine Ruhigstellung von Unterarm und Hand erübrigt. Dies gilt besonders bei der Verschraubung des *Kahnbeinbruches.* Offene Frakturen erfordern die sofortige Überführung in eine geschlossene Fraktur durch chirurgische Intervention.

Infizierte Frakturen im Bereich der Hand, meist mit gleichzeitiger Verletzung von Sehnen, erfordern ein Vorgehen nach den speziellen Regeln der Handchirurgie (s. dort).

Besondere Gesichtspunkte bei handchirurgischen Eingriffen

Von E. Koob

Einführung

Die Handchirurgie hat sich im letzten Jahrzehnt zu einem Spezialgebiet innerhalb der operativen Fächer entwickelt. Sie wird insbesondere im angloamerikanischen Sprachgebiet und im skandinavischen Raum im Rahmen der orthopädischen Chirurgie und der plastischen Wiederherstellungschirurgie betrieben.

In Europa ist die Entwicklung der Handchirurgie zu einem modernen Spezialfach mit den Namen Iselin, Hilgenfeldt, Moberg und Verdan verbunden. Als Wegbahner dieses Faches in Nordamerika kann Bunnell bezeichnet werden.

Da die Hand ein Organ ist, das Gefäße, Nerven und Sehnen sowie Knochen und Gelenke zu einer funktionellen Einheit auf kleinem Raum verbindet, mußten bei fortschreitender chirurgischer Technik besondere Methoden entwickelt werden, um eine erfolgreiche Wiederherstellungschirurgie zu erreichen.

Nahezu jeder dritte Unfall betrifft die Hand. So haben sich zwangsläufig Orthopäden und Chirurgen, die sich vornehmlich mit der Unfallchirurgie beschäftigen, diesem differenzierten Organ gewidmet. Es sind besonders gewebsschonende und feine Operationstechniken erforderlich. Der Arzt, der sich mit diesem Arbeitsbereich beschäftigt, muß über grundlegende Kenntnisse in der plastischen Chirurgie, in der Wiederherstellung der peripheren Nerven, Sehnen und Gefäße sowie über Erfahrungen auf dem Gebiet der modernen Osteosyntheseverfahren verfügen.

Da die Wiederherstellung einer geschädigten Hand oft einen erheblichen Zeitaufwand erfordert, erfolgt die Durchführung der Handchirurgie immer mehr in geeigneten Zentren in enger Zusammenarbeit mit den übrigen operativen Fächern.

Vorbereitung bei handchirurgischen Eingriffen

Aufgrund der besonders gelagerten anatomischen Verhältnisse an der Hand stellt auch die kleinste Wundinfektion den Erfolg eines Eingriffes in Frage. Bei *frischen* Verletzungen, die sofort versorgt werden müssen, wird die Hand vor dem Eingriff sorgfältig mit lauwarmem Wasser unter Zusatz von Rapidosept usw. 10–15 Min. lang gewaschen. Hierbei erfolgt gleichzeitig eine Säuberung der verschmutzten Wunde.

Bei *geplanten wiederherstellenden* Eingriffen muß der Patient unter Anleitung des Pflegepersonals die zu operierende Hand sorgfältig 10 bis 15. Min. waschen, wobei vor allem die Reinigung und das Schneiden der Fingernägel wichtig sind.

Bis zum Zeitpunkt des Eingriffes am nächsten Tag wird die Hand in ein steriles Tuch eingeschlagen, das mit einer elastischen Binde am Arm fixiert wird, damit es nicht während der Nacht herunterrutscht.

Im Operationssaal ist ein *Handtisch* erforderlich. Der Operateur, sein Assistent und die Operationsschwester müssen über eine Sitzgelegenheit verfügen, da es sich zumeist um längere Eingriffe handelt.

Operationen an der Hand sollten nur in *Allgemeinnarkose* oder in *Leitungsbetäubung* vorgenommen werden. Leitungsbetäubungen haben den Vorteil, daß auch Frischverletzte, die kurz vorher eine Mahlzeit zu sich genommen haben, sofort operativ behandelt werden können.

Bei der Betäubung des Armnervengeflechtes am Oberarm liegt der Patient auf dem Rücken, mit abduziertem Arm, der Operationspfleger hält dabei den gebeugten Unterarm.

Erfolgt die Betäubung des Armnervengeflechtes in der oberen Schlüsselbeingrube, wird der Arm des liegenden Patienten in der Körperachse fußwärts gezogen, um eine bessere Entfaltung der oberen Schlüsselbeingrube zu erreichen.

Zur *Säuberung der Haut* vor Beginn der Operation ist ein dreimaliges Abwaschen mit Alkohol ausreichend. Bei der Anwendung von Jod oder anderen Desinfektionsmitteln besteht die Gefahr einer Schädigung der feinen Gleitgewebe der Sehnen.

Jeder Eingriff an der Hand wird grundsätzlich in *Blutleere* vorgenommen. Infolge des Gefäßreichtums der Hand ist es äußerst schwierig, ohne Blutleere zu operieren, da die Gefahr der Schädigung feinerer Tiefengebilde (Nerven, Sehnen) besteht. Nach BUNNELL kann eine Operation an der Hand ohne Blutleere ebensowenig durchgeführt werden, wie ein Uhrmacher an einer Uhr arbeiten kann, die in Tinte getaucht ist.

Die Blutleeremanschette wird am oberen Drittel des Oberarmes angelegt und mit einem weichen Polster unterlegt, damit sich der Druck auf den ganzen Armumfang verteilt.

Vor dem Aufblasen der Blutleeremanschette wird der ganze Arm mit einer breiten Gummibinde ausgewickelt, wobei der Arm an den Fingerspitzen senkrecht hochgehalten wird. Stellt sich nach dem Auswickeln heraus, daß die Blutleeremanschette nicht richtig sitzt, muß sie erneut angelegt werden, da es sonst zu einem erheblichen Rückstau des Blutes kommt und der Operateur stark behindert ist.

Bei Erwachsenen liegt der Luftdruck zwischen 250–350 mm Hg, bei Kindern zwischen 200–250 mm Hg.

Die Dauer der Blutleere muß sorgfältig überwacht werden. Überschreitet die Operationszeit 2 Std., besteht bei weiter liegender Blutleere die Gefahr einer irreparablen Nervenschädigung.

Nach Ablauf von 2 Std. ist es dringend erforderlich, die Blutleere für 15 Min. zu öffnen. Darauf kann wiederum für 1 weitere Std. die Blutleere angelegt werden.

Nach Beendigung der Operation im blutleeren Gebiet genügt es nicht, allein den Luftdruck abzulassen. Die liegende Staubinde verursacht häufig eine venöse Rückstauung. Sie muß abgenommen werden, ohne daß dabei die Sterilität am Operationstisch gefährdet wird.

Maßnahmen nach operativen Eingriffen an der Hand

Die Wunde wird nach dem Eingriff mit einem nicht klebenden Verbandsmaterial (Branolind, Fucidine-Gaze, Adaptic usw.) bedeckt. Die Operationsschwester hält aufgelockerten Mull bereit, der zum Aufsaugen des Wundsekrets auf die Wunde gedrückt wird. Es erfolgt dann die Wickelung der Hand und des Armes mit Wattebinden. Um eine Blutergußbildung zu vermeiden, werden die Wattebinden mit einer Papierbinde unter Druck fest gewickelt. Zur Ruhigstellung des Wundgebietes wird ein Oberarmgipsverband angelegt, der bei einwandfreien Durchblutungsverhältnissen der Finger auch die ganze Hand einschließen darf (Abb. **81**).

Zur Vermeidung eines Wundödems ist die *Hochlagerung* des Armes sehr wesentlich. Die nicht im Gipsverband ruhiggestellten Gelenke dürfen sofort nach der Operation bewegt werden.

Die überwiegende Mehrzahl der postoperativ angelegten Wattekompressionsverbände muß 3–4 Std. nach der Operation auf der Station

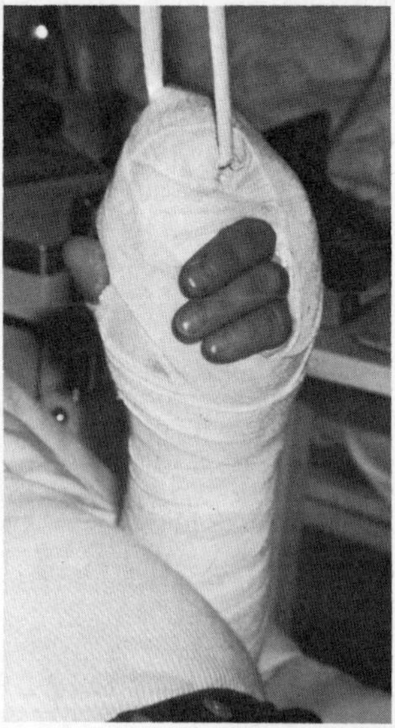

Abb. **81** Handverband mit Hochlagerung, wie er bei den meisten operativen Eingriffen im Bereich der Hand angelegt wird.

aufgeschnitten werden, damit Blutumlaufstörungen infolge der postoperativen Anschwellung der Hand verhindert werden können. Wenn der Operateur entscheidet, daß das Aufschneiden des Verbandes erforderlich ist, erfolgt die genaue Kennzeichnung des aufzuschneidenden Bereiches mit einem farbigen Filzstift.

Verbandswechsel nach handchirurgischen Eingriffen erfolgen auf einem kleinen Handtisch. Jeder Verbandswechsel muß unter sterilen Bedingungen erfolgen. Arzt, Krankenschwester und Krankenpfleger sollten zur Vermeidung einer Wundinfektion Handschuhe und einen Mundschutz tragen.

Chirurgie

Die *Handchirurgie* umfaßt nach ihrer Bedeutung folgende Bereiche:

1. die verletzte Hand,
2. erworbene Schäden der Hand,
3. angeborene Schäden der Hand.

Die verletzte Hand

Für das weitere Schicksal eines Handverletzten ist die Güte der Erstversorgung entscheidend. Nur eine sorgfältig geplante und mit atraumatischer Technik sowie ohne Zeitdruck durchgeführte Operation führt zum Erfolg.

Das Hauptproblem bei der Wiederherstellung einer verletzten Hand ist der *Wundverschluß* mit dem Ziel der primären Wundheilung. Verschmutztes und nicht lebensfähiges, schlecht durchblutetes Gewebe muß sorgfältig entfernt werden. Die Wundränder müssen spannungsfrei genäht werden. Nur so ist die Verhütung einer Wundeiterung möglich. Sobald bei einer Handverletzung ein gut durchbluteter Wundverschluß erfolgt ist, kann eine Handverletzung nicht mehr als Notfall bezeichnet werden. Zu einem späteren Zeitpunkt, nach Abheilung der Verletzungswunde, sind weitere wiederherstellende Operationen an Sehnen, Nerven usw. möglich. Gelingt eine direkte Naht der Wunde nicht, müssen *plastische Hautdeckungen* erfolgen. Freie Hauttransplantate werden zweckmäßigerweise mit einem Dermatom vom Oberschenkel entnommen. Ihre Anwendung setzt einen gut durchbluteten Wundboden voraus.

Ist die Durchblutung der Unterlage nicht ausreichend oder liegen Sehnen bzw. Knochen frei, ist eine Stiellappenplastik angezeigt. Der Stiellappen wird meist vom Bauch entnommen.

Eine Abgrenzung zwischen lebensfähigem und nicht lebensfähigem Gewebe ist am Unfalltag oft schwierig. In diesen Fällen kann die *„aufgeschobene Erstversorgung"* nach ISELIN durchgeführt werden: Die Hand wird grob gesäubert, offensichtlich abgestorbenes Gewebe entfernt und die Wunde mit physiologischer Kochsalzlösung gewaschen, evtl. mit Zugabe von Rapidosept. Im Anschluß daran erfolgt Ruhigstellung der Hand im Gipsverband. Unter Gaben von Antibiotika kann der wiederherstellende Eingriff zu einem späteren günstigeren Zeitpunkt durchgeführt werden.

Die *Wiederherstellung* insbesondere *verletzter Beugesehnen* ist nach wie vor problematisch und erfordert besondere Erfahrungen. Die Beugesehnen verlaufen in engen Gleitkanälen. Verwachsungen nach Naht einer Beugesehne in diesem Bereich können nur durch atraumatisches Vorgehen und perfekte Nahttechnik vermieden werden. Die Ergebnisse der primären oder postprimären (3–4 Tage später) Naht können als gut bezeichnet werden, wenn zur Vermeidung von Verklebungen eine entsprechende funktionelle Nachbehandlung vorgenommen wird.

Die zu einem späteren Zeitpunkt durchgeführte Sehnenplastik mit der Palmarissehne vom Unterarm oder der Plantarissehne vom Unterschenkel ist ein aufwendigeres Operationsverfahren, das ebenfalls befriedigende Ergebnisse bringen kann.

Die primäre Naht der Strecksehnen, die nicht in engen Kanälen verlaufen, bietet geringere technische Schwierigkeiten.

Eine starke Beeinträchtigung des Gebrauchswertes der Hand wird durch *Verletzungen der Nerven* verursacht. Die Nervenäste des Mittel-

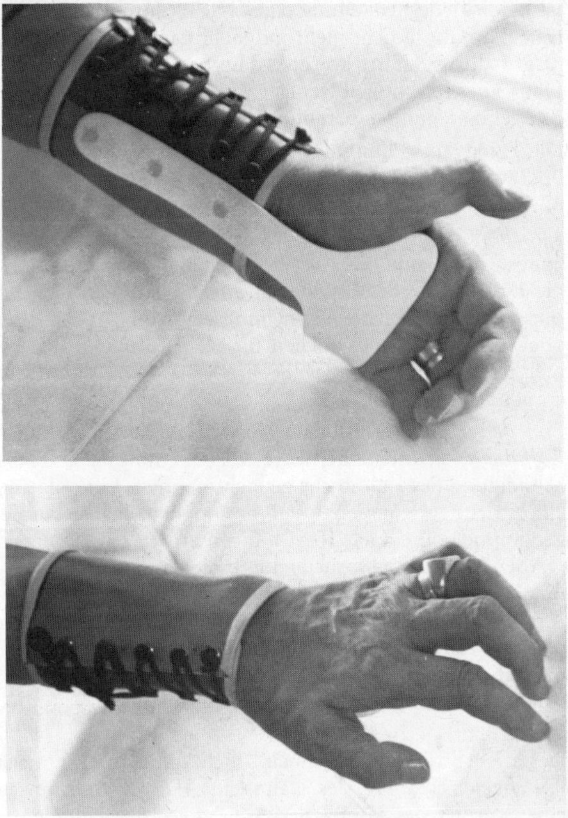

Abb. **82** Sog. Radialisschiene mit Hohlhandpelotte, um die Hand bei Fallhand in Dorsalflexion zu halten.

nervs und Ellennervs versorgen die Hohlhand und die Greifseite der Finger mit Gefühl; außerdem werden die kleinen Handmuskeln motorisch durch sie versorgt. Ein durchtrennter Nerv an der Beugeseite der Hand muß sofort genäht werden, wobei die Operation möglichst mit einem Operationsmikroskop durchgeführt werden sollte. Seit der Anwendung neuer Nahttechniken mit atraumatischem Nahtmaterial (10 × 0 Nylon) und der Ausnützung der optischen Vergrößerung einer Lupe oder des Mikroskops ist die Prognose der Nervenschädigung erheblich besser geworden.

Ist eine Wiederherstellung eines Nervs durch Naht oder auch Nerventransplantation nicht mehr möglich, kann eine sog. *sensible Ersatzoperation* durchgeführt werden. Hierbei wird die mit Gefühl versorgte Haut eines funktionell weniger wichtigen Fingers mit dem Nerv und den Blutgefäßen auf den gefühllosen verletzten Finger verlagert.

Die Funktionsstellung der Hand kann entweder durch apparative oder operative (Arthrodesen) Maßnahmen wiederhergestellt werden. (Abb. 82).

Knochenbrüche der Hand gehören zu den häufigsten Knochenverletzungen überhaupt. Zur Wiederherstellung der Funktion der Hand sind die Einrichtung des Bruches und das Festhalten in der besten Stellung oberstes Ziel. Da die Ausheilungszeit von Brüchen der Fingerglieder oder der Mittelhandknochen bis zu 3 Monaten dauert, werden auch hier in zunehmendem Maße moderne Osteosyntheseverfahren angewandt.

Von den Handwurzelknochen ist bei Verletzungen am häufigsten das *Kahnbein* betroffen. Bei jeder Verstauchung einer Hand muß an eine Schädigung des Kahnbeins gedacht werden. Eine Klärung ist nur durch eine sofortige Röntgenaufnahme möglich. Selbst bei negativem Röntgenbefund sollte nach 10–14 Tagen erneut ein Röntgenbild angefertigt werden, da feine Rißbrüche durch die dann erfolgte Knochenresorption oft erst zu diesem Zeitpunkt sichtbar werden. Ein sofort erkannter Kahnbeinbruch heilt im allgemeinen nach 10–12 Wochen aus. Zur Ausschaltung der Drehbewegungen des Vorderarmes legen wir für 6 Wochen einen Oberarmgips an, im Anschluß daran einen Unterarmrundgips mit Einschluß des Daumengrundgelenkes für weitere 5–6 Wochen.

Der nicht erkannte Kahnbeinbruch führt in den meisten Fällen zur *Falschgelenkbildung* des Kahnbeins. Die Kahnbeinpseudarthrose hat eine Störung des komplizierten Gefüges der Handwurzelknochen zur Folge und führt sehr häufig zu einer irreparablen Arthrose im Handwurzel- und Handgelenkbereich. Während veraltete Kahnbeinbrüche mit einer Kahnbeinzugschraube sehr schnell ausheilen, kommt bei abgedeckelten Kahnbeinfalschgelenkbildungen nur noch die operative Behandlung mit Einbringung von Beckenkammspan in den Bruchspalt in Frage.

Die Arthrose des Daumensattelgelenks ist oft die Folge eines schlecht eingerichteten *Bennettschen Bruches,* d. h. eines Bruches an der Basis des I. Mittelhandstrahls mit Teilverrenkung im Sattelgelenk. Die sofortige offene Einrichtung und exakte Einstellung der Bruchstücke mit einem Kirschner-Draht führt zur folgenlosen Ausheilung dieses nicht sehr seltenen Bruches.

Erworbene Schäden der Hand

Allein 1,8 Millionen Menschen sind in der Bundesrepublik an einer *Arthrose oder Arthritis* erkrankt. Bei über ⅓ dieser Erkrankten sind bereits fortgeschrittene Veränderungen vorhanden, die einer operativen Behandlung zugeführt werden müssen. Da die rheumatoide Arthritis oder primär chronische Polyarthritis (pCP)) in der überwiegenden Mehrzahl der Fälle an den kleinen Gelenken beginnt und der Befall der Hände wesentlich schwerer wiegt als der der Füße, sind hier dem Handchirurgen besondere Aufgaben gestellt. ⅔ bis ¾ aller Operationen bei Rheumatikern sind handchirurgische Eingriffe.

Ausgangspunkt für die krankmachende Wirkung der rheumatoiden Arthritis ist vor allem die erkrankte Gelenkinnenhaut, die zu einer Zerstörung des Knorpels, zu schwersten arthrotischen Veränderungen und Fehlstellungen der Gelenke führt. Diese Fehlstellungen haben eine hohe Beeinträchtigung der Greiffähigkeit der Hand zur Folge. Eine frühzeitige operative Behandlung mit Entfernung der erkrankten Gelenkinnenhaut (Synovektomie) kann zum Stillstand und zur Ausheilung der rheumatischen Erkrankung in diesem Bereich führen. Bei groben Zerstörungen der Fingergelenke, insbesondere der Grundgelenke, werden in neuerer Zeit mit guten Erfolg Gelenkplastiken mit Silastic Platzhalter durchgeführt. Da gerade nach dieser Operation eine gezielte Nachbehandlung über den Erfolg entscheidet, ist eine enge Zusammenarbeit des Pflegepersonals mit dem Arzt unerläßlich (Abb. 83–85).

Die rheumatoide Arthritis führt nicht nur zur Erkrankung der Gelenkinnenhaut, sondern auch zu Veränderungen im Bereich der Sehnenscheiden und der Muskulatur.

Das sog. *Karpaltunnelsyndrom,* d. h. eine Kompression des Mittelnervs im Hohlhandkanal, wird häufig durch rheumatische Veränderungen des Gleitgewebes der Beugesehnen hervorgerufen. Die Zusammendrük-

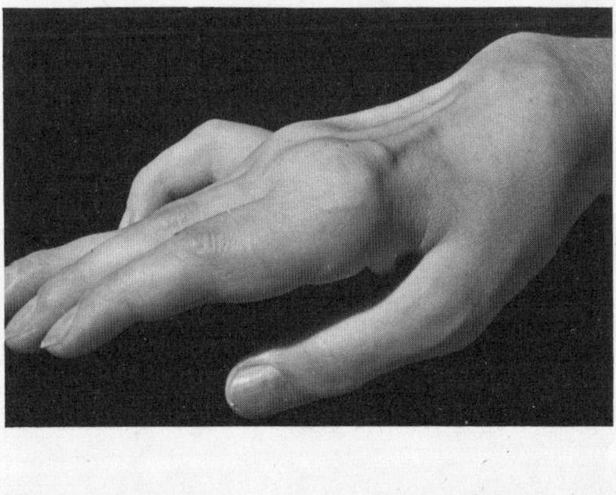

Abb. **83** Rheumatische Hand- und Fingerdeformitäten bei primär chronischer Polyarthritis. Hier ist auch die Subluxation im Handgelenk zu erkennen.

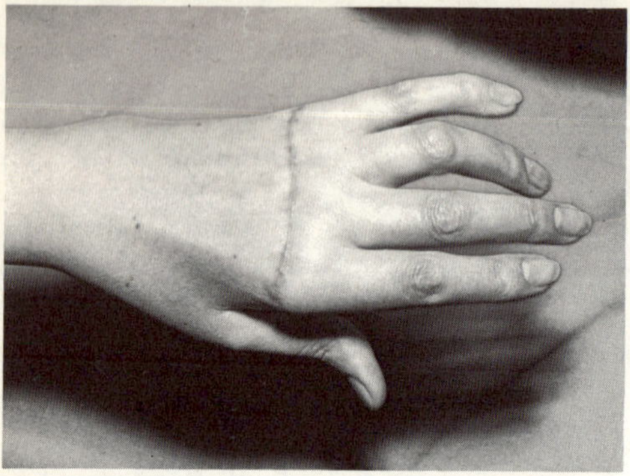

Abb. **84** Nach Einsetzen künstlicher Fingergelenke. In Streckstellung stehen die Finger jetzt ohne ulnare Drift gerade.

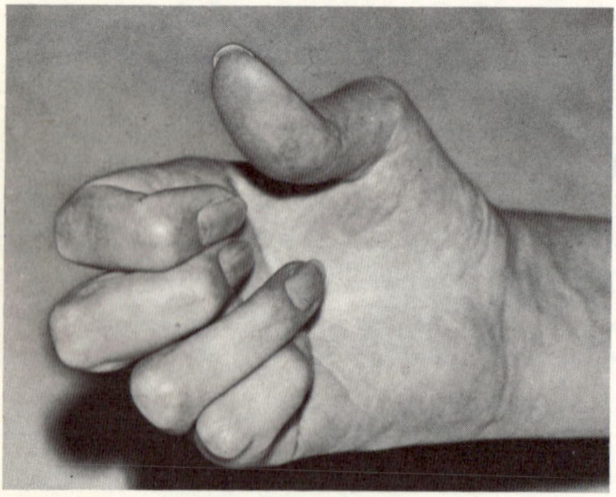

Abb. **85** Bei Beugestellung läßt sich der annähernd vollständige Faustschluß erkennen.

kung des Mittelnervs im Hohhandkanal macht sich bemerkbar in einer Gefühllosigkeit der Greifseiten der ersten drei Finger. Durch die Entfernung des erkrankten rheumatischen Gewebes nach entlastender Spaltung des queren Hohlhandbandes kann ein schneller Rückgang der Beschwerden erreicht werden.

Die *Dupuytrensche Kontraktur* ist eine Erkrankung der Hohlhandsehnenplatte, die schützend über den empfindlichen Tiefengebilden der Hohlhand liegt. Sie beginnt mit kleinen Knötchenbildungen und Hauteinziehungen häufig in Höhe des IV. Handstrahls. Mit zunehmender Verdickung des Bindegewebes kommt es zu einer Schrumpfung und Wucherung der Hohlhandsehnenplatte, so daß erhebliche funktionsstörende Beugekontrakturen der Fingergrund- und Mittelgelenke eintreten können (Abb. 86 u. 87). Die Ausheilung dieser Erkrankung, die nahezu

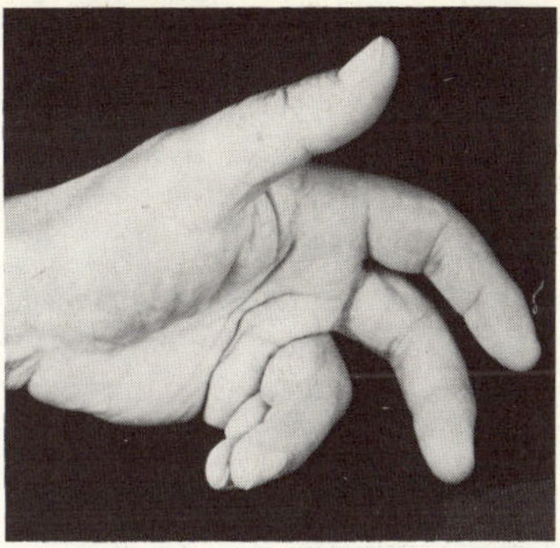

Abb. **86**

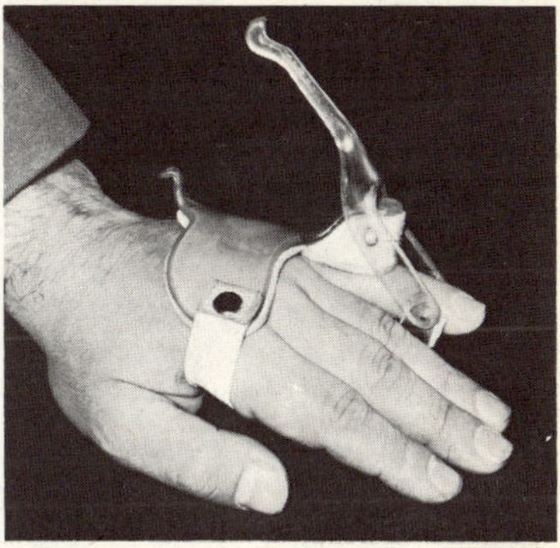

Abb. **87**

Abb. **86** Dupuytrensche Kontraktur des IV. Fingers.

Abb. **87** Quengelschienchen zur postoperativen Dehnung des übermäßig gebeugten V. Fingers bei Dupuytrenscher Kontraktur. In die beiden Haken an der Schiene und an der Handpelotte werden je nach gewünschtem Zug mehrere Paketgummis eingehakt.

3–5 % der Bevölkerung betrifft und deren Ursache bis heute noch unbekannt ist, ist nur auf operativem Wege möglich. Das erkrankte Gewebe im Bereich der Hohlhandsehnenplatte wird entfernt. Im Anschluß daran erfolgt für einen Zeitraum von 8–10 Tagen eine Ruhigstellung im Gipsverband. Medikamentöse Behandlungen und Bestrahlungen haben nach den bisherigen Erfahrungen keinen Einfluß auf das Fortschreiten dieser Erkrankung.

Bei dem *Ganglion* an der Hand (Überbein) handelt es sich wahrscheinlich um eine Bindegewebsfehlbildung oder Degeneration, die zu einer ein- oder mehrkammerigen Zystenbildung führt. Die Zysten enthalten eine gallertartige zähflüssige Masse. Ein Ganglion kann sich an mehreren Stellen der Hand bilden; bevorzugt ist der Handrücken in Höhe des Handgelenks. Weiterhin kann man Ganglien im Bereich der Sehnen und der Sehnenkanäle feststellen. Eine operative Entfernung ist angezeigt, wenn Ganglien Funktionsstörungen verursachen.

Stenosierende Sehnenscheidenentzündungen betreffen die Gleitkanäle von Sehnen. Bekannt ist die De Quervainsche Erkrankung an der Speichenseite der Hand, die den Sehnenkanal für den kurzen Daumenstrekker und den langen Daumenabspreizer befällt. Der Sehnenkanal verdickt sich und führt zu einer schmerzhaften Bewegungsstörung bei der Streckung und Abspreizung des Daumens. Durch Spaltung des Sehnenkanals mit Entlastung der betroffenen Sehnen wird die Funktion wiederhergestellt.

Das „Schnappen eines Fingers", der sog. *schnellende Finger,* wird hervorgerufen durch eine Verengung der Sehnengleitkanäle der Beugesehnen in Höhe der Grundgelenke der Finger. Die Ursache dieser Verdikkung der Beugesehnenkanäle ist meist eine unspezifische Entzündung. Rheumatische Erkrankungen oder die Einwirkung von Unfällen mit Blutergußbildungen können weitere Ursachen sein.

Bei dem sog. *Pollux rigidus* handelt es sich um eine *angeborene* Verengung des Sehnenkanals der langen Daumenbeugesehne, die bereits in den ersten Lebensmonaten operativ behandelt werden sollte, damit ein Fehlwachstum des Daumens vermieden wird.

Zu unterscheiden von den *stenosierenden* Sehnenscheidenentzündungen sind die sog. *Sehnenscheidenentzündungen,* die vor allem im peritendinösen Gleitgewebe der Strecksehnen auftreten. Die sog. „Entzündung" dieses Gleitgewebes ist meistens bedingt durch eine Überbeanspruchung der Strecksehnen, z. B. beim Schreibmaschinenschreiben. In ländlichen Gegenden sollte bei Auftreten dieser Erscheinung, die durch eine schmerzhafte Verdickung, meist am Handrücken oder der Streckseite des Unterarms mit gleichzeitigem Knirschen bei Bewegungen der Sehnen einhergehen, auch an eine Tuberkulose gedacht werden.

Die *Lunatummalazie* oder der Mondbeintod gehört zu den aseptischen Knochennekrosen. Diese von KIENBÖCK erstmals beschriebene Erkrankung beginnt mit Zystenbildungen des Mondbeins, führt im weiteren Verlauf zum Zusammensintern dieses Handwurzelknochens und hat im Endstadium eine schwere Arthrose der Handwurzelknochen zur Folge.

Zur Behandlung der Lunatummalazie stehen verschiedene Operationsmethoden zur Verfügung. Die frühzeitig durchgeführte Verkürzungsosteotomie der Speiche bringt sehr gute Langzeitergebnisse. Bei erheblicher Destruktion des Mondbeins kommt der Ersatz mit einem Silastic- oder Polyäthylenplatzhalter in Frage. Bei schmerzhafter Bewegungsstörung infolge einer bereits fortgeschrittenen Arthrose bleibt die Versteifung des Handgelenks die Methode der Wahl.

Angeborene Schäden der Hand

Zu den gutartigen Tumoren gehört das *Enchondrom,* das vorzugsweise an den Fingergliedern zu finden ist. Diese Geschwülste bestehen aus reifem Hyalinknorpel. Sie verursachen eine Verdünnung der Knochenrinde eines Fingergliedes und werden häufig erst bemerkt, wenn es durch eine Prellung der Hand zu einem Bruch der geschädigten Knochenstrukturen kommt. Eine starke Funktionsbeeinträchtigung der Hand tritt bei *multiplen Chondromen* ein, die sämtliche Finger und auch die Mittelhandknochen befallen können. Wenn nach Abschluß des Wachstums ein weiteres Wachsen dieser Geschwülste bemerkt wird, besteht der Verdacht auf bösartige Entartung.

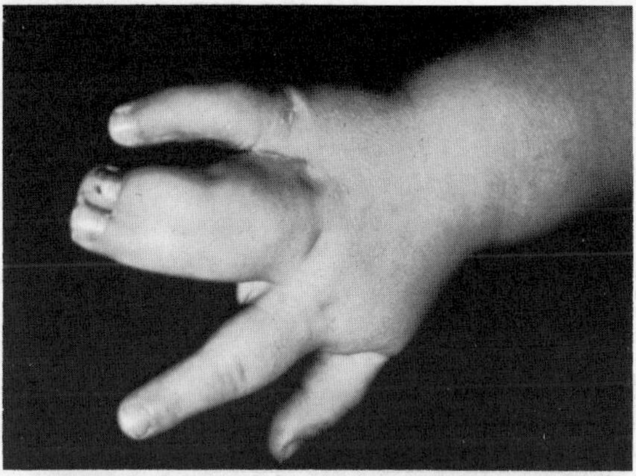

Abb. **88** Syndaktylie beiderseits auf angeborener Grundlage.

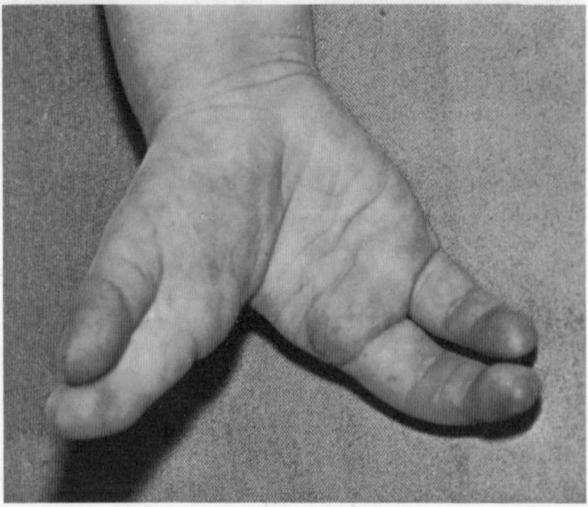

Abb. **89** Angeborene Spalthand.

Die *Polydaktylie* ist eine der häufigsten Entwicklungsstörungen an der Hand. Sie ist nach der angeborenen Hüftluxation und dem angeborenen Klumpfuß die häufigste Mißbildung überhaupt. Die bekannteste Form ist die Verdoppelung des Daumens. Um die Entstehung fehlerhafter Greifformen zu vermeiden, muß möglichst früh operativ vorgegangen werden.

Die *Syndaktylie,* d. h. die Nichttrennung von zwei oder mehreren Fingeranlagen, die z. T. auch mit Verschmelzung der Fingerglieder einhergeht, tritt nahezu ebenso häufig auf wie die Polydaktylie. Die

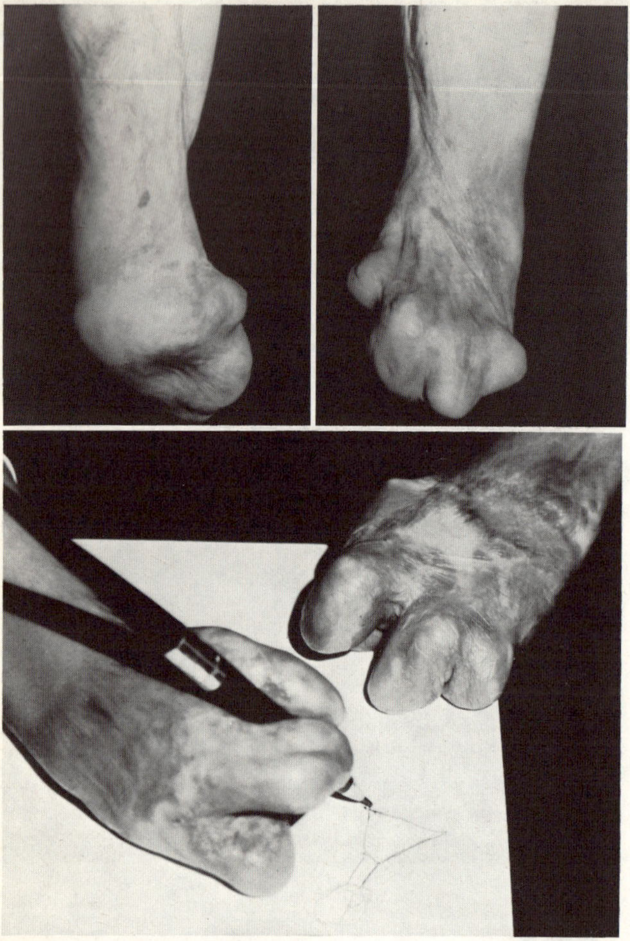

Abb. **90** Schwerstverstümmelte Löffelhand mit Syndaktylie nach schwerer Verbrennung vor der operativen Behandlung. Nach der operativen plastischen Behandlung resultierte eine befriedigende Funktion der schwer verstümmelten Hände.

extremste Form ist die sog. *Löffelhand,* die totale Syndaktylie. Begleitmißbildungen werden nicht selten beobachtet. Kombiniert mit den Syndaktylien an der Hand finden wir Syndaktylien an den Zehen. Wenn die Gefahr eines Fehlwachstums der Fingerglieder besteht, sollte bereits im

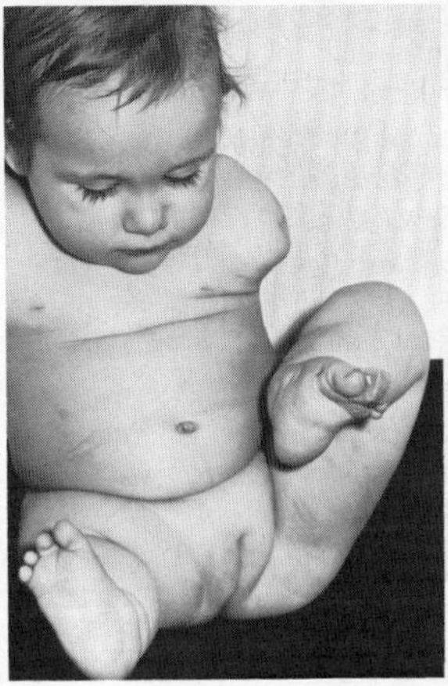

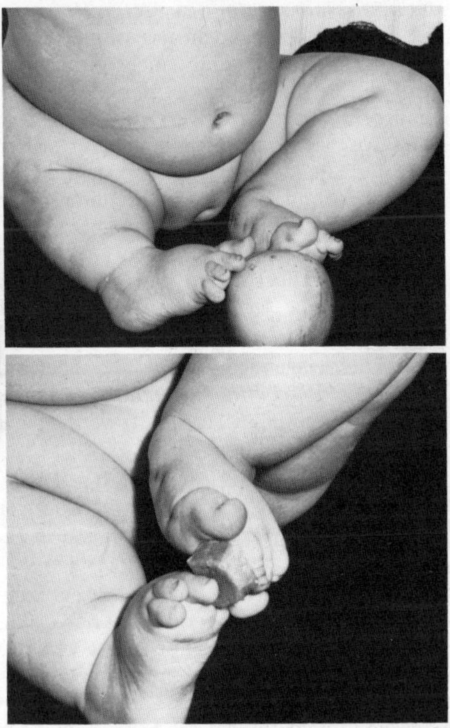

Abb. **91** a,b,c Sind bei schweren Dysmeliesyndromen an Hand und Fingern Funktionen nicht möglich, müssen die Zehen frei von Strümpfen und Schuhen bleiben, damit eine nahezu „manuelle" Geschicklichkeit in der Betätigung der Zehen und Füße auftritt.

Verlauf des 1. Lebensjahres eine operative Korrektur vorgenommen werden. Bei einer einfachen häutigen Syndaktylie empfehlen wir aus operationstechnischen Gründen als frühesten Operationstermin das 2. Lebensjahr. Es kann jedoch auch bis zum Beginn des Schulalters zugewartet werden, da bei dem dann einsichtigeren Kind die Nachsorge und Nachbehandlung weniger Schwierigkeiten bereiten (Abb. **88–91**).

Unter der *Klumphand* verstehen wir eine Abwinkelung der Hand meist zur Speichenseite. In der Mehrzahl der Fälle liegt ein angeborener Defekt der Speiche vor. Die Greiffunktion ist erheblich behindert, zumal nicht selten eine Kombination mit Fingermißbildungen zu beobachten ist. Um eine Verkürzung der Weichteile an den Speichenseite zu verhindern, müssen rechtzeitig redressierende Schienen angelegt werden. Die operative Behandlung besteht in der Einbolzung der Elle in die Handwurzelknochen, notfalls mit plastischem Hautersatz bei verkürzten Weichteilen.

Nachbehandlung der operierten Hand

Der Erfolg einer handchirurgischen Versorgung ist in Frage gestellt, wenn der Nachbehandlung nicht genügend Aufmerksamkeit geschenkt wird. Um die Beweglichkeit der empfindlichen Fingergelenke nicht zu gefährden, sind frühzeitige *aktive Bewegungsübungen* unter krankengymnastischer Kontrolle unbedingt erforderlich (Abb. 92). Bereits kurz nach der Operation darf der Patient im Verband lockere eigentätige Bewegungsübungen vornehmen, damit einer Ödembildung vorgebeugt wird. Außerdem muß der Patient angehalten werden, mindestens 50mal am Tag seine nicht durch einen Gipsverband geschienten Gelenke zu bewegen. Hierdurch wird die Durchblutung des Operationsbereiches wesentlich verbessert; zudem kann eine *Ruhesteife der Schulter* vermieden werden.

Einen hervorragenden Platz im Nachbehandlungsplan nimmt in jüngster Zeit die *Beschäftigungstherapie* ein. Hierbei können bereits arbeitsübliche Verrichtungen geschult werden, die die Geschicklichkeit der geschädigten Hand fördern.

Massagen oder forcierte fremdtätige Dehnungen von Fingergelenken stellen häufig den Erfolg einer noch so kunstvoll durchgeführten Wiederherstellungsoperation an der Hand in Frage. Sie führen zu Reizzuständen der Gelenke, oft zu irreparablen Versteifungen.

Bei bereits versteiften Fingergelenken können zur Vorbereitung auf einen operativen Eingriff oder zur rein konservativen Nachbehandlung einfache Hilfsmittel zur Lockerung der teilversteiften Gelenke angewandt werden. Derartige einfache Quengelgeräte wirken durch langsamen, zarten und gleichmäßigen Zug von Gummibändern, die praktisch die Rolle der verletzten Sehnen oder Muskeln übernehmen.

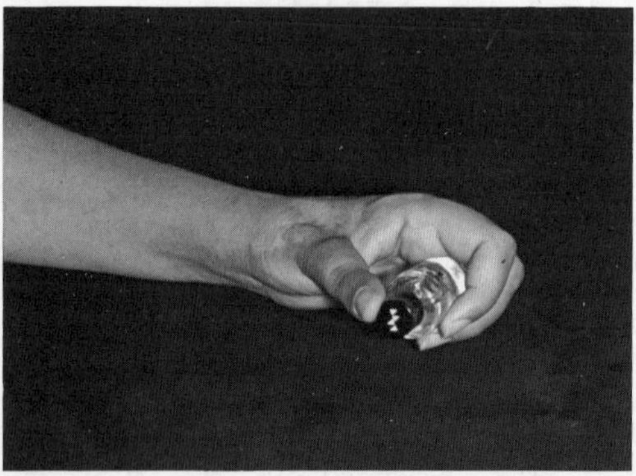

Abb. **92** Aktive Fingerübungen mit Gegenständen nach operativen Eingriffen.

Becken und untere Gliedmaßen

Im Bereich des Beckens können vorwiegend entzündliche, traumatische und tumoröse Veränderungen der Behandlung bedürfen.

Hüfte

Entzündliche Destruktionen spielen sich vorwiegend an den Kreuz-Darmbein-Fugen (Iliosakralgelenk) ab. Spezifische und unspezifische Entzündungen werden neben der Allgemeinbehandlung lokal saniert und mit antibiotischer Spüldrainage angegangen.

Versteifungsoperationen werden in diesem Bereich häufig durchgeführt. Es empfiehlt sich hier die präoperative Vorbereitung eines Gipsbettes, an das der Patient vor der Operation gewöhnt werden muß.

Häufig ist das Becken Sitz von *Tumormetastasen,* die ausnahmsweise operativ saniert werden können.

Traumatische Veränderungen können im allgemeinen mit Extensionsverbänden und in der Beckenhängematte erfolgreich behandelt werden. Ausnahmsweise ist eine stabile Osteosynthese erforderlich. Wird das Becken vom Bauchraum her operativ angegangen, können alle Komplikationen einer Laparatomie erwartet werden.

Die meisten operativen Eingriffe am Becken werden im Rahmen der Behandlung von speziellen Hüfterkrankungen durchgeführt. Hier stehen die sog. angeborene Hüftluxation und die Hüftarthrose an erster Stelle (s. dort).

Die sog. angeborene Hüftluxation

Sie ist die häufigste aller Skelettfehlbildungen und kommt im Durchschnitt bei 2‰ aller Neugeborenen vor. Therapiebeginn und Therapieerfolg stehen in direktem Zusammenhang. Je länger das Leiden unerkannt bleibt, desto wesentlicher ist die Verminderung der Chance, durch die Behandlung normale und somit auf die Dauer voll belastbare Gelenke zu erzielen.

Bei der sog. angeborenen Hüftluxation werden die Kinder zunächst nur mit einer *dysplastischen Hüftgelenksanlage* geboren, die sich ohne Behandlung unter dem Einfluß des Muskelzuges und der späteren Belastung über die *Subluxation* zur *Luxation* entwickeln kann.

Sie ist bei Mädchen wesentlich häufiger als bei Jungen (Abb. **93** u. **94**).

Alle Neugeborenen sind auf diese fehlerhafte Gelenkanlage hin zu untersuchen. Während des *1. Lebensmonats* kann die Diagnose mit Hilfe des *Ortolani-Zeichens* gestellt werden. Das Gelenk wird hierbei auf Formschlüssigkeit und Stabilität geprüft.

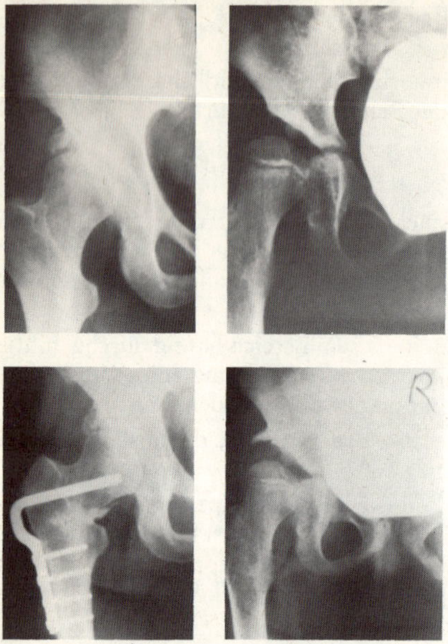

Abb. **93** Hüftluxation bei Mutter und Tochter. Zur Behandlung der Subluxation mit beginnender Arthrose wurde bei der Mutter die varisierende Osteotomie durchgeführt (links). Bei der Tochter wurde wegen der Flachpfanne eine klassische Pfannendachplastik vorgenommen.

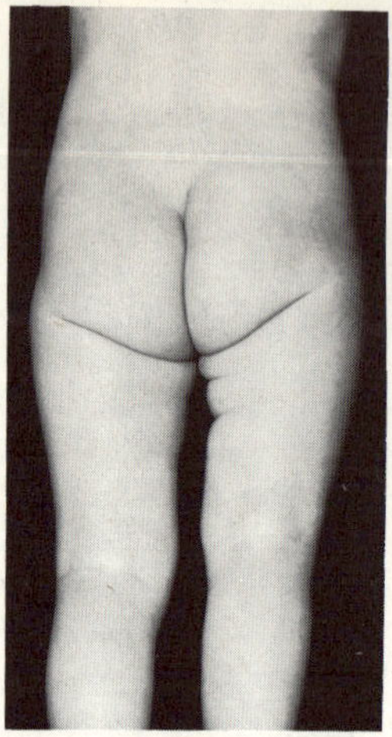

Abb. **94** Stärkere Differenz der Gesäßfalten deutet auf eine einseitige Luxation hin.

Frühzeitig entwickelt sich eine Abspreizhemmung.

Die *Ultraschalluntersuchung der Säuglingshüfte* ist heute die wesentlichste Maßnahme zur Frühestdiagnostik.

Das Röntgenbild gewinnt erst nach dem 2. *Lebensmonat* an Zuverlässigkeit.

Beim Verdacht auf eine *Hüftdysplasie* genügt in den ersten beiden Lebensmonaten die *Spreizlage.* Ist später die Diagnose gesichert, wird mit Erfolg das *Spreizhöschen* angelegt. Auch die Behandlung mit einer *Riemenbandage nach Pavlik* ist möglich (Abb. 95 u. 96).

Bei der ausgeprägten *Luxation* mit seitlicher Versetzung des Hüftkopfes und höherstehendem Hüftkopf ist die *Einrenkungsbehandlung* vorzubereiten.

Infolge der verkürzten Muskulatur kann die Einrenkung in Narkose erst nach vorbereitender Beinextension erfolgen.

Mit Hilfe von Pflasterzügen, Zinkleim-Gips-Verbänden oder speziellen Manschetten werden entweder horizontale Längszüge am Schrägbett

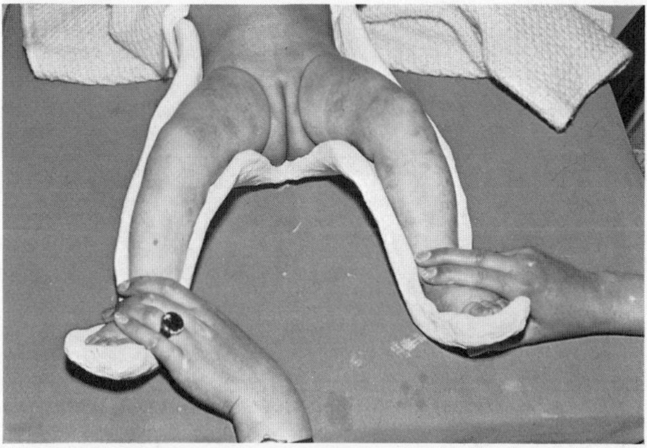

Abb. **95** Zur konservativen Behandlung der Hüftdysplasie beim Säugling oder zur Nachbehandlung nach konservativer und operativer Reposition und anschließender Gipsfixierung kann die Beinspreizschale aus Gips verordnet werden.

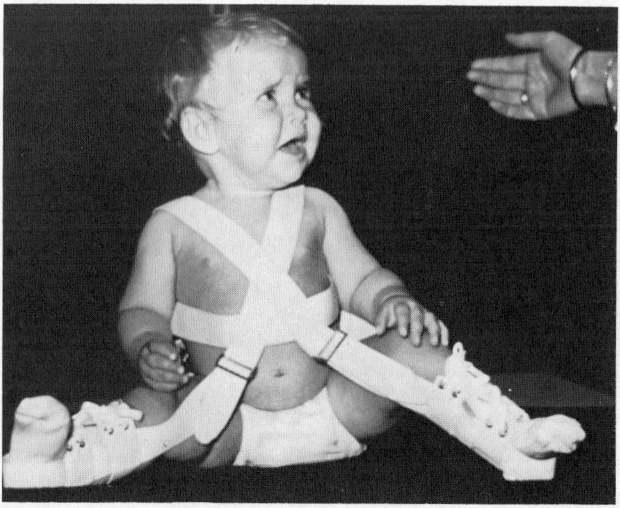

Abb. **96** Bei der sog. Hüftdysplasie hat sich zur Behandlung die Pavlik-Bandage bewährt.

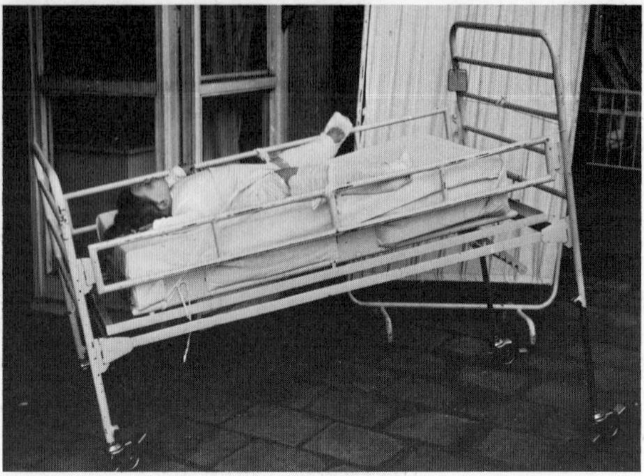

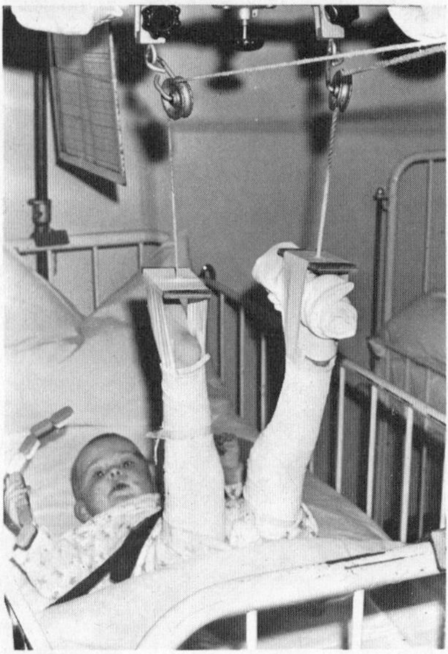

Abb. **97** Die Vorextension zur Narkoseeinrenkung der luxierten Hüftgelenke kann entweder im Längszug an den Beinen, im Schrägbett oder Schlittenextensionsbett erfolgen, oder, wie hier, nach der sog. Overheadmethode mit rechtwinkliger Beugung und zunehmender Abspreizung.

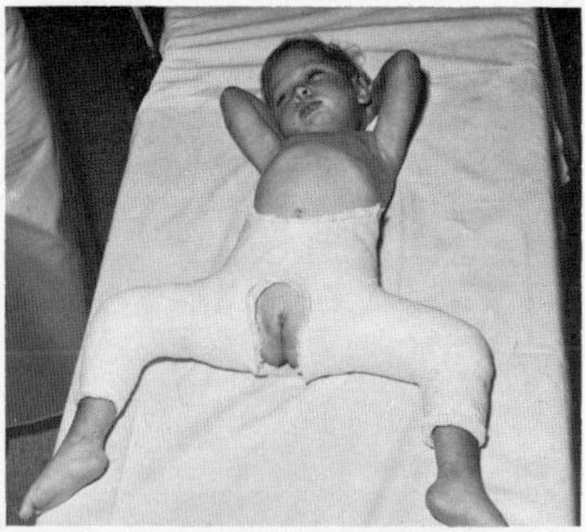

Abb. **98** Ist die Reposition erfolgt, wird bis zur Sicherung des Gelenks gegen die Wiederausrenkung ein sog. Froschgips (Lorenz-Gips) angelegt.

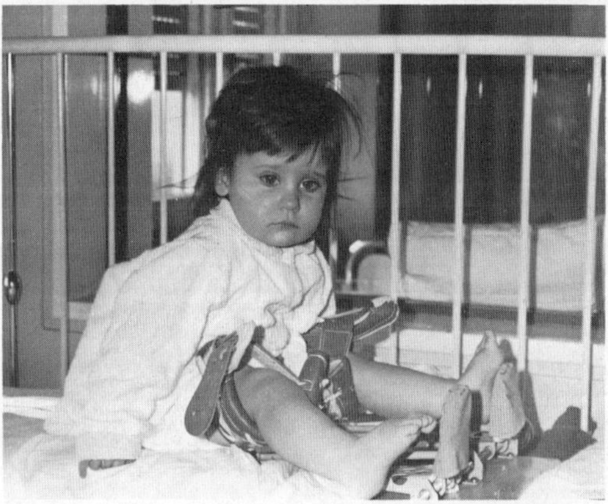

Abb. **99** Der sog. Hanausek-Apparat dient zur schonenden Selbsteinrenkung bei unkomplizierten Hüftluxationen. Er erfordert die genaue Einweisung der Eltern in die dreidimensionale Wirkungsweise dieses komplizierten Apparates, damit die ambulante Behandlung erfolgreich möglich wird.

mit hochstehendem Fußende ausgeführt oder in einem Schlittenextensionsbett vorgenommen. Auch die vertikale Extension mit schrittweiser Spreizung der Beine im Sinne der *Overhead Extension* ist häufig gebräuchlich. Dabei kommt es oft schon zur *Spontaneinrenkung* des luxierten Hüftkopfes (Abb. 97).

Tritt die Spontaneinrenkung nicht ein, muß in *Narkose schonend reponiert* werden. Anschließend wird die Beinstellung eingenommen, in der es zum besten Gelenkkontakt kommt, und eine Gipsfixierung im Bekken-Bein-Gips vorgenommen.

In den meisten Fällen erfolgt die Gipsfixierung in der sog. Lorenz-Stellung, der Froschstellung. Seltener ist ein Spreizgips günstiger (Abb. 98).

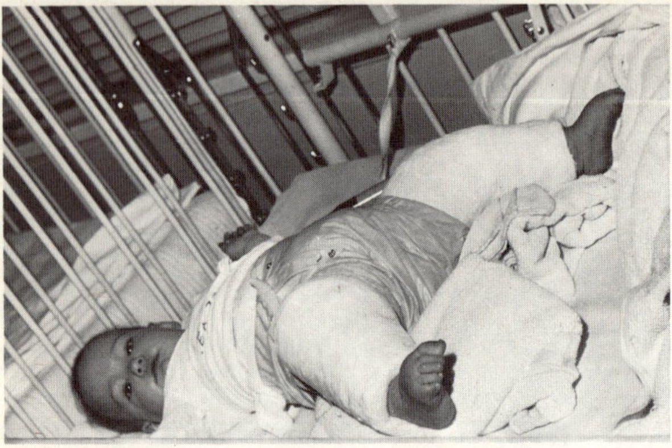

Abb. **100** Die Lagerung in diesen Gipsen bereitet besonders bei kleinen Mädchen Schwierigkeiten, da der Urin in den Gips und das Polster hineinläuft. Wenn eine Windel darüber gewickelt wird, muß der Urin in den Gips hineinlaufen.

Die *Ruhigstellung* bleibt so lange bestehen, bis der Gelenkkontakt ausreichend gesichert ist und die funktionelle Behandlung mit *Spreizschienen* und später mit dem *Laufrad* beginnen kann (Abb. 99).

Unter dem zentralen Druck des Hüftkopfes in die Tiefe der Pfanne und unter dem formativen Reiz kleiner Bewegungen kann in wenigen Monaten das Hüftgelenk voll ausreifen, so daß die Gefahr der *Reluxation* gebannt ist.

Besondere *pflegerische Probleme* bestehen, wenn ein Säugling oder Kleinkind einen Becken-Bein-Gips hat. In erster Linie muß das *Einnässen* und Einkoten des Gipses verhindert werden. Der Ausschnitt am Gips muß nach oben so reichlich sein, daß er bis zur Kreuzbeinspitze reicht. Er darf jedoch die Gesäßbacken wegen der Gefahr des Fensterödems nicht freilassen, und nur die Breite von 2 Fingern rechts und links der Gesäßfalte haben. Die Öffnung wird am besten mit Schellack bestrichen, damit sich der Gips nicht vollsaugt.

Ein Windelhöschen soll darüber nicht angelegt werden. Besser ist es, durch Hochlagerung des Oberkörpers den Gips leicht schräg zu stellen und eine Bettschüssel unterzulegen oder einen Bettkasten zu benützen. Mit etwas Zellophan, mit Pflaster angeklebt, kann der Abfluß des Urins direkt in die Schüssel ohne Einnässen des Gipses erzielt werden. Es gibt auch fertige, selbstklebende Zellophanurinale, die Heftpflaster überflüssig machen. Bei der Entlassung der Kinder im Becken-Bein-Gips sind die

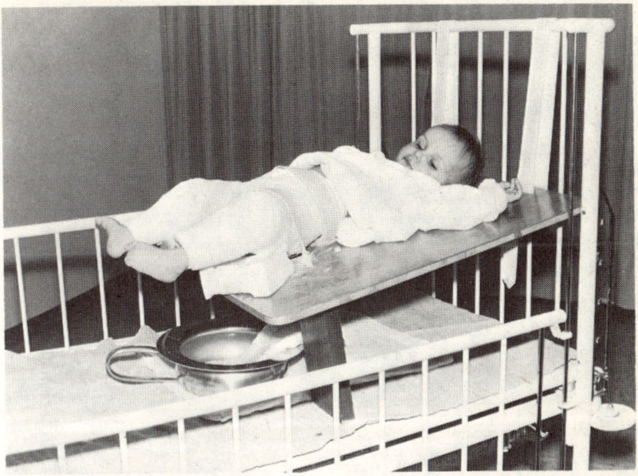

Abb. **101** Die bessere Pflege des Kleinkindes im Becken-Bein-Gips kann mit einem solchen Schrägbrett möglich werden. Auch Bettkästen sind empfehlenswert.

Eltern in der Pflege zu unterweisen, da nach kurzer Zeit sonst der Gips übel riecht und aufweicht.

Nach 6–8 Wochen muß der Gipsverband unter Kontrolle gewechselt werden (Abb. **100** u. **101**).

Ist die Reposition ohne Narkose oder spontan nicht möglich, liegt ein *Repositionshindernis* vor, das operativ beseitigt werden muß. Eine Arthrographie, also die Kontrastdarstellung des Gelenks, gibt Aufschluß darüber. Anschließend erfolgt in gewohnter Weise die ruhigstellende Behandlung.

Reift das Pfannendach nicht entsprechend aus, obwohl eine gute Reposition erzielt werden konnte, können pfannenschaffende Eingriffe notwendig werden.

Die früher häufige *Pfannendachplastik* mit Einbringung eines Knochenspans im Bereich des Pfannendaches ist heute zugunsten anderer Eingriffe an der Pfanne verlassen worden. Hier haben sich vornehmlich die *Beckenosteotomien* bewährt (Abb. **102**).

Es handelt sich um erheblich blutreiche Operationen, da in Höhe des Pfannendaches die Beckenschaufel durchgemeißelt und verschoben werden muß. Dabei besteht immer bei Kleinkindern die Gefahr des größeren Blutverlustes und der akuten Elektrolytverschiebung.

Häufig ist es nötig, entweder den zu steilen Schenkelhalswinkel zu verringern oder auch gleichzeitig die Verdrehung des körpernahen Femur-

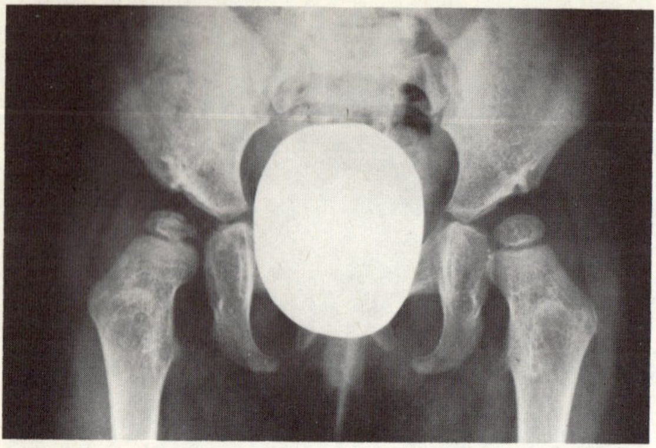

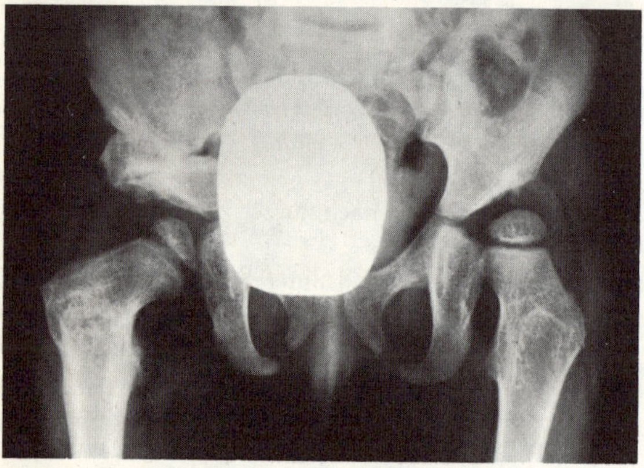

Abb. **102** Kann sich das Hüftgelenk trotz guter Reposition nicht regulär entwickeln, werden ein pfannenschaffender Eingriff (hier die Beckenosteotomie nach (Salter) und eine winkelverändernde intertrochantäre Osteotomie notwendig. Während sich die li. Seite einigermaßen befriedigend entwickelt hat, mußte re. am Becken und Oberschenkelende operativ derart eingegriffen werden.

endes operativ zu beseitigen. Zu diesem Zweck wird eine *Osteotomie* zwischen den Rollhügeln durchgeführt.

Diese Maßnahme kann gelegentlich mit der operativen Reposition oder auch mit der Beckenosteotomie verbunden werden. Der Eingriff wird dadurch sehr groß, und eine entsprechende postoperative Aufmerksamkeit ist trotz der anschließenden Fixierung im Becken-Bein-Gips erforderlich.

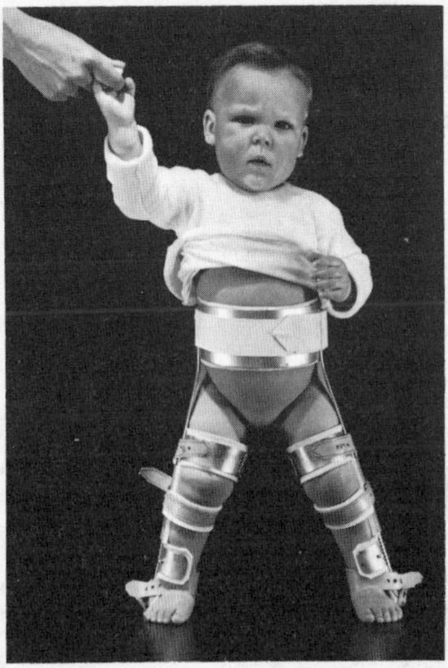

Abb. **103** Zur besseren Ausreifung der Gelenkpfannen nach erfolgter Reposition oder bei Dysplasie können auch leichte Spreizapparate Verwendung finden. Sie haben den Vorteil, daß das Kind damit stehen kann. Allerdings sind sie unverhältnismäßig teuer.

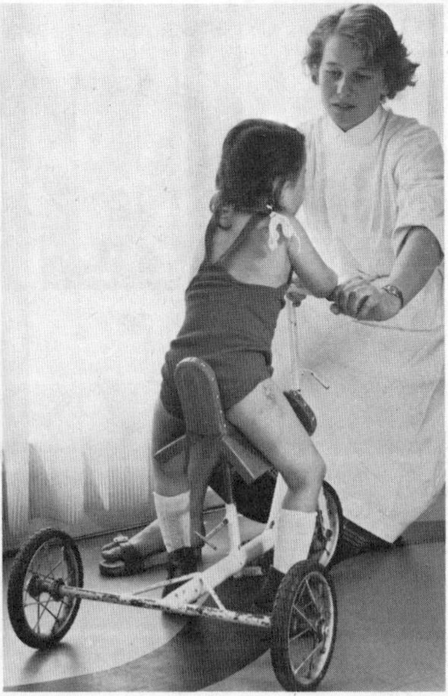

Abb. **104** zur entlastenden Mobilisierung des Hüftgelenks hat sich das Schede-Laufrad bewährt.

Nur bei größeren Kindern kann man bei hüftnahen Femurosteotomien infolge Verwendung einer bewegungsstabilen Osteosynthese auf die postoperative Gipsbehandlung verzichten.

Die knöcherne Ausheilung derartiger Osteotomien im Bereich des Bekkens und der Oberschenkel erfolgt bei Säuglingen und Kleinkindern früher, bei größeren später und nimmt im allgemeinen zwischen 4 und 8 Wochen in Anspruch. Eingebrachte Metallteile sind später zu entfernen.

Bei der nachfolgenden *Bewegungsbehandlung*, die durch die Krankengymnastin durchgeführt wird, sind besonders die abspreizenden und einwärtsdrehenden Muskeln zu kräftigen. Einfachstes Hilfsmittel ist das *Laufrad nach Schede*, bei dem das Körpergewicht vom Radsattel abgefangen wird und das Hüftgelenk an Abspreizung und Innendrehung günstige formative Reize erfährt (Abb. **103** u. **104**).

Die freie *Belastung* ist erst nach Sicherung des Gelenkkontaktes und ausreichender Gelenkentwicklung erlaubt.

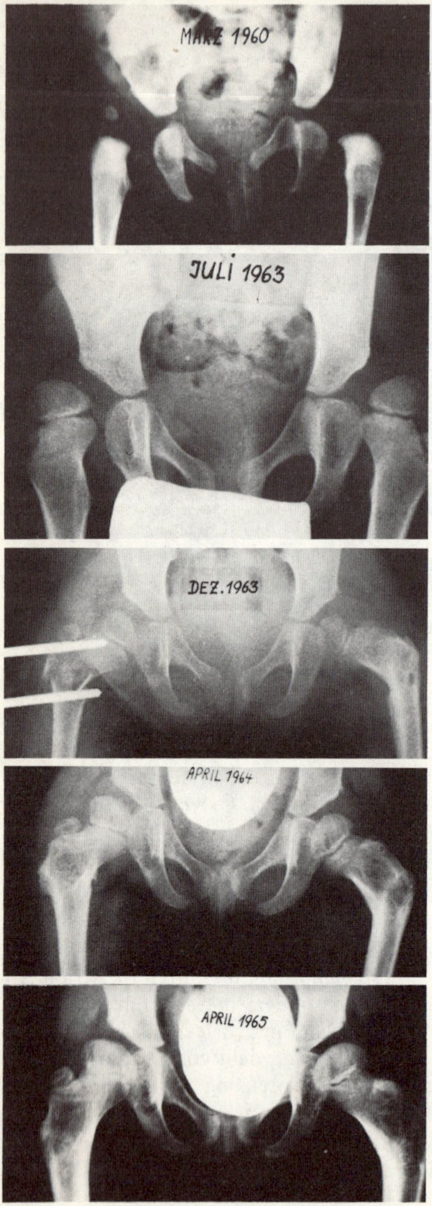

Abb. **105** Bei doppelseitiger Hüftluxation mit gleichzeitiger geringfügiger spastischer Lähmung infolge eines frühkindlichen Hirnschadens konnte die trotz guter Reposition drohende Wiederausrenkung mit Hilfe von doppelseitigen intertrochantären Varisationsosteotomien verhütet werden.

Die *Luxationsbehandlung bei größeren Kindern* bedient sich ebenfalls entweder der Beckenosteotomie oder der intertrochantären, mehrdimensionalen Korrekturosteotomien (Abb. **105**).

Bei Beckenosteotomien wird auch hier für ca. 4 Wochen ein Spreizgips angelegt. Bei intertrochantären Korrekturosteotomien ist dieser Spreizgips nur dann nötig, wenn auf eine bewegungsstabile Metallosteosynthese verzichtet worden ist.

Ist der Erkrankungsprozeß einseitig, kann bei entsprechendem Alter und Intelligenz der *Krückengang* ohne Belastung des operierten Beines erlaubt werden.

Gelingt es durch die Frühbehandlung nicht, eine gute Ausreifung des Gelenks herbeizuführen, droht früher oder später der Gelenkverschleiß im Sinne der *Hüftarthrose* (s. dort).

Unerkannte *hochstehende Luxationen* werden, sofern sie im späten Spielalter keine Beschwerden machen und nur durch den watschelnden Gang auffällig werden, lediglich unter Kontrolle gehalten. Die operative Erzwingung der Reposition läßt nur frühzeitig weitere Schäden am Gelenk entstehen und führt zur konsekutiven Mehrfachoperation im Laufe der kommenden Jahre und Jahrzehnte.

Wir halten es für besser, hier nur zu intervenieren, wenn die ersten Beschwerden auftreten. Diese können durch entsprechende Reduzierung der Belastung und durch Hinlenkung auf eine vorwiegend sitzende Tätigkeit hinausgezögert werden.

Man kann zu einem späteren Zeitpunkt immer noch Palliativoperationen und vorwiegend umlagernde Eingriffe durchführen, die eine befriedigende und schmerzfreie Funktion erlauben.

Die *echte angeborene Luxation* ist eine schwere Mißbildung des Hüftgelenks, die meist mit anderen Organmißbildungen vergesellschaftet ist. Hier sind die Behandlungsergebnisse, ganz in Abhängigkeit von der Schwere der Mißbildung, erheblich getrübt.

Besonders sind in diesem Zusammenhang die Hüftgelenkveränderungen, aber auch Veränderungen an den Kniegelenken und Füßen, bei der angeborenen Gliederstarre, der sog. *Arthrogryposis multiplex congenita,* zu nennen.

Coxa vara congenita

Das seltene Krankheitsbild kommt durchschnittlich nur in 4 Fällen unter 100 000 Lebendgeburten vor. Es handelt sich um eine pathologische Verringerung des Schenkelhalswinkels, so daß schließlich das ganze hüftnahe Oberschenkelende die Form eines Hirtenstabes annehmen kann. Auffälligstes Symptom ist das Hüfthinken.

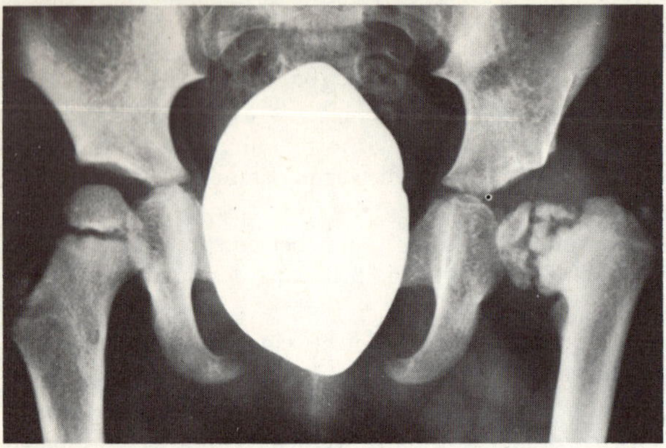

Abb. **106** Sog. Coxa vara congenita. Der li. Hüftkopf ist bei rechtwinkliger Schenkelhalsneigung mehrfach fragmentiert.

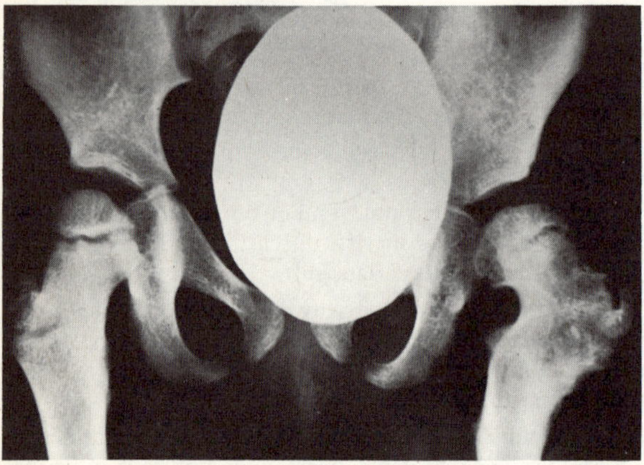

Abb. **107** Nach schenkelhalsaufrichtender Operation stellte sich innerhalb eines knappen Jahres die völlige Normalisierung unter der nunmehr günstigen Belastung ein.

Eine frühzeitig durchgeführte Aufrichtungsosteotomie, anschließend entweder mit Becken-Bein-Gips fixiert oder bei der Operation primär bewegungsstabil verschraubt, führt meist zur Ausheilung (Abb. **106** u. **107**).

Das Krankheitsbild der Coxa vara congenita leitet über zum *angeborenen,* mehr oder weniger ausgeprägten *Femurdefekt,* bei dem im Vorder-

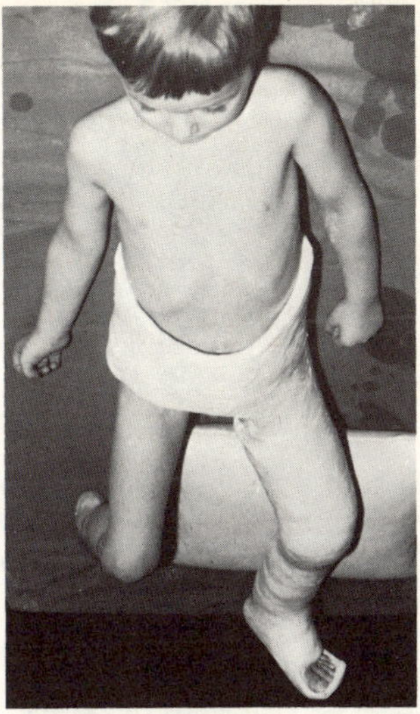

Abb. **108**

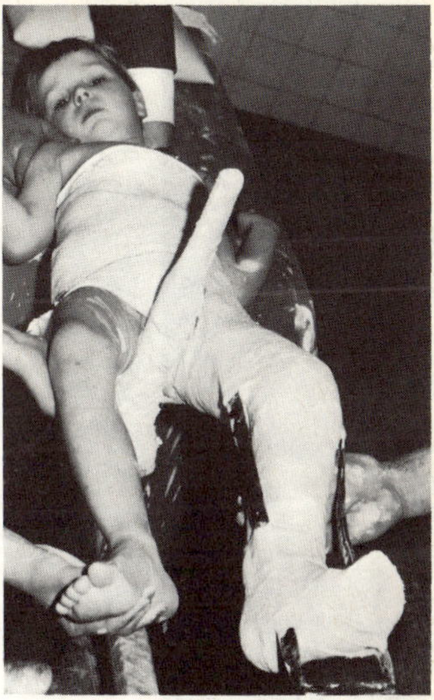

Abb. **109**

Abb. **108** Bei linksseitiger Perthesscher Erkrankung wird in 30 Grad Beugung, 30 Grad Außenrotation und 30 Grad Abspreizung ein Beingips mit Beckenring angelegt.

Abb. **109** Hat sich unter der ruhigstellenden Behandlung der Hüftkopf teilweise wiederaufgebaut, kann eine U-Gehschiene zum Aufstehen und Herumgehen an den Gips angepaßt werden.

grund die erhebliche Verkürzung des Oberschenkels und damit des ganzen Beines steht. Er ist vielfach mit dem *angeborenen Kniescheiben-* und *Wadenbeindefekt,* aber auch mit Hemmungsmißbildungen an den Füßen kombiniert *(Dysmelie).* Bis zum Abschluß des Wachstumsalters ist der apparative Verkürzungsausgleich meistens angezeigt. Später kann man Verlängerungsoperationen diskutieren.

Perthessche Krankheit

Es handelt sich um eine vorwiegend im späten Spiel- und im frühen Schulalter auftretende Durchblutungsstörung des Hüftkopfes, die zum nekrotischen Absterben desselben führt. Knaben sind häufiger betroffen als Mädchen. Der schleichende Beginn der Erkrankung mit Hinken und Bewegungseinschränkung meist eines Hüftgelenks führt leider oft zur verspäteten Erkennung des Leidens, das in den meisten Fällen bei konse-

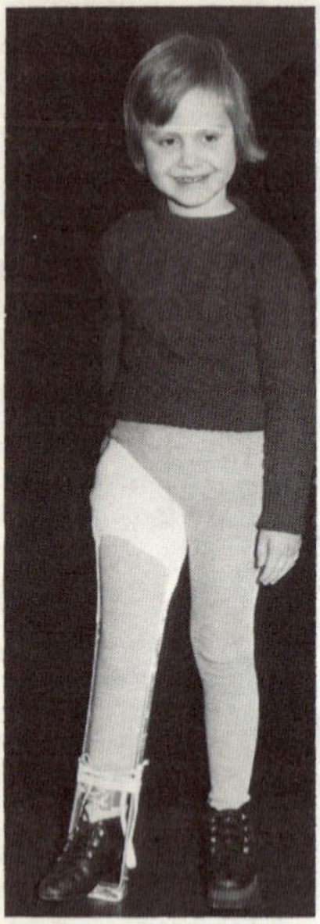

Abb. **110** Schreitet der Wiederaufbau des Hüftkopfes gut fort, ist die Entlastung mit einer sog. Thomasschen Behelfsschiene angezeigt.

quenter Entlastung und Ruhigstellung zur Ausheilung kommt (Abb. **108** u. **109**).

Im Initialstadium ist die Ruhigstellung der erkrankten Seite in einem Beckengips erforderlich, der in 30 Grad Abspreizung, 30 Grad Beugung und 30 Grad Außendrehung des Hüftgelenks angelegt wird. Da die Ruhigstellung in dieser Weise meist über Monate bis zu 1 Jahr durchgeführt werden muß, würden zusätzliche Zirkulationsstörungen den bereits geschädigten Hüftkopf weiter beeinträchtigen. Es empfiehlt sich daher, nach 6–8 Wochen den Gips zu wechseln, über einige Tage im Bett das ruhiggestellte Bein ohne Belastung frei spielen zu lassen und anschließend wieder einen Gipsverband anzulegen.

Erst wenn der Wiederaufbau des nekrotischen Hüftkopfes ausreichend weit fortgeschritten ist, sind *entlastende Schienen* (Thomasschiene) oder *Dreibeingipse* gestattet (Abb. **110**).

Die mancherorts noch immer propagierte operative Behandlung mit umlagernden Osteotomien oder Aufbohrungen und Spanauffüllungen des Schenkelhalses bringt fast niemals einen Gewinn.

Wurde das Krankheitsbild rechtzeitig erkannt und setzte eine konsequente Behandlung ein, bevor die nekrotische Hüftkopfepiphyse bereits durch den Druck zusammengepreßt worden ist, kann mit einer Ausheilung in 9–18 Monaten gerechnet werden. Ausnahmsweise nimmt die Ausheilung längere Zeit in Anspruch.

Ist eine Deformierung des Hüftkopfes jedoch eingetreten, hängt das Auftreten der späteren Arthrose von dem Grad der Abflachung des Hüftkopfes ab (Coxa plana).

Jugendliche Hüftepiphysenlösung (Coxa vara epiphysarea)

In der präpubertären oder pubertären Periode kann es, mit geringer Bevorzugung des männlichen Geschlechts, unter dem Einfluß von Hormonstörungen zu einer Auflockerung der Wachstumsfugen am Körper kommen. Es handelt sich entweder um kleinere pyknische Patienten mit Vollmondgesicht oder aber um schlanke hochgewachsene Typen von eunuchoidem Habitus.

Da die Wachstumsfugen an den Hüftgelenken unter einer mechanisch abscherenden Beanspruchung stehen, kann der Schenkelhals am Hüftkopf vorbei meist nach vorn oben gleiten. Schmerzen und Bewegungsstörungen sind die Folgen.

Dieser Gleitprozeß kann entweder schleichend über Wochen und Monate vor sich gehen, er kann aber auch akut nach einem simplen Sturz oder Sprung auftreten und zur sofortigen Belastungsunfähigkeit des Beines führen.

Wird das Krankheitsbild rechtzeitig erkannt, ohne daß eine größere Verschiebung zwischen Hüftkopf und Schenkelhals eingetreten ist, sollten umgehend die völlige Entlastung und die alsbaldige Fixierung des Hüftkopfes auf dem Schenkelhals erfolgen. Dies geschieht bis zum Abrutsch unter 30 Grad am besten mit Hilfe eines Schenkelhalsnagels oder einer Schraube *operativ*.

Da auch die *andere Seite* infolge der hormonellen Störung ebenso gefährdet ist, empfiehlt es sich, beide Seiten zu nageln, damit es nicht nach 1 oder 2 Jahren auf der sog. gesunden Seite zu einem Defektzustand kommt (Abb. **111**).

Ist die Verlagerung zwischen Hüftkopf und Schenkelhals größer als 30 Grad, ist die Nagelung nicht mehr durchzuführen.

Hier werden vornehmlich zwei Verfahren empfohlen: Entweder man korrigiert die Deformität direkt in der Wachstumsfuge operativ, oder aber man gleicht die im Hüftgelenk aufgetretene Deformität durch eine unterhalb davon operativ gesetzte gegenläufige Deformität aus.

Die Vorteile der zweiten, fern vom Erkrankungsort durchgeführten Operation überwiegen bei weitem die Vorteile der örtlichen Korrektur. Bei ersterem Eingriff besteht immer die Gefahr einer *Hüftkopfnekrose*, ähnlich wie beim medialen Schenkelhalsbruch (s. dort). Sie liegt bei dieser technisch nicht ganz einfachen Operation um 30%. Die fern vom

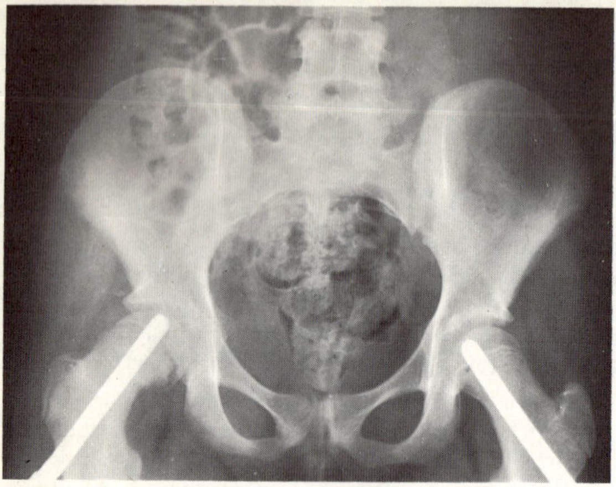

Abb. **111** Da bei der jugendlichen Femurkopfkappenlösung immer beide Seiten betroffen sind, ist auch die scheinbar gesunde Seite prophylaktisch zu nageln.

Erkrankungsort durchgeführte umlagernde Osteotomie ist praktisch gefahrlos und kann bewegungsstabil mit Hilfe einer Winkelplatte oder anderer Fixationsmaterialien durchgeführt werden.

Die sog. gesunde Seite ist auch hier zu nageln.

Die *Nachbehandlung* bereitet keine besonderen Schwierigkeiten, wenn kein Becken-Bein-Gips angelegt worden ist. Bei der Nagelung ohne Abrutsch ist die Belastung schon wenige Tage nach dem Eingriff möglich. Bei umlagernder Osteotomie muß bis zur knöchernen Ausheilung der Entlastungsgang mit Krücken durchgeführt werden.

Nur eine *akute Ablösung des Hüftkopfes* kann, sofern sie innerhalb von 24 Std. zur Behandlung kommt, in Narkose reponiert werden. Jedoch besteht auch hier, ebenso wie beim Schenkelhalsbruch, die Gefahr einer Hüftkopfnekrose.

Idiopathische Femurkopfnekrose

Diese aseptische Knochennekrose des späteren Jugend- und des Erwachsenenalters ist trotz einer gewissen Verwandtschaft mit der Perthesschen Erkrankung im Kindesalter in ihrer Ätiologie noch weitgehend ungeklärt. In 80 % der Fälle erkranken Männer, und meist kommt es auch zu doppelseitigem Befall. Nur manchmal läßt sich eine vorausgehende Röntgenbestrahlung infolge eines Unterleibskrebses, eine Stoffwechselstörung oder Bluterkrankung als Urheber aufecken. Konservative Maßnahmen mit langer Entlastung des Hüftgelenks im Gehapparat versagen. Operativ kann man im Anfangsstadium den Muskelzug durch eine muskuläre Entspannungsoperation („Hängehüfte“) ausschalten und anschließend eine vorübergehende Entlastung geben.

Häufig nutzen auch *umlagernde Osteotomien,* die meist bewegungsstabil verschraubt werden. Im höheren Lebensalter ist die Methode der Wahl der plastische Ersatz des gesamten Hüftgelenks mit einer *Totalendoprothese.* Nur ausnahmsweise sollte man bei rein einseitigen Prozessen die Frage der operativen Versteifung diskutieren.

Entzündungen des Hüftgelenks

Wir kennen spezifische und unspezifische Erkrankungen des Hüftgelenks in allen Lebensaltern.

Am schwerwiegendsten ist die sog. unspezifische *Säuglingskoxitis* aufgrund einer bakteriellen Infektion über die Nabelschnur oder andere Eintrittspforten.

Hochgradige Schmerzen und Haltung des Beines in Abspreizung, Außendrehung und Beugung in Verbindung mit auffälligen Allgemeinerscheinungen sind *Alarmzeichen.* Die *Sofortbehandlung* ist unerläßlich und darf keinesfalls allein in der Allgemeinbehandlung der Infektion bestehen. Jeder eitrige *Gelenkerguß* muß *umgehend abpunktiert* werden, da sonst irreversible Druckschädigungen am Gelenk entstehen. Außerdem führt die Druckentlastung des Gelenks zur sofortigen Schmerzbefreiung, zur raschen Erholung und bietet die Möglichkeit, den Eitererreger auszutesten. Nach der Punktion kann ein Antibiotikum in das Gelenk injiziert werden. Durch die umgehende Entlastung, evtl. sogar im Streckzug am Bein, in Verbindung mit der allgemeinen und lokalen Infektionsbehandlung nach der Druckentlastung des Gelenks, besteht die größte Aussicht, das Krankheitsbild schnell zu beherrschen und schwerwiegende Gelenkschäden zu vermeiden.

Ist das Gelenk jedoch bereits weitgehend zerstört, ist dafür Sorge zu tragen, daß das Bein in Mittelstellung steht, damit nicht spätere Operationen zur Beseitigung nachteiliger Kontrakturen notwendig werden.

Jede Infektion erfordert beim Säugling und Kleinkind *erhöhte pflegerische Vorsicht,* damit Flüssigkeitsverlust und Elektrolytverschiebung nicht in kurzer Zeit zum Exitus führen.

Die *eitrige Koxitis* ist auch beim Jugendlichen und beim Erwachsenen möglich. Die Infektion kann auf dem Blutweg oder direkt bei Verletzungen oder Punktionen in das Gelenk gebracht werden.

Auch hier empfiehlt sich neben der Ruhigstellung und der Entlastung die gezielte Allgemein- und Lokalbehandlung. Die baldige Überführung der erkrankten Gliedmaße in günstige Gebrauchsstellung ist ebenfalls

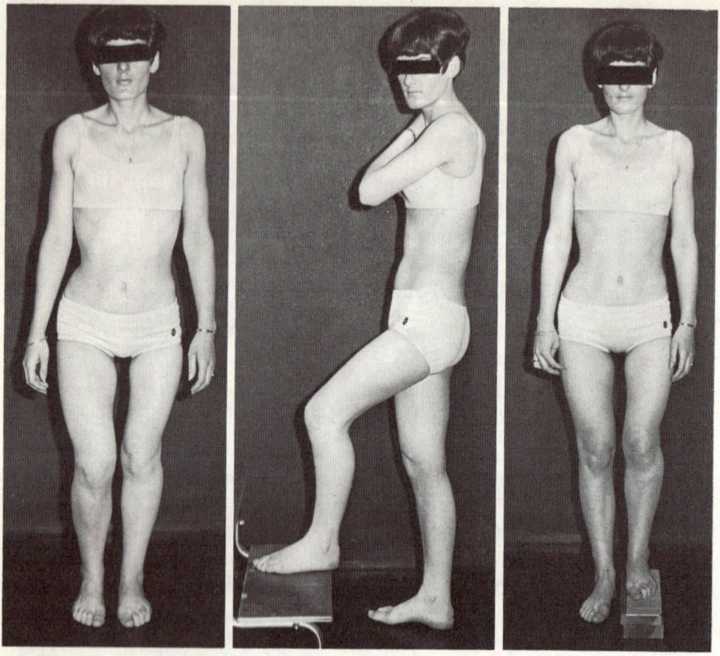

Abb. **112** Ungünstige Einsteifung des Hüftgelenks links bei Coxitis tuberculosa. Die Beugefehlstellung von 45 Grad führt zur zusätzlichen funktionellen Beinverkürzung. Ausgleich einer schmerzhaften Lendenlordose nur bei vorgestelltem versteiftem Bein. Indikation zur operativen Stellungskorrektur.

notwendig, weil die Gefahr der Einsteifung stets besteht. In *Ausnahmefällen,* wenn die Punktionen nicht ausreichen, sind die *Eröffnung des Gelenks* und Drainage notwendig.

Patienten mit septischer oder eitriger Koxitis sind von Kranken, die einer aseptischen Operation zugeführt werden oder frisch operiert sind, zu isolieren.

Die *Coxitis tuberculosa* verläuft schleichender als die septische Koxitis und führt neben der Reduzierung des Allgemeinzustandes zu einer starken schmerzhaften Bewegungseinschränkung mit Atrophie der erkrankten Gliedmaße. Auch hier droht eine zunehmende Abspreiz- und Beugefehlstellung (Abb. **112**).

Wie jeder tuberkulöse Prozeß ist auch hier die Allgemein- mit der Lokalbehandlung zu verbinden. Kann durch Gelenkpunktionen und Herdinstillationen tuberkulostatischer Medikamente der Gelenkprozeß nicht zur Ausheilung gebracht werden, ist frühzeitig die *Herdausräumung* zu planen und die Versteifung des erkrankten Gelenks in günstiger Gebrauchsstellung herbeizuführen.

Da im allgemeinen bei eitrigen Prozessen eine bewegungsstabile Osteosynthese nicht empfehlenswert ist, wird bis zur Ausheilung des Prozesses ein Becken-Bein-Gipsverband angelegt, der besonderer Beobachtung durch das Pflegepersonal bedarf.

Die *rheumatischen Entzündungen* des Hüftgelenks kommen im Gefolge des *Gelenkrheumatimus* und auch der *Bechterewschen Erkrankung* vor. Bei akuten Entzündungen sollte, sofern sie nicht auf die allgemeine und Lokalbehandlung mit antirheumatischen Gelenkinjektionen ansprechen, frühzeitig die operative Entfernung der Gelenkinnenhaut erfolgen. Die *Frühsynovektomie* garantiert, daß der lokale Entzündungsprozeß unterbunden wird und damit die Funktion des Gelenks weitgehend erhalten bleibt.

Die später zwangsläufig auftretende Arthrose muß dann entsprechend behandelt werden.

Nach jeder *Frühsynovektomie* ist besonderes Augenmerk auf die schonende *Mobilisierungsbehandlung* bereits vor Eintritt der Wundheilung zu richten. Im allgemeinen wird man sogar ca. 8 Tage nach der Operation in Narkose eine schonende Lockerung des Gelenks durchführen, damit es nicht zu postoperativen Versteifungen kommt.

Auf die *Lagerung* in die günstige Gebrauchsstellung, d. h. in leichter Beugung bei Mittelstellung des Beines und mittlerer Drehstellung, ist zu achten.

Traumatische Veränderungen im Hüftgelenkbereich

Besonders häufig sind die Schenkelhalsfrakturen, vorwiegend bei Erwachsenen und älteren Leuten. Seltener sind Verrenkungen und Verrenkungsbrüche.

Verrenkungen erfordern die sofortige Reposition in Narkose und die anschließende kurzdauernde Ruhigstellung in Abduktionsstellung. Dies wird am besten mit der Knöchelextension mit Gegenzug im Schritt bewirkt (Abb. **113**).

Verrenkungsfrakturen kommen meistens durch Ausbrüche des hinteren Pfannenrandes zustande. Nur in Ausnahmefällen kann unter einer Dauerextension, am besten mit einem Kondylendraht, in Abduktion und Innenrotation das Gelenk reponiert und der hintere Pfannenrand wieder zur Anheilung gebracht werden.

Vorzuziehen sind die operative Revision und die *Verschraubung des hinteren Pfannenrandes* in anatomischer Stellung.

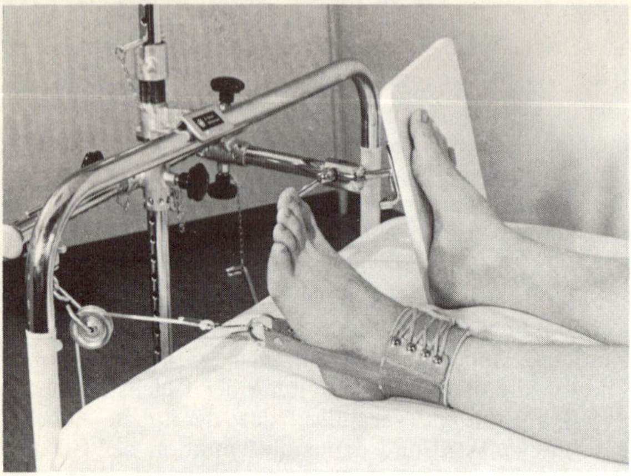

Abb. **113** Bei Extension eines Beines mit der Knöchelmanschette kann am gesunden Bein ein Gegenhalt in Form einer Sohlenplatte notwendig sein, um den Patienten nicht nach unten zum Bett hinauszuziehen.

Bei diesem Eingriff kann man meist erst die Schwere der Gelenkschädigung, vornehmlich der Schädigung des Hüftkopfknorpels, erkennen. Nach der operativen Verschraubung erfolgt die Ruhigstellung in Extension bis zur knöchernen Ausheilung in ca. 5–6 Wochen. Dann ist die schonende Bewegungsbehandlung zunehmend zu steigern.

Zentrale Hüftkopfverrenkungen sind eigentlich *Pfannenbodenbrüche.* Durch Anbringen von Extensionszügen am Bein, besser aber noch direkt am Rollhügel, kann die Reposition vollzogen und die knöcherne Ausheilung abgewertet werden.

Schenkelhalsfrakturen, sofern sie nicht eingekeilt sind und damit frühzeitig belastet werden können, sollen heute unbedingt *operativ* behandelt werden. Die konservative Behandlung kommt lediglich im Kindesalter in Frage. Operativ ist eine stabile Osteosynthese anzustreben. Diese *Osteosynthese* muß zumindest *bewegungsstabil* sein, damit vornehmlich der alte Patient, der ja zumeist betroffen ist, unbelastet im Bett umgehend der Bewegungstherapie zugeführt werden kann.

Besonders gefährdet ist jeder Mensch jenseits des 7. Lebensjahrzehnts. Hier gilt der Satz, daß die *sofortige Operation,* evtl. sogar im Schockstadium, schonender ist als die lange präoperative Vorbereitung und Auftrainierung zur Operation.

Der Unfall- und Operationsschock läßt sich unter dem Einsatz der modernen Möglichkeiten der Anästhesiologie und der Reanimation fast

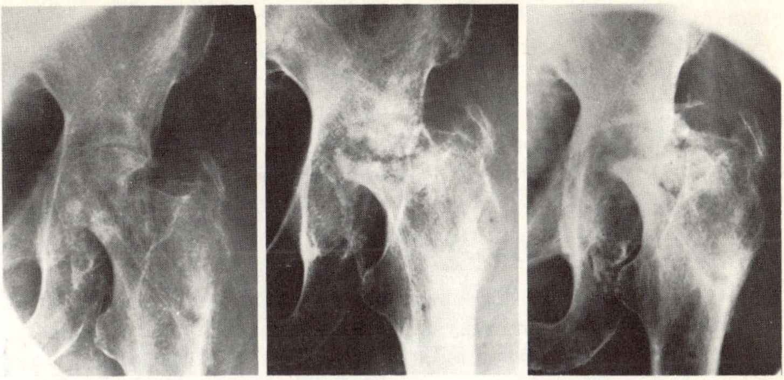

Abb. **114** Hüftkopfnekrose nach Schenkelhalsbruch mit nachfolgender Nagelung. Innerhalb von 2 Jahren ist der Hüftkopf völlig verschwunden.

immer beheben. Längere Bettlägerigkeit unter Schmerzen und Bewegungsunfähigkeit führt aber fast immer zum Tod.

Gelingt die bewegungsstabile Osteosynthese, muß der Patient umgehend aktiviert und krankengymnastisch betreut werden. Mit dem Tilttable, dem Gehwagen und mit Krücken kann er bereits kurz nach dem Eingriff zum Stand gebracht werden.

Da selbst bei bester und sofortiger Versorgung von medialen Schenkelhalsfrakturen die Gefahr der *Nekrose des Hüftkopfes* droht und auch die Möglichkeit der nicht knöchernen Ausheilung, also der *Pseudarthrose* besteht, hat sich heute der sofortige prothetische Ersatz des frakturierten proximalen Femurendes bei alten Patienten bewährt (Abb. **114**).

Das Einsetzen einer *Endoprothese* ist in der Hand des Geübten ein kleiner Eingriff mit einer operativen Belastung von ca. 45 Min. Da die Prothese einzementiert wird, kann der Patient bereits wenige Stunden nach der Operation kurzdauernd auf die Beine gestellt werden.

Daß das ganze Rüstzeug der postoperativen Betreuung des alten Menschen einzusetzen ist, bedarf keiner Erwähnung. Lediglich bei gleichzeitiger Zerstörung der Gelenkpfanne kann der Patient einige Tage auf die Operation vorbereitet werden, bei der dann eine *Totalendoprothese* eingesetzt wird.

Bei schlechterem Allgemeinzustand sollte der prothetische Ersatz des frakturierten Hüftkopfes auch schon im 6. Lebensjahrzehnt erfolgen.

Die *pertrochantären Frakturen* jüngerer Erwachsener können fallweise konservativ behandelt werden. Bei konservativem Vorgehen sind Reposition und Becken-Bein-Gipse oder aber Extensionszüge notwendig; bei operativem Vorgehen erfolgt die bewegungsstabile Osteosynthese mit Frühmobilisation.

Die *Pseudarthrosen des Schenkelhalses* nach Fraktur werden mit Hilfe von umlagernden Osteotomien bewegungsstabil verschraubt.

Bei älteren Menschen ist bei *Hüftkopfnekrosen* nach Frakturen der teilweise oder der totale prothetische Ersatz des Gelenks ratsam.

Tumoren im Hüftbereich

Gutartige Tumoren werden operativ ausgeräumt, mit Knochenspongiosa aufgefüllt und notfalls bewegungsstabil verplattet und verschraubt. Bei bösartigen Tumoren können die radikale Sanierung und der prothetische Ersatz des Gelenks, notfalls mit sonderangefertigten Spezialprothesen, eine längere Überlebenszeit sichern.

Hüftarthrose

Degenerative Veränderungen am Hüftgelenk entstehen entweder auf dem Boden einer angeborenen oder erworbenen Formstörung des Gelenks oder einer aus beliebiger Ursache entstandenen Schädigung des Gelenkknorpels. Alle früheren Erkrankungen und Verletzungen des Hüftgelenks werden früher oder später unter dem Einfluß der alltäglichen Bewegung und Belastung in eine Arthrose einmünden, sofern eine entsprechende zeitliche Lebenserwartung vorliegt.

Im *Frühstadium* können Beschwerden und Bewegungseinschränkungen durch medikamentöse und physikalische Maßnahmen therapeutisch angegangen werden. Vorübergehende Entlastungen und Extensionen sind dann angezeigt.

Der Patient ist darauf hinzuweisen, daß er seinen Aktionsradius einzuschränken hat, sein Gewicht reduziert, bei längeren Gehstrecken auf der Gegenseite einen Stock oder Stockschirm benützt und eine Änderung der Berufstätigkeit vorbereitet, sofern er eine ausschließlich stehende und gehende Tätigkeit hat.

Hier ist der Kranke auf die Hilfen im Rahmen des *Bundessozialhilfegesetzes* (Steuerermäßigung, berufsfördernde Maßnahmen) hinzuweisen.

Nicht selten gelingt es im Frühstadium, durch *operative Maßnahmen* den schicksalsmäßig fortschreitenden Verlauf der Arthrose zu stoppen oder gar eine Rückbildung der schon entstandenen Arthrose herbeizuführen.

Dies geschieht durch muskelentspannende Operationen, durch umlagernde Osteotomien oder gelegentlich durch andere chirurgische Eingriffe.

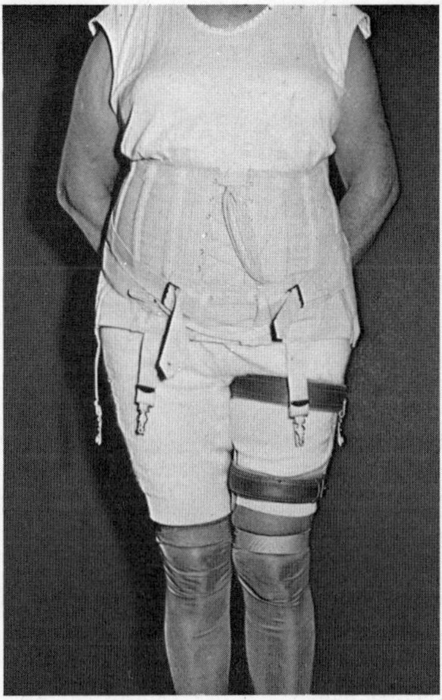

Abb. **115** Hüftrotationsbandage nach Hohmann zur Verhinderung der schmerzhaften An- und Abspreizung sowie Innen- und Außendrehung bei einseitiger Hüftarthrose.

Bei den muskulären und *Weichteiloperationen* werden jene Muskeln durchtrennt, die den Spannungszustand und die Kontraktur im Hüftgelenk hervorrufen. Dieser Eingriff ist relativ klein und kann auch im höheren Lebensalter durchgeführt werden.

Im Anschluß an die Behandlung wird nach vorübergehender Extension mit aktiver und passiver Bewegungstherapie, auch im Wasserbad, der Gang mit Krücken (s. dort) unter Entlastung des operierten Beines gestattet.

Bei den *umlagernden Osteotomien* vermeidet man heute ebenfalls die postoperative lange Gipsfixierung und führt eine bewegungsstabile Osteosynthese mit speziellen Platten und Schrauben durch.

Eine *apparative Behandlung* der Hüftarthrose, vorwiegend mit der sog. Rotationsbandage nach Hohmann, bleibt Ausnahmefällen vorbehalten, besonders dann, wenn der Allgemeinzustand eine Operation nicht empfiehlt (Abb. **115**).

Im *fortgeschrittenen Stadium* wird man zunehmend an operative Maßnahmen denken.

Im *Endstadium* der Hüftarthrose sind prinzipiell mehrere Eingriffe möglich.

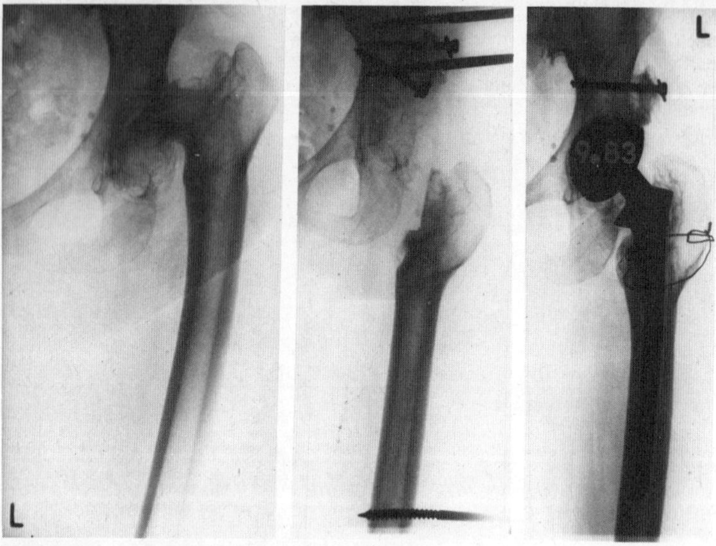

Abb. **116** Bei schwerster, operativ vorbehandelter Luxationsarthrose konnte, nach Voroperation mit Femurkopfresektion und Extension mit Fixateur externe, mit Hilfe einer zementfrei eingebrachten Lord-Totalendoprothese die Wiederherstellung der Funktion bei gleichzeitigem Längenausgleich erzielt werden.

Eine muskuläre Entspannungsoperation wird hier wenig nützen, da das Gelenk schon so zerstört ist, daß durch Muskeldurchtrennung keine wesentliche Änderung des Bewegungsausmaßes erreicht wird.

Bei extremen Fehlstellungen können *Unterstellungsosteotomien* zum Ausgleich der gelenkabhängigen Kontraktur die Umsetzung des Beines in günstige Gebrauchsstellung herbeiführen. Auch diese Osteotomien werden bewegungsstabil verplattet.

Wenn bei jüngeren Patienten *einseitig schwerste Arthrosen* bestehen, sind *Versteifungsoperationen* in Erwägung zu ziehen.

Bei bewegungsstabiler Osteosynthese mit Hilfe spezieller Platten sind postoperative Gipsfixierungen meist zu umgehen. Bei instabilen Fusionsoperationen müssen ein Becken-Bein-Gips primär und später eine Gipshose bis zur knöchernen Einsteifung getragen werden.

Die Methode der Wahl *im höheren Lebensalter* ist der vollprothetische Ersatz des Hüftgelenks mit Hilfe einer *Totalprothese*.

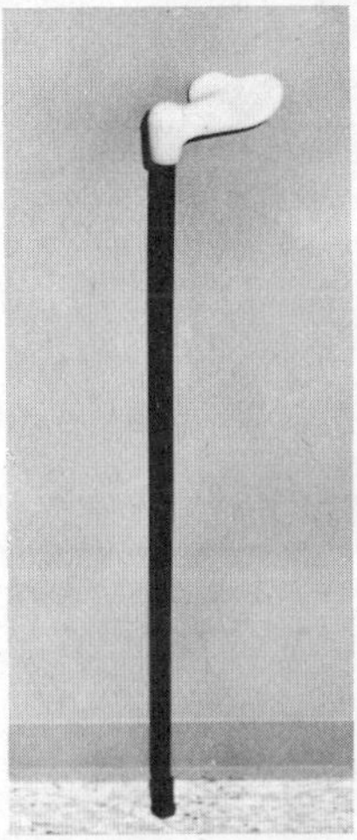

Abb. 117

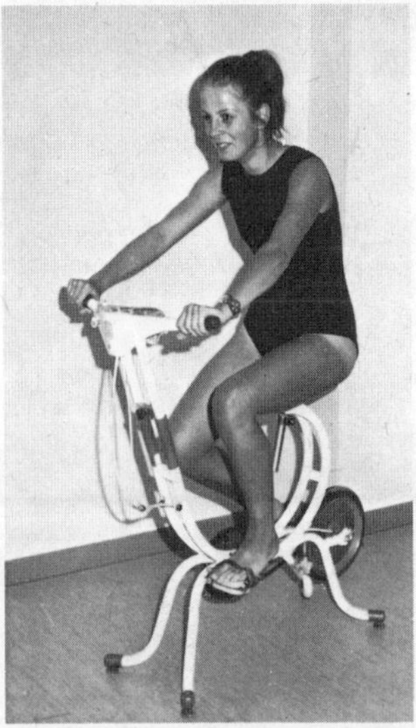

Abb. 118

Abb. **117** Gehstock mit anatomisch geformtem Handgriff (Fischer-Stock), der zur Entlastung des erkrankten Beines auf der Gegenseite benutzt wird.

Abb. **118** Standrad zur funktionellen Bewegungstherapie bei Hüftgelenksverschleiß.

Diese entweder aus gewebefreundlichen Stählen oder Kunststoffen ganz oder teilweise hergestellten Zusammensetzungen von künstlicher Gelenkpfanne und künstlichem Hüftkopf werden mit schnell härtenden Kunststoffen in Becken und Oberschenkel einzementiert. Bei ungestörter Wundheilung kann bereits nach wenigen Tagen mit der aktiven Bewegung begonnen werden. Im allgemeinen kann der Patient nach 8–10 Tagen die ersten Aufstehversuche unternehmen und mit zwei Krücken oder einem Stützstock nach insgesamt ca. 3 Wochen die Klinik verlassen.

In den letzten Jahren werden zunehmend, vorwiegend bei jüngeren Patienten, Totalendoprothesen eingebracht, die sich selbst, auch ohne Verwendung von Knochenzementen, fest in der Pfanne und im Oberschenkelschaft verankern lassen (Abb. **116**).

Die Benützung eines *Stockes* auf der Gegenseite ist bei länger dauernden Belastungen empfehlenswert, um nicht frühzeitig Verschleiserscheinungen auch am Fremdkörpergelenk hervorzurufen (Abb. **117**).

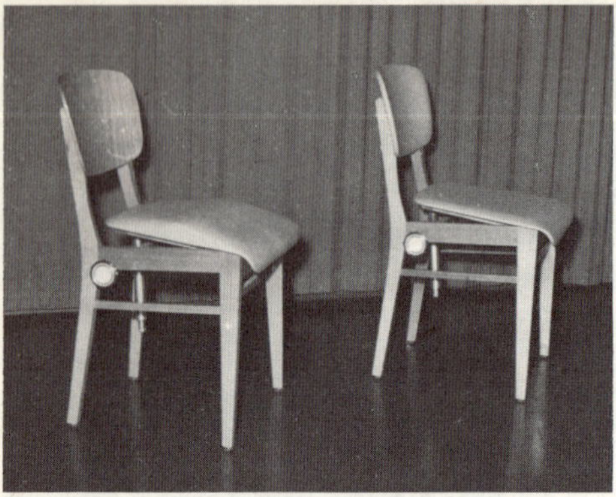

Abb. **119a** Stuhl mit abgeknickter und schräggesteller Sitzfläche zum besseren Sitzen bei versteiftem Hüftgelenk.

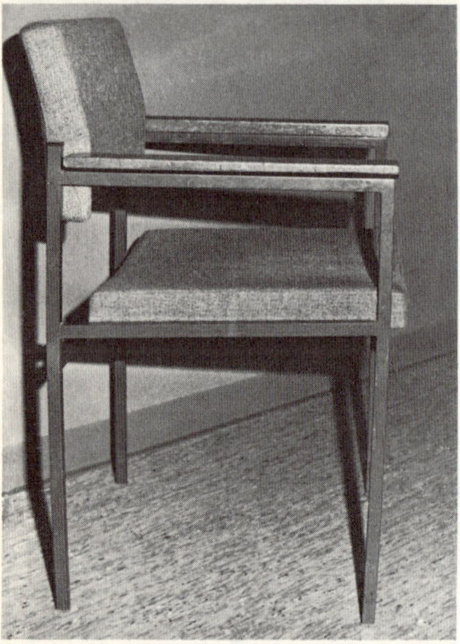

Abb. **119b** Wenig gepolsterter, überhoher Stuhl mit Armlehnen zum besseren Sitzen und Aufstehen bei schmerzhaften und einsteifenden Hüftgelenkaffektionen.

Seltener durchgeführte Eingriffe sind einfache *Resektionen des Hüftkopfes,* um den schmerzhaften Gelenkkontakt zu beseitigen. Danach resultiert infolge der Beinverkürzung und der Instabilität des Gelenks ein deutliches Hinken, weshalb eine gewisse Abneigung gegen diesen früher häufig durchgeführten Eingriff verständlich wird.

Das Hinken kann verringert und die Stabilität des resezierten Hüftgelenks verbessert werden, wenn zusätzlich zur *Hüftkopfresektion eine umlagernde Osteotomie* des Oberschenkels erfolgt. Diese Eingriffe haben in Sonderfällen auch heute noch ihre Berechtigung.

Jeder Hüftoperierte wird mit *allgemeinen Verhaltensregeln* versehen entlassen. Körperliche Überanstrengungen, schweres Heben und Tragen, das pausenlose Zurücklegen längerer Wegstrecken sowie die Sportausübung sind zu reduzieren. Ein Berufswechsel ist notfalls anzustreben.

Über die *Stockhilfe* an der gesunden Seite zur Entlastung wurde bereits gesprochen. Die beste Fortbewegungsart erfolgt auf dem *Fahrrad,* wo der funktionelle Reiz der Hüftbewegung ohne die nachteilige Körperlast sich günstig auswirken wird (Abb. **118**).

Auch *Schwimmen* wird empfohlen, wobei der Kraulbeinschlag vorzuziehen ist. Warme Kleidung, Badekuren, Verbringen des Urlaubs mit Schwimmöglichkeit in warmem Wasser bieten weitere Hilfen.

Niedriges und zu weiches *Sitzgestühl* ist zu vermeiden. Die Sitzfläche des Stuhles am Schreibtisch ist um ca. 8 Grad nach vorne zu neigen (Abb. **119**). Der *Toilettensitz* ist durch Auflegen einer industriell gefertigten käuflichen Brille zu erhöhen.

Das *Anziehen* der Strümpfe geschieht bei Hüftversteifung am besten von hinten. Lange Schuhlöffel und Schuhe ohne Schnürung erleichtern das Anziehen.

Vor jeder Hüftoperation empfiehlt es sich, den Patienten 2 Tage mit dem Gebrauch der Krücken vertraut zu machen, damit er ohne Schwierigkeiten bei bewegungsstabiler Osteosynthese frühzeitig unter Entlastung des Beines das Bett verlassen kann.

Oberschenkel

Im Bereich des Oberschenkels werden vorwiegend muskuläre und knöcherne Operationen zur Beseitigung von Kontrakturen oder Fehlstellungen notwendig.

Hierzu gehören die meist offenen Muskeldurchschneidungen in der Gegend des Hüftgelenks bei Beuge- und Abduktionskontraktur ebenso wie die muskuläre Rückverpflanzung der Kniebeuger auf die körperferne Rückseite des Oberschenkels, um die früheren zweigelenkigen Muskeln zu eingelenkigen Muskeln zu machen und damit vornehmlich bei spastischen Krankheitsbildern die Kniebeugekontraktur ebenso zu verringern wie die Hüftbeugekontraktur.

Seltener treten im Bereich des Kniestreckmuskels oberhalb der Kniescheibe *spontane Muskelrisse* auf, die dann genäht werden müssen. Hier sind mitunter plastische Eingriffe notwendig, weil der gerissene Kniestreckmuskel sehr schnell schrumpft.

Die *postoperative Betreuung* bei der Quadrizepsruptur und auch bei den anderen Eingriffen im Bereich der Muskulatur hat das Ziel, die Ruhigstellung im Gipsverband oder in der Gipsschale so lange durchzuführen, bis die Muskelnähte ausreichend fest sind, was ungefähr 3 Wochen Zeit erfordert. In der Zwischenzeit müssen jedoch unter Anleitung aktive Anspannungsübungen der Muskeln vom Patienten selbständig durchgeführt werden.

Frakturen und Pseudarthrosen des Oberschenkels

Auf die Behandlungen der unkomplizierten und komplizierten frischen Frakturen im Oberschenkelbereich kann in diesem Rahmen nicht näher eingegangen werden. Die Therapie erfolgt nach den Regeln der Traumatologie entweder konservativ oder operativ mit Hilfe der Metallosteosynthese (Abb. **120**).

Fehlgeheilte Frakturen erfordern die stellungskorrigierende *Osteotomie,* die am besten anschließend bewegungsstabil vereinigt wird, was mit Küntscher-Nagel oder Platten in manchen Fällen möglich ist.

Infizierte Frakturen oder *Osteomyelitiden* sind ebenfalls operativ anzugehen, auszuräumen und mit einer Spüldrainage zur lokalen Herdinstal-

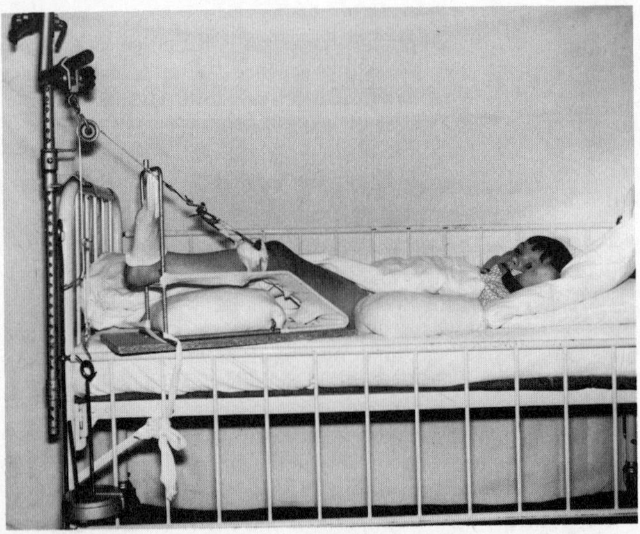

Abb. **120** Schienenbeinkopf-Drahtextension bei kindlichem Oberschenkelschaftbruch. Zur Vermeidung eines Spitzfußes wird mit Hilfe einer Trikotschlauchbinde auch der Fuß leicht suspendiert.

lation zu versehen, damit zusätzlich zur Allgemeinbehandlung der Infektion auch noch die Lokalbehandlung erfolgen kann (Abb. **121**).

Wesentliche orthopädische Maßnahmen sind die *Stellungskorrekturen* bei *Achsenfehlstellungen,* gleich welcher Art, und die Verlängerungs- oder Verkürzungsoperationen (Abb. **122**).

Voraussetzung für alle diese Eingriffe sind Osteotomien zur Durchtrennung der Knochenkontinuität mit nachfolgender, ausgleichender Korrektur und anschließender interner oder externer Fixation.

Verkürzungsosteotomien werden am gesunden Bein vorgenommen und sind dann angezeigt, wenn nicht mehr als 4 cm Längendifferenz bestehen. Verkürzende Eingriffe sind im allgemeinen kleinere Operationen als die zur Verlängerung führenden Eingriffe. Der Nachteil, daß alle mit der Operation verbundenen Risiken die gesunde Gliedmaße betreffen, muß hierbei in Kauf genommen werden (Abb. **123**).

Verkürzungsosteotomien werden auch gelegentlich mit der gleichzeitigen *Verlängerungsoperation* der Gegenseite kombiniert. Dann wird über einem Küntscher-Nagel zuerst die verkürzte Seite osteotomiert und extendiert. Wird eine entsprechende Extension erzielt, setzt man in zweiter Sitzung das zur Verkürzungsosteotomie auf der gesunden Seite herausgenommene Knochenstück als Überbrückungsspan an der Seite der Verlängerungsosteotomie ein.

Verlängerungsosteotomien sind meist *sehr aufwendige Operationen,* besonders dann, wenn sie bei größeren Längendifferenzen ausgeführt werden (Abb. **124** u. **125**).

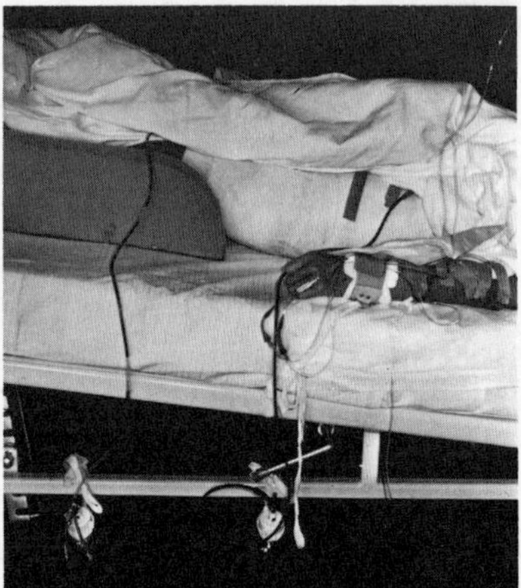

Abb. **121** Lagerung nach einer Oberschenkeloperation mit noch liegenden Redon-Drainagen in einer Schaumstoffschiene.

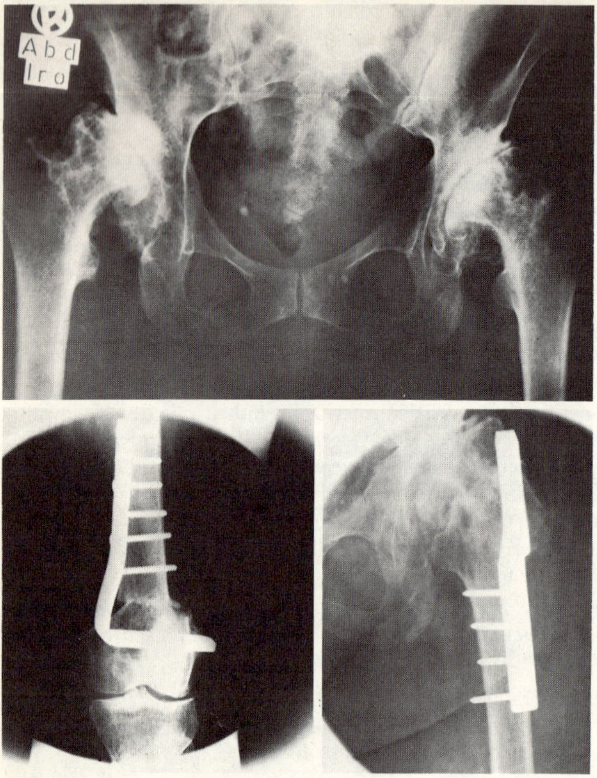

Abb. **122** Doppelseitige Subluxationsarthrose der Hüfte und X-Bein-Arthrose links. Die doppelte operative Stellungskorrektur am li. Bein führte zur Besserung der Fehlstellung und der Beweglichkeit sowie zur weitgehenden Entschmerzung.

Heute sind bei größeren Längendifferenzen nach Durchführung von Osteotomien bei Erhaltung des Periostschlauches perkutan angebrachte *Zuginstrumente* in Verwendung. Diese haben den *Vorteil,* daß ein Gipsverband nicht notwendig ist und die Nachbargelenke gut bewegt werden können. Der *Nachteil* besteht in der *Gefahr der Sekundärinfektion* der Bohrkanäle mit Fistelungen. Abgesehen davon, können bis zur knöchernen Verheilung dieser gesetzten Osteotomien bis zu 12 Monate vergehen, während derer der junge Patient zu betreuen ist.

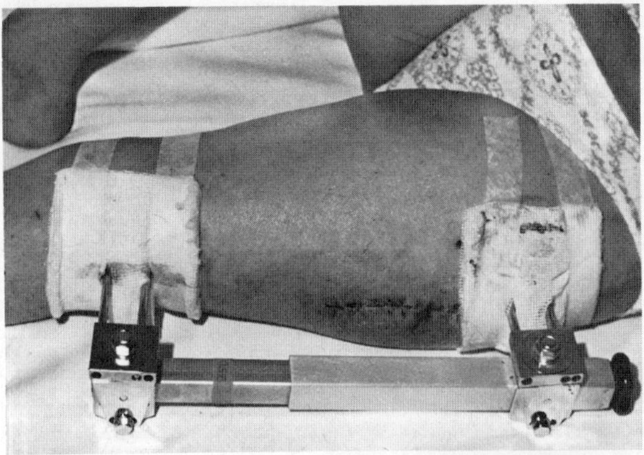

Abb. **123a**

Abb. **123b**

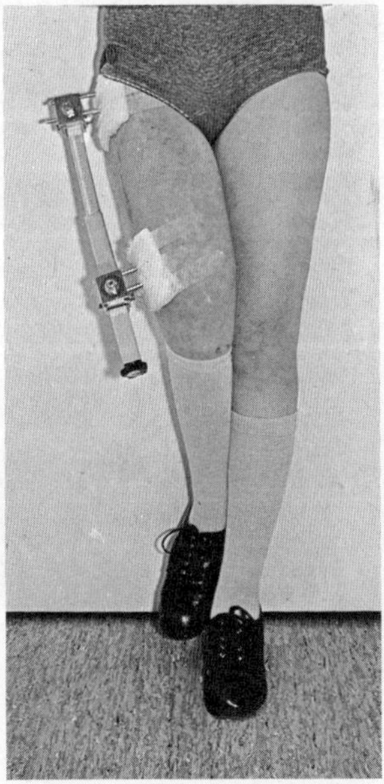

Abb. **123a** u. **b** Verlängerungsoperation am li. Oberschenkel mit Hilfe der äußeren Fixation nach Wagner. Da der Patient selbständig jeden Tag durch Drehung an der Schraube die langsame Verlängerung durchführt, ist mit zwei Unterarmstockstützen eine Entlassung in häusliche Behandlung möglich.

Die *operativen Eingriffe* am wachsenden Skelett *an der Wachstumsfuge* zwecks der temporären oder permanenten Blockierung des Wachstums stellen pflegerisch keine besonderen Probleme, da nur eine Ruhigstellung bis zur Wundheilung erforderlich ist.

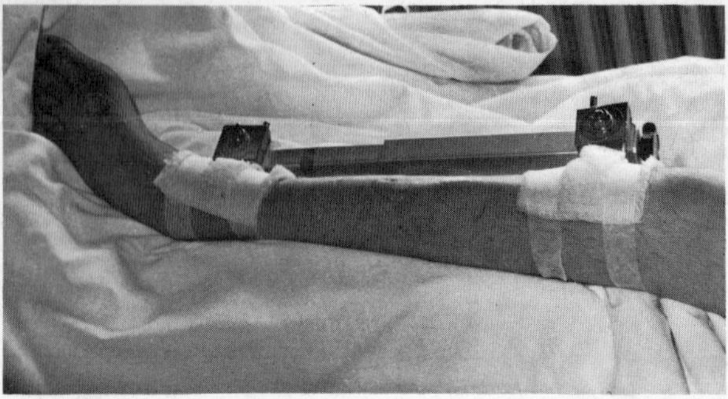

Abb. **124** Diese Verlängerungsoperation nach Wagner ist auch am Unterschenkel durchführbar.

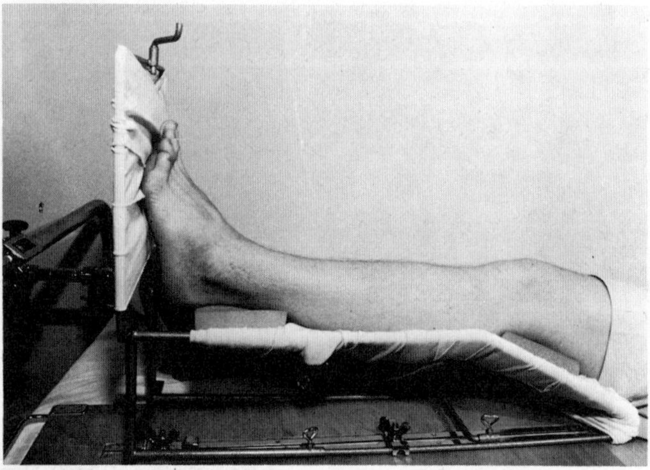

Abb. **126** Bei der Lagerung auf der Braunschen Schiene ist darauf zu achten, daß kein Druck am Wadenbeinköpfchen auftritt. Die Achillessehne kann zusätzlich mit einem Schaumgummipolster unterlegt werden.

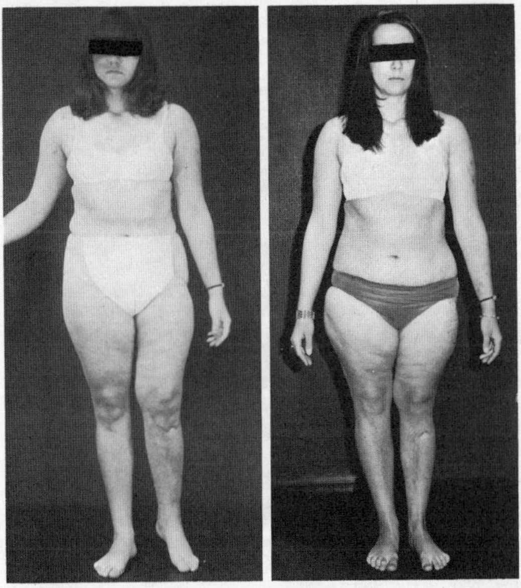

Abb. **125** Beinlängendifferenz nach Hüftgelenktuberkulose links. Längenangleich durch Verkürzungsosteotomie auf der re. Seite.

Kniegelenk

Kniegelenkergüsse können die verschiedenen Ursachen haben: Entzündungen, Verletzungen, statische Abweichungen der Beinachsen, freie Gelenkkörper, Schädigungen des Bandapparates oder der Menisken oder andere, vielfach unklare Reizerscheinungen. Auch eitrige oder blutige Gelenkergüsse kommen vor.

Die Behandlung der Ergüsse richtet sich nach dem Grundleiden.

Die *Klärung der Diagnose* muß mit Hilfe des *Einsatzes des gesamten diagnostischen Rüstzeuges* erfolgen. Nach der sofortigen Druckentlastung durch *Punktion,* wobei auch Material für die spezielle bakteriologische Untersuchung gewonnen werden kann, erfolgt die *Lagerung* auf einer Schiene in leichter Beugestellung des Kniegelenks.

Die Lagerung auf der *Braunschen Schiene* oder einer anderen Knieschiene kann schwere Folgen haben, wenn Wadenbeinköpfchen und

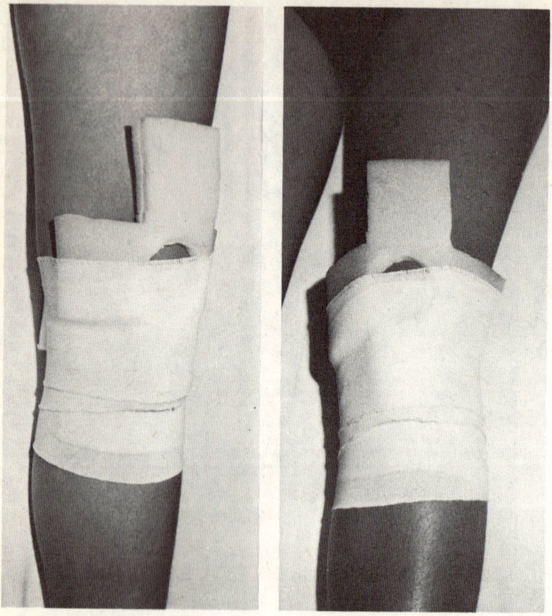

Abb. **127** Kompressionsverband mit Schaumgummikreuz bei Kniegelenkserguß. Zur Darstellung des Schaumgummikreuzes ist der Verband nur zur Hälfte angewickelt.

Wadenbeinnerv nicht hohlgelegt sind. Diese Lagerung ist bei noch nicht voll aus der Narkose erwachten Patienten, besonders im Anschluß an Operationen am Kniegelenk, kurzdauernd zu überwachen. Ist der Patient noch nicht ansprechbar, ist in Abständen von 10–20 Min. ein Reiz an der Fußsohle auszuüben, um zu sehen, ob der Fuß aktiv gehoben und proniert (einwärts gekippt) wird. Ein Schaumgummipolster wird unter den körperfernen Oberschenkel ebenso wie unter die Wade gelegt, damit das Wadenbeinköpfchen hochliegt. Schnürende Verbände sind zu durchtrennen und lose anzuwickeln (Abb. **126**).

Die Beschränkung der Flüssigkeitszufuhr, die gleichzeitige Entwässerung und Kompressionsverbände, notfalls unter Verwendung von Schwämmen, die die Aussparung des Druckes auf die Kniescheibe erlauben, helfen die Zeit bis zur Klärung der Ursache zu überbrücken oder können den Erguß zum Verschwinden bringen (Abb. **127**).

Bei jeder Knieaffektion ist darauf zu achten, daß der Patient häufig seinen Kniestreckmuskel anspannt, so als wolle er das Kniegelenk strekken. Dieses sog. *Payrsche Patellarspiel* garantiert neben der Ruhigstellung in Beugung des Kniegelenks die frühe Wiederherstellung der freien Kniegelenkbeweglichkeit (Abb. **128**).

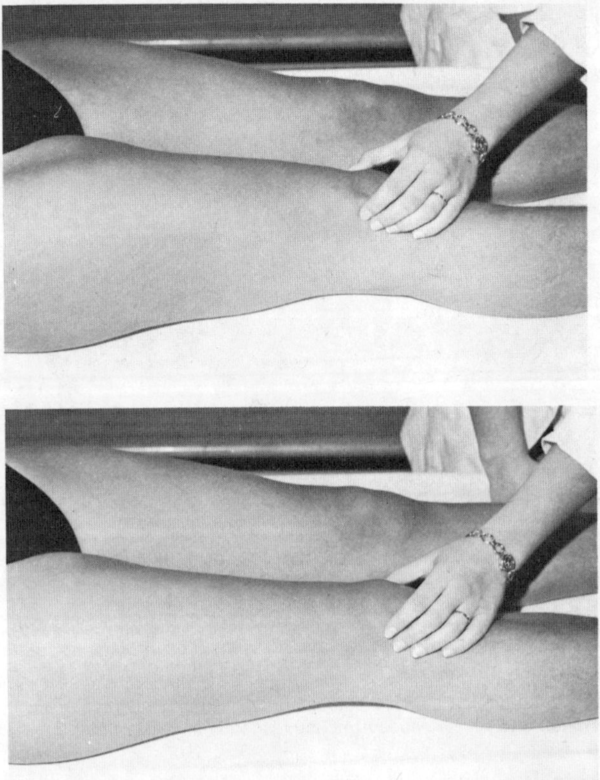

Abb. **128** Anspannungsübungen des Kniestreckmuskels nach Operationen im Kniegelenksbereich zur Auftrainierung der Streckmuskulatur.

Arthroskopische Diagnostik und arthroskopische Operationen am Kniegelenk

Von F. Stewen

Die Gelenkspiegelung (Arthroskopie) wird zur Zeit noch überwiegend am Kniegelenk durchgeführt. Klinisch und röntgenologisch nicht exakt nachweisbare krankhafte Veränderungen, insbesondere im Bereich der vorderen ⅔ des Kniegelenkbinnenraumes, können abgeklärt und gezielte Therapiemaßnahmen festgelegt werden. Zudem ist im Rahmen der diagnostischen Arthroskopie noch die Entnahme von Gewebsproben zur feingeweblichen Untersuchungen möglich.

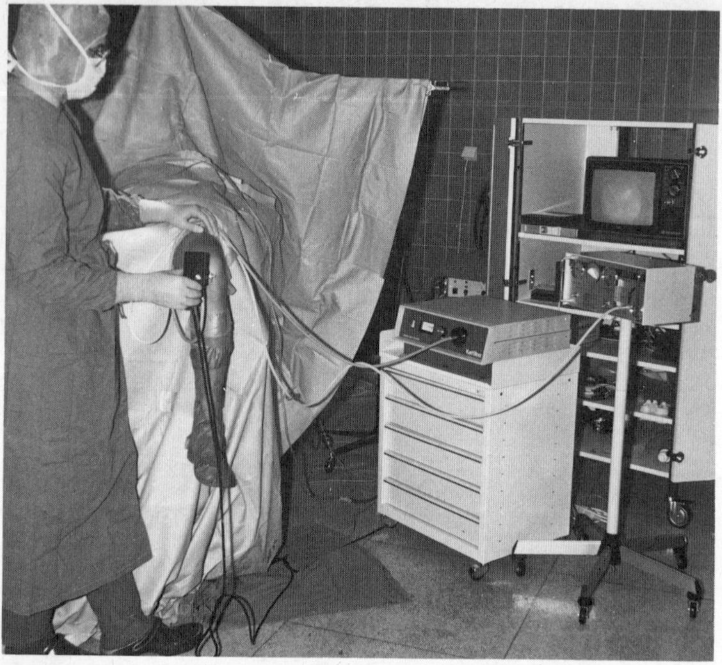

Abb. **129** In das Kniegelenk eingeführte Optik mit Videokamera. Lichtleitkabel und Schlauch für Gasfüllung. Lichtquelle und Arthropneugerät zur Gasfüllung (Mitte), Monitor und Magnetbandaufzeichnungsgerät (im Hintergrund).

Auch lassen sich operative Eingriffe mit Hilfe des Arthroskopes durchführen, beispielsweise die Entfernung von freien Gelenkkörpern, teilweise oder vollständige Meniskusresektionen, Meniskusnähte, Durchtrennung von Schleimhautfalten, partielle Synovektomien, Knorpelglättungen und sogar Ersatzplastiken des vorderen Kreuzbandes.

Die Arthroskopie wird unter sterilen Bedingungen im Operationssaal, meist in rückenmarksnaher Betäubung oder auch in Allgemeinnarkose, durchgeführt.

Durch einen kleinen Hautschnitt wird eine starre Optik in die Gelenkhöhle eingeführt. Die Ausleuchtung des Gelenks erfolgt durch Lichtleitfasern in der Optik. Der Gelenkraum wird durch Flüssigkeits- oder Gasfüllung aufgedehnt. Die bei der Inspektion erhobenen Befunde können mit Hilfe von Fotokameras oder, bei vorhandenem Videosystem, durch Magnetbandaufzeichnung dokumentiert werden (Abb. **129**).

Bei der diagnostischen Arthroskopie können verdächtige Befunde mit einem Tasthäkchen, welches durch eine zusätzliche Hautinzision eingeführt wird, häufig besser nachgewiesen werden. Bei den arthroskopischen Operationen werden speziell entwickelte Instrumente ebenfalls durch zusätzliche kleine Hautinzision in das Gelenk eingeführt, und die Eingriffe werden unter Sicht durch das Arthroskop vorgenommen.

Wie bei jeder invasiven Diagnostik oder bei operativen Eingriffen sind auch bei der Arthroskopie Komplikationsmöglichkeiten gegeben; hier sind, außer den Gelenkinfektionen, insbesondere Knorpelschädigungen durch das starre Arthroskop zu nennen.

Nach Durchführung der Arthroskopie müssen Maßnahmen zur Vermeidung von Kapselschwellungen oder Ergußbildungen durchgeführt werden. Dazu dienen der postoperativ angelegte Kompressionsverband und eine kurzfristige, meist zweitägige Hochlagerung des Beines, evtl. zusätzlich lokale Kälteanwendungen und die Gabe von entzündungshemmenden, abschwellenden Medikamenten ferner die Schonung und zumindest Teilentlastung des betroffenen Kniegelenks über eine unterschiedlich lange Zeitdauer, entsprechend der durchgeführten Maßnahme.

Veränderungen an der Kniescheibe

Die häufigste Veränderung an der Kniescheibe ist die *habituelle Luxation der Patella,* die entweder angeboren oder erworben sein kann. Sie wird operativ durch spezielle *Fesselungs- oder Verlagerungsoperationen* der Kniescheibe behandelt, falls nicht ein sehr starkes bestehendes *X-Bein* zur Stellungskorrektur des Beines zwingt. Je nach Art der operativen Zügelung der Kniescheibe sind eine mehrwöchige Ruhigstellung und eine anschließende aktive Bewegungstherapie erforderlich.

Bei jeder *Bewegungstherapie* ist primär – einzige Ausnahme bildet die Zuggurtung der Kniescheibenquerfraktur – die Wiederherstellung der Streckung zu üben, während die Kniebeugung, vorwiegend spielerisch und ohne Gewaltanwendung erreicht werden soll.

Jeder forcierte Bewegungsversuch wird mit einem Kniegelenkerguß beantwortet.

Nur in Ausnahmefällen muß man bei der gewohnheitsmäßigen Verrenkung der Kniescheibe, besonders wenn ein Gleitlager für die Kniescheibe auf angeborener Grundlage überhaupt nicht vorhanden ist, die Patella entfernen.

Kniescheibenbrüche entstehen entweder *indirekt,* vorwiegend durch Muskelzug, und sind dann *Querbrüche* der Kniescheibe, oder *direkt* durch Traumaeinwirkungen und imponieren als *Splitter-* oder *Sternbrüche.*

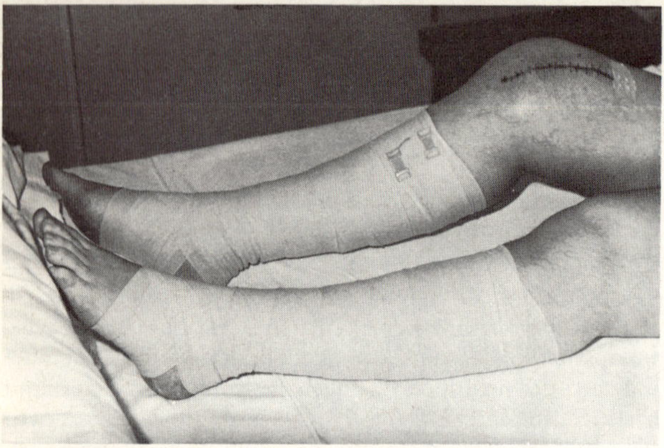

Abb. **130 a** Wickelung der Beine mit elastischen Binden vor den ersten Aufstehversuchen. Hier nach Kniegelenkoperation.

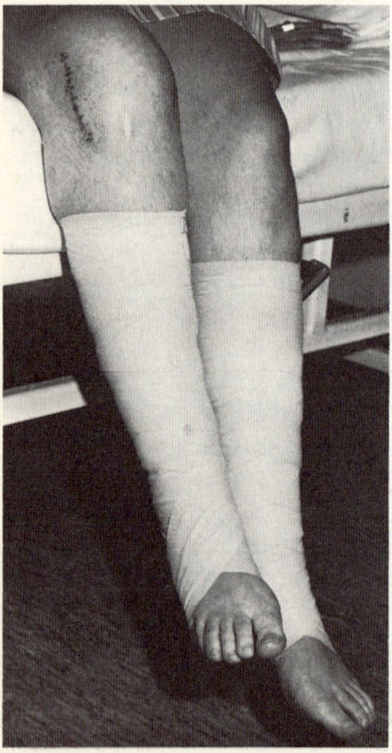

Abb. **130 b** Die Wickelung ist so lange durchzuführen, bis bei längerem Herabhängen der Beine postoperativ keine Stauungserscheinungen und Blauverfärbungen mehr auftreten.

Die stabile *Osteosynthese* nach anatomischer Wiederherstellung der Kniescheibe ist zu versuchen. Sie gelingt meist nur vollkommen bei Querfrakturen.

Eine besondere Fixationstechnik im Sinne der *Zuggurtungsdrahtung* der Kniescheibe ermöglicht, daß aktive Beugeübungen schon kurz nach der Operation durchführbar sind, während die Streckung zumindest aktiv unbedingt vermieden werden muß. Durch diese funktionelle Behandlung kommt es zur schnellen und sicheren Ausheilung der Fraktur in ca. 6–8 Wochen.

Wurde eine *Kniegipshülse* angelegt und kann der Patient – dies gilt auch für andere Operationen im Kniebereich – damit belasten, ist für die *Erhöhung des Absatzes auf der gesunden Seite* um ungefähr 1 cm vorübergehend Sorge zu tragen, damit das steifgestellte Bein beim Gelenk besser durchgeschwungen werden kann.

Die *Kniebinnenschäden* sind entweder Schädigungen des *seitlichen Bandapparates* mit seitlicher Instabilität des Kniegelenks, Schädigungen des *Kreuzbandapparates* mit mangelnder Fixierungsmöglichkeit gegenüber Vor- und Rückgleiten des Schienbeinkopfes oder *Meniskusschäden.*

Bei konservativen und auch operativen Therapiemaßnahmen zur Behebung eines Bänderschadens ist die entsprechende Ruhigstellung im Gipsverband notwendig.

Wurde der Fuß nicht mit eingegipst, entstehen dort leicht *Stauungserscheinungen,* besonders beim Herabhängen des Fußes oder beim Gehen. Eine Bandagierung ist daher zusätzlich zu empfehlen, falls man nicht vor Anlegung des Gipses einen Zinkleimverband angewickelt hat (Abb. 130).

Bei der *operativen Behandlung* mit nachfolgender Gipsfixierung kann besonders in der direkten postoperativen Phase ein *Kniegelenkerguß* auftreten, der dann zu starken Spannungserscheinungen mit Schmerzen unter dem Gipsverband führt. Hier ist rechtzeitig für die ausreichende Spaltung der Gipshülse Sorge zu tragen. Notfalls muß eine *Punktion* veranlaßt werden.

Schädigungen der Menisken kommen im allgemeinen früher oder später zur operativen Behandlung. In der postoperativen Phase erfolgt fast ausschließlich die Lagerung auf der Braunschen Schiene.

Auch hier treten *postoperativ Gelenkergüsse* auf, die zu starken Schmerzen unter dem Verband führen können. Es empfiehlt sich daher, den primär nach der Operation angelegten Verband bereits in den Abendstunden etwas zu lockern (Papierbinden aufschneiden, Polsterung kontrollieren!).

Größtes Augenmerk ist auf die gute Entlastungslagerung des Wadenbeinköpfchens zu legen, damit nicht eine *Peronäusschädigung* resultiert.

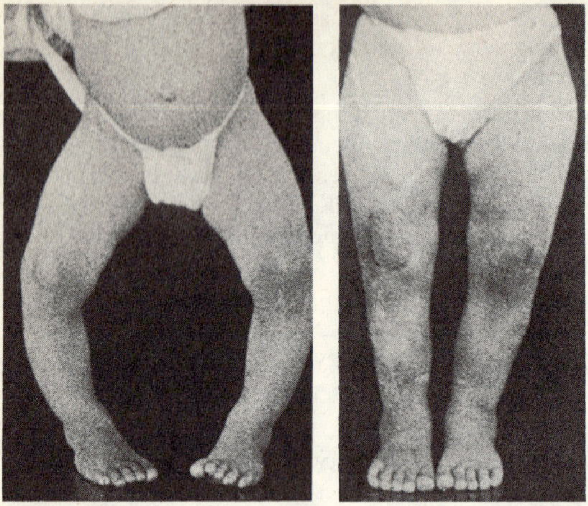

Abb. **131** Extreme rachitische O-Beine vor und nach operativer Stellungskorrektur.

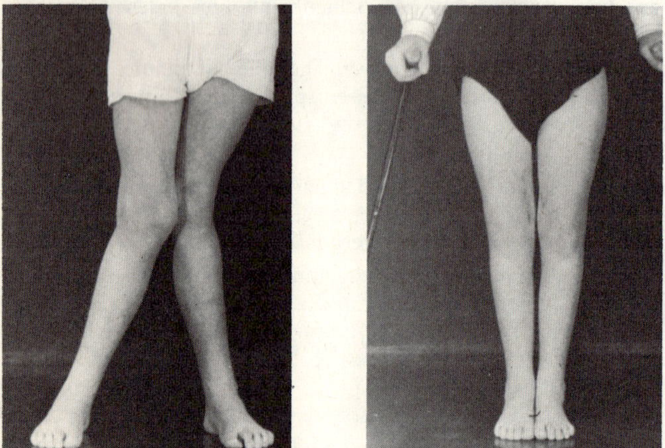

Abb. **132** Extreme X-Beine vor und nach der operativen Stellungskorrektur.

Auch hier erfolgt gleich nach der Operation das aktive Anspannen des Kniestreckmuskels. Echte *Kniestreckübungen* werden im allgemeinen nach 5–7 Tagen begonnen, wenn auch das Bein von der Braunschen Schiene genommen wird. Die *Beugung* sollte nur schonend und aktiv geübt werden, da sie sich von selbst einstellt, wenn ein Reizzustand unterbleibt.

Im allgemeinen gilt für die Nachbehandlung von Kniebinnenschäden, daß die Bewegung um so schneller wiederkehrt, je weniger die Nachbehandlung das Kniegelenk reizt.

Achsenfehler im Bereich des Kniegelenks können X-Beine, O-Beine und das Genu recurvatum sein (Abb. **131** u. **132**).

Die Korrektur erfolgt im Kindesalter im allgemeinen mit nachfolgender Ruhigstellung im Gipsverband bis zur knöchernen Ausheilung.

Bei Erwachsenen wird auch hier mehr und mehr die stabile Osteosynthese vorgezogen, die eine frühzeitige Mobilisierungstherapie erlaubt.

Ebenso wie bei geplanten Hüftoperationen sollte mit den erwachsenen Patienten kurz vor der Operation der *Gang mit Krücken* eingeübt werden.

Auch nach diesen Operationen ist auf die Funktion des *Wadenbeinnervs* zu achten, da er auch hier besonders gefährdet ist.

Degenerative Erkrankungen im Kniegelenk sind die Bildung von freien Körpern, die Kniescheibengleitwegarthrose, die Chondropathie der Patella und die eigentliche *Gonarthrose.*

Freie Körper, meist auf der Grundlage der *Osteochondrosis dissecans,* werden operativ entfernt. Die *Chondropathie der Patella,* jener Knorpelschaden an der Rückseite der Kniescheibe, kann schon im 2. Lebensjahrzehnt behandlungsbedürftig werden. Bei Funktionsstörungen im Gleitlager der Kniescheibe, vorwiegend im Sinne einer Subluxation der Patella, können Zügelungsoperationen wie bei der Kniescheibenverrenkung erfolgreich sein.

Ist der Knorpel zu sehr gestört, kommt eine *Knorpelplastik* oder gar die *Patellektomie* in Frage.

Danach muß besonderer Wert auf die frühzeitige, schonend mobilisierende Behandlung gelegt werden.

Bei der *Arthrose des Kniescheibengleitlagers* und auch des eigentlichen *Kniegelenks* kann man mit Extensionen, lokalen physikalischen Maßnahmen, medikamentöser Behandlung, aber auch mit intraartikulären Injektionen konservativ Therapieerfolge erreichen. Ausnahmsweise ist die apparative Behandlung erforderlich (Abb. **133**).

Bei leichteren und mittelschweren Arthrosen des Kniegelenks kommt die Gelenktoilette mit Entfernung aller knöchernen Randzacken, der geschädigten Meniski, notfalls unter zusätzlicher Herausnahme der Kniescheibe, ohne oder mit Osteotomie vornehmlich im Bereich des Schienbeinkopfes, zur gleichzeitigen Verbesserung der Achsenstellung des ganzen Beines, in Frage (Abb. 134–137).

Dieser Eingriff, der gelegentlich mit verschiedenen anderen Maßnahmen zur Besserung der Durchblutung der Gelenkgegend und mit Dener-

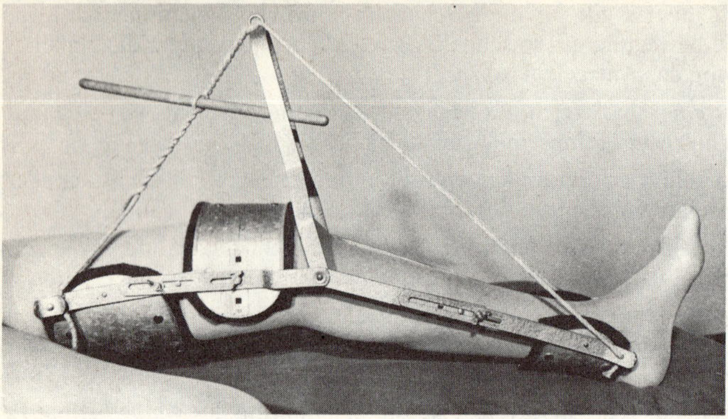

Abb. **133** Bei hartnäckigen Kniebeugekontrakturen kann der sog. Schede-Quengel Verwendung finden. Dreht man ihn um 180 Grad, ist mit Hilfe dieses 3-Punkt-Prinzips auch eine Quengelung im Beugesinne bei Strecksteifen möglich.

vierungen verbunden wird, ist nur in der Hand des Geübten bei gleichzeitiger Durchführung einer entsprechenden Nachbehandlung wirkungsvoll. Dann sind die Ergebnisse so gut, daß selbst im höheren Alter dieses Vorgehen vertretbar wird.

Da im Anschluß an diese Gelenktoiletten vorübergehend blutige Ergüsse im Gelenk auftreten und außerdem leicht die Gefahr einer *Lötsteife des Kniegelenks* besteht, ist für die mehrmals tägliche Umlagerung des Kniegelenks in Beugung und in Streckung Sorge zu tragen.

Gleichzeitig setzt die aktive Übung des Patellarspiele ein. Lassen wenige Tage nach der Operation die Schmerzen nach, muß auch die aktive Bewegungstherapie unter Anleitung der Krankengymnastin begonnen werden.

Versteifungsoperationen und plastische Eingriffe am Kniegelenk
Operative Versteifungen des Kniegelenks können aus verschiedenen Ursachen nötig werden. Tunlichst ist auch hier die bewegungsstabile Osteosynthese durch innere oder äußere Fixierung mit Hilfe von Metallen anzustreben, so daß dem Patienten der Gipsverband erspart bleibt und frühzeitig mit dem unbelasteten Aufstehen begonnen werden kann (Abb. 139).

Wird die Arthrodese nicht bewegungsstabil durchgeführt und wird das Anlegen eines Gipsverbandes erforderlich, muß bis zur Herstellung eines Gehgipsverbandes ca. 4–8 Wochen gewartet werden.

Fremdkörperarthroplastiken werden auch am Kniegelenk in Sonderfällen der Gelenkschädigung zunehmend durchgeführt. Hier gilt es, post-

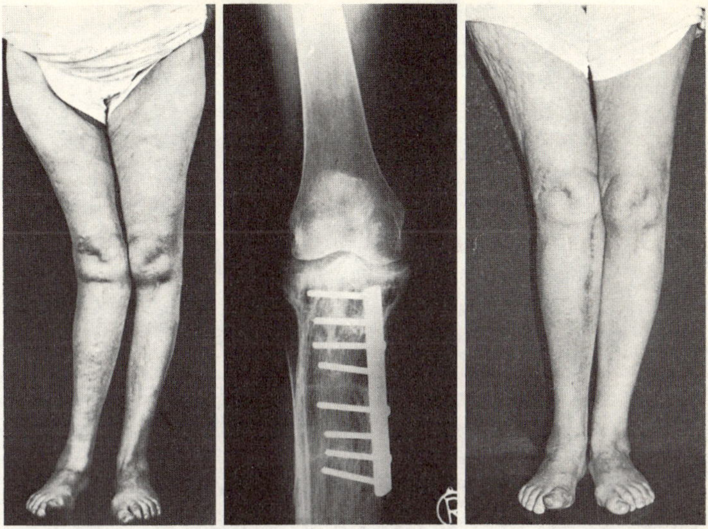

Abb. **134** Schwerstes X-Bein re. bei Pagetscher Erkrankung re. Die Osteotomie wurde mit einer AO-Platte bewegungsstabil fixiert. Ergebnisbild 8 Jahre nach der Behandlung.

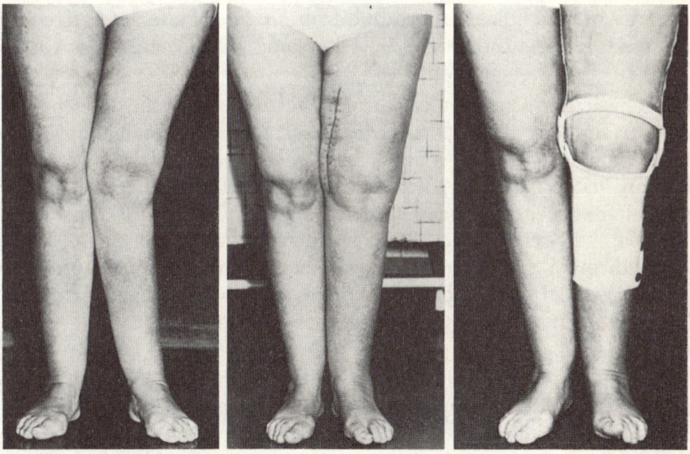

Abb. **135** Extreme Beinachsenfehlstellungen führen zu einer starken Lockerung des Seitenbandapparates des Kniegelenks. Hier wurde nach vollzogener Stellungskorrektur zum Schutz des gleichzeitig gerafften Knieinnenbandes eine leichte fixierende Schiene vorübergehend nötig.

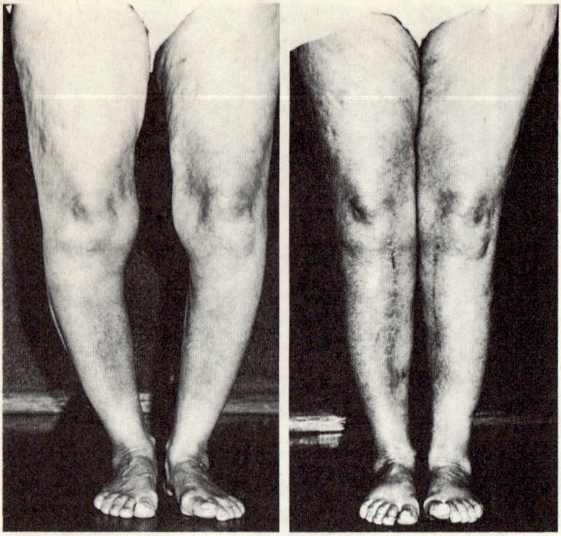

Abb. **136** Schwerste O-Bein-Arthrose vor und nach der Behandlung.

operativ durch Umlagerungen und frühzeitig mit Hilfe der aktiven und passiven Bewegungstherapie die schonende *Mobilisierung* des Kniegelenks zu ermöglichen (Abb. **140**).

Bei schwersten Kniegelenksarthrosen hat man die Wahl zwischen der operativen Versteifung (Kniearthrodese) oder der Totalendoprothese. Bei einseitigem Befall, besonders bei Menschen bis 50 Jahren, wird man sich auf jeden Fall zur Arthrodese entschließen. Bei älteren Patienten, doppeltem Kniegelenksbefall und bei jüngeren Polyarthritikern hat man die Wahl zwischen zwei verschiedenen Alloarthroplastiken. Ist die Bandführung des Gelenks noch gut, kann man sog. Schlittenprothesen einbringen. Bei schlechter Bandhaft und bei hochgradigen Achsenfehlern wird man sich zur Stielendoprothese entschließen.

Grundsätzlich gilt, daß der endoprothetische Ersatz des Kniegelenks noch nicht so ausgereift ist wie die künstliche Hüftarthroplastik. Natürlich sind auch hier Kunstgelenke vermindert belastbar und bedürfen der allgemeinen Schonung, damit sie sich nicht frühzeitig auslockern. Ist eine Schlittenprothese ausgelockert, kann man sie durch eine Stielendoprothese ersetzen. Größte therapeutische Probleme treten bei Auslockerung einer Stielendoprothese auf. Ist eine operative Versteifung anschließend nicht mehr durchführbar, läßt sich die apparative Versor-

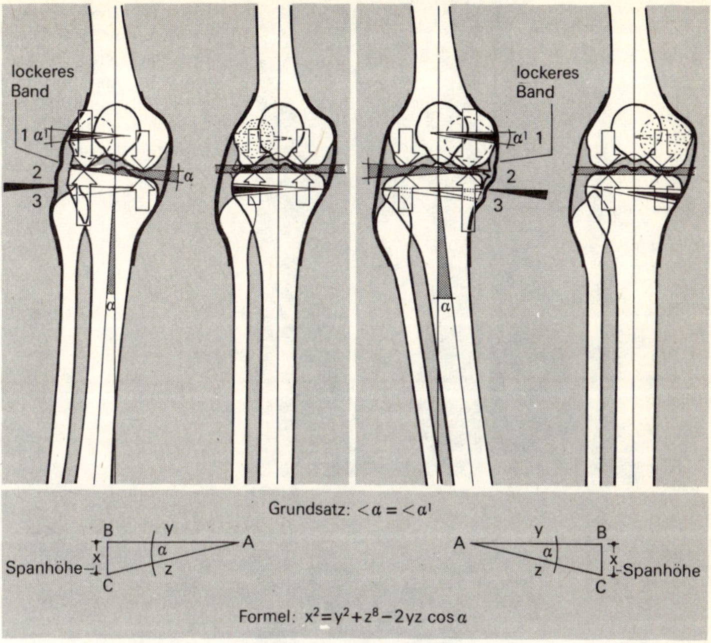

Abb. **137** Zur Behandlung der O-Bein- oder X-Beinarthrose haben wir eine kombinierte, biomechanisch und biologisch wirksame Kniegelenksarthroplastik vorgeschlagen. Dieses Prinzip hat sich außerordentlich bewährt, weil keine Fremdmaterialien eingebracht werden müssen und auch postoperativ ein Gipsverband entfällt. 1 = Exkochleation, 2 = Cheilotomie, 3 = Knochenspan.

gung nicht mehr umgehen. In Ausnahmefällen kann dann eine Amputation im Oberschenkel notwendig werden (s. S. 154 u. Abb. **140**).

Mitunter ist es, besonders bei zusätzlicher plastischer Verlängerung einzelner auf das Knie wirkender Muskeln, notwendig, ca. 8–10 Tage nach der Operation in Narkose nochmals das Gelenk durchzubewegen, um präliminare *Verklebungen der Gelenkkapsel* zu lösen.

Später, nach Abklingen des Reizzustandes und Wundheilung, kann auch mit Gehversuchen im Gehwagen oder mit Krücken unter zunehmender Belastung des operierten Beines begonnen werden.

Ähnlich gestaltet sich auch die postoperative Phase im Anschluß an die *Synovektomie* bei rheumatisch-entzündlich veränderten Kniegelenken.

Sind *Achsenfehler der Beine* die Ursache für die arthrotischen Veränderungen, kommen umlagernde Osteotomien in Frage, die besonders im

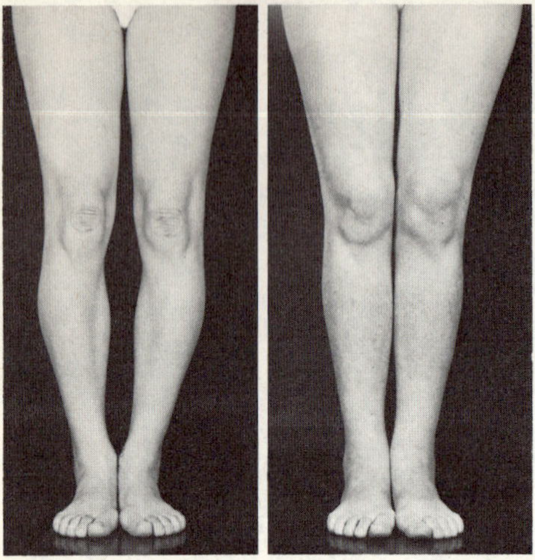

Abb. **138** Die operative Korrektur mäßiger O-Beine ist nicht nur eine kosmetische Operation, sondern beugt dem späteren Entstehen einer sog. O-Bein-Arthrose vor.

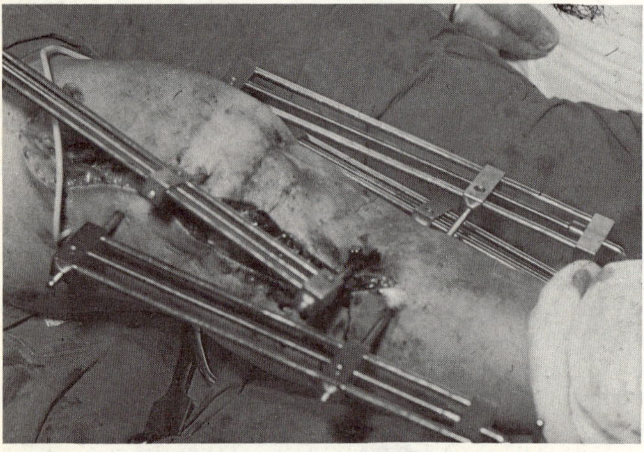

Abb. **139** Operative Kniegelenkversteifung (Kniearthrodese) mit gleichzeitiger geringfügiger Oberschenkelverkürzung, die mit äußeren Spannern fixiert worden ist.

höheren Alter bewegungsstabil verplattet werden müssen, damit die Patienten frühzeitig ohne Belastung aufstehen können (Abb. **134–138**).

Die *Frakturen und Luxationen* im Kniegelenkbereich können teilweise konservativ behandelt werden; meist empfiehlt sich aber die anatomisch exakte Wiederherstellung des Gelenks operativ mit bewegungsstabiler Osteosynthese.

Lagerung, *postoperative Betreuung* und krankengymnastische Behandlung decken sich dann mit den Maßnahmen, die bei allen Knieoperationen notwendig sind.

Unterschenkel

Im Bereich des Unterschenkels spielt neben der Behebung der *Achsenfehlstellungen,* vorwiegend im Sinne des O-Beines, die Behandlung der *Frakturfolgen* die wesentliche Rolle.

Ob man hier konservativ mit Hilfe von Gipsverbänden nach Reposition oder mit Extensionen vorgeht oder ob man operativ die schlüssige, bewegungsstabile Vereinigung der Bruchstücke durchgeführt hat, die Nachsorge ist grundsätzlich ähnlich wie bei allen Eingriffen an den unteren Gliedmaßen.

Auch *Verlängerungs- und Verkürzungsoperationen* werden analog der Überwachung ähnlicher Eingriffe am Oberschenkel ähnliche Probleme aufwerfen.

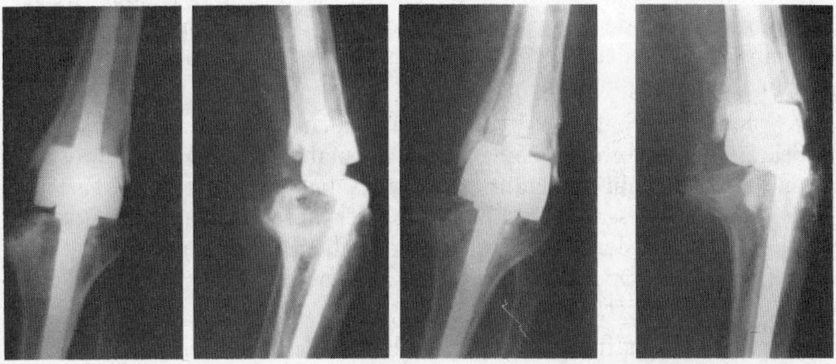

Abb. **140** Kniegelenk-Fremdkörperprothese zur Behandlung einer hochgradigen rheumatischen Zerstörung des Kniegelenks. Bruch der Prothese nach zweijähriger Tragezeit.

Fuß

Fußdeformitäten können angeboren oder erworben sein. Sie erfordern in schwerwiegenden Fällen der operative Korrektur, die vorzugsweise durch knöcherne Operationen, seltener durch Weichteiloperationen im Erwachsenenalter erfolgt. Lediglich im Kindesalter sind Weichteiloperationen durchzuführen, da das wachsende Skelett nicht durch zusätzliche Eingriffe geschädigt werden soll.

Im Gegensatz zu den wiederherstellenden Operationen an der Hand rangieren am Fuß die Erfordernisse der Stabilität im Zweifelsfalle vor den Erfordernissen der Beweglichkeit.

Klumpfuß

Er ist die zweithäufigste angeborene Mißbildung und wird beim männlichen Geschlecht doppelt so oft wie beim weiblichen beobachtet.

Andere Ursachen des Klumpfußes sind angeborene Lähmungen, erworbene Verletzungen, Lähmungen und Entzündungen (Abb. **141**).

Der *angeborene Klumpfuß* muß *sofort nach der Geburt behandelt* werden, soll die Aussicht auf völlige Heilung bis zum Eintritt der Belastung erzielt werden.

Der angeborene Klumpfuß setzt sich aus *drei Deformitäten* zusammen: dem *Spitzfuß,* dem *Varusfuß,* also der Supinationshaltung, und zum dritten aus der *Adduktion des Vorfußes.*

Die letzten beiden Deformitäten lassen sich durch etappenweise Umkrümmung oder durch die sofortige Umkrümmung und das anschließende mehrfache Anlegen von Oberschenkelgipsverbänden in Kniebeugestellung korrigieren.

Der Spitzfuß (s. S. 149) ist mit seinem Hochstand der Ferse und der Verkürzung der Achillessehne nur in Ausnahmefällen konservativ zu beeinflussen. Er muß ungefähr im 4. und 5. Lebensmonat durch *Verlängerung der Achillessehne* und Eröffnung der hinteren Sprunggelenkkapsel beseitigt werden. Die voll ausgeglichene Deformität wird im Anschluß an die Operation mit einem Fersendraht im Gipsverband für ca. 6 Wochen fixiert.

Da durch die Spitzfußdeformität die beugenden Fußmuskeln verkürzt und die streckenden Fußmuskeln überdehnt sind, müssen primär passiv die Zehenbeuger gedehnt werden. Frühzeitig muß die *aktive Übung* der Zehenstrecker und der Wadenbeinmuskulatur durch passive Reizung erfolgen.

Nur die *konsequente gymnastische Frühbehandlung* nach anatomischer Korrektur des Klumpfußes läßt das Muskelgleichgewicht wiederherstellen und verhindert ein Rezidiv der Deformität.

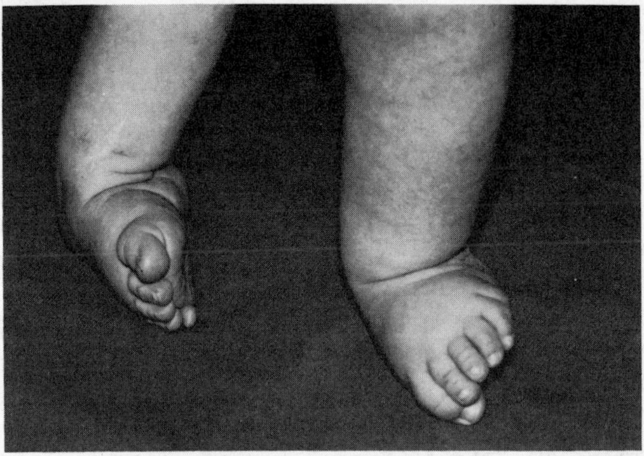

Abb. **141** Schwerer Lähmungsklumpfuß re. und Knickplattfuß li.

Direkt im Anschluß an die konservative oder operative Beseitigung der Fehlstellung muß darauf geachtet werden, daß keine Durchblutungsstörungen und Schwellungen an den Zehen auftreten. Dann ist sofort der Gipsverband entweder zu spalten oder abzunehmen und durch einen neuen zu ersetzen (Hochlagern der Beine auf Polstern!).

Etwa 6 Wochen nach der operativen und passiven Dehnungsbehandlung der Deformität wird das Bein mit dem Fuß in korrigierenden *Schienen* gelagert und die *krankengymnastische Behandlung* konsequent durch die Physiotherapeutin und die Eltern vorgenommen.

Die Eltern sind unbedingt bei der Entlassung des Kindes in dieser Übungsbehandlung zu unterweisen.

Verspätet zur Behandlung kommende Klumpfüße sind wesentlich schwerer zu behandeln. Hier muß mitunter auch durch Weichteiloperationen die Adduktionsstellung des Vorfußes angegangen werden.

Gelingt es nicht, durch die gymnastischen Übungen das Muskelgleichgewicht wiederherzustellen, muß temporär der *vordere Schienbeinmuskel operativ* auf die vordere Außenseite des Fußristes *verlagert werden*, damit er die Fußaußenrandheber in ihrer Funktion unterstützt und deren Erholung ermöglicht. Ist so das Muskelgleichgewicht wiederhergestellt, was im allgemeinen nach ca. 1–2 Jahren unter der dauernden Gymnastik erfolgt, wird der vordere Schienbeinmuskel wieder an seine alte Stelle operativ zurückverlagert.

Nach diesen Operationen ist jeweils für die Dauer von 6 Wochen bis zur Ausheilung ein Gipsverband zu geben. Anschließend ist eine Schienenbehandlung erforderlich.

Unbehandelte Klumpfüße älterer Kinder sind entsprechend zu korrigieren.

Erst *beim Erwachsenen sind knöcherne Eingriffe notwendig.* Hier werden dann Keile aus dem Mittelfuß herausgenommen und nach dieser Operation Verbände angelegt, bis die knöcherne Ausheilung erfolgt ist.

Zur *Nachbehandlung* werden Einlagen oder orthopädische Schuhe verordnet.

Bei den erworbenen Klumpfüßen wird analog vorgegangen. Hier wird man vorwiegend unter Verzicht auf die Umwendebewegung des Fußes im unteren Sprunggelenk eine Versteifung des Fußes in günstiger Auftrittposition durchführen.

Plattfuß

Diese typische Belastungsdeformität ist außerordentlich häufig. Sie kann angeboren sein und muß dann, ebenso wie der Klumpfuß, operativ durch Weichteiloperationen und anschließende Fixierung und gymnastische Behandlung behoben werden.

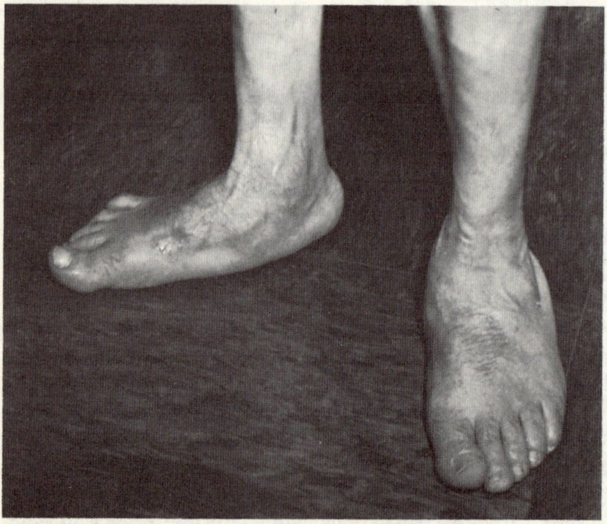

Abb. **142** Schwere Knickplattfüße.

Beim *erworbenen Plattfuß* kann man lediglich im Wachstumsalter und in Ausnahmefällen mit Sehnenverlagerungsoperationen einen Therapieerfolg erreichen (Abb. **142**).

Im allgemeinen wird man auch hier durch die Versteifung im unteren Sprunggelenk und die entsprechende Keilherausnahme aus dem Mittelfuß eine funktionstüchtige, gerade Auftrittsfläche schaffen.

Nach knöcherner Ausheilung sind Einlagen oder orthopädische Schuhe gelegentlich notwendig.

Der *sog. entzündlich fixierte Plattfuß* ist eine in ihrer Ursache nicht restlos geklärte, schmerzhafte Versteifung des Fußes in *Knick-Platt-Fuß-Stellung*. Er tritt vornehmlich bei jungen Männern im 2. Lebensjahrzehnt auf und kann nur selten mit Bettruhe, lokalen überwärmenden Maßnahmen, antirheumatischen Medikamenten und notfalls mit Hilfe des Redressement in Narkose und nachfolgender Gipsfixierung behoben werden.

Im allgemeinen wird man auch hier eine knöcherne Versteifung im unteren Sprunggelenk vornehmen.

Spitzfuß

Diese mehr oder weniger hochgradige Fehlstellung des Fußes ist seltener angeboren. Meist wird sie bei Störungen des Nervensystems, bei Entzündungen, nach Traumen oder bei älteren Patienten allein durch längere Bettruhe bei nicht entsprechender Lagerung erworben (Abb. **143**).

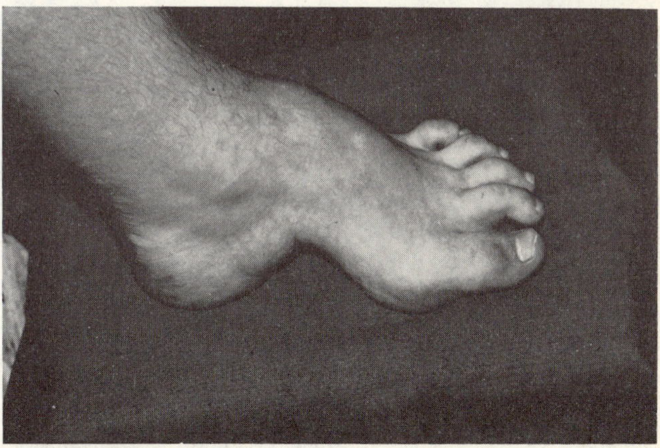

Abb. **143** Spitzhohlfuß.

Die *konservative Behandlungsmöglichkeit* durch Redressierung oder umkrümmende Gipsverbände ist beschränkt. Im allgemeinen wird man je nach der Ursache Weichteil*operationen* an Sehnen, Muskeln und Nerven oder Knochenoperationen mit Herausnahme entsprechender Knochenkeile am Fuß- oder oberen Sprunggelenk durchführen müssen.

Jeder Spitzfuß führt zu einer *funktionellen Verlängerung* des erkrankten Beines. Wird er konservativ durch einen Absatzausgleich behandelt, muß beachtet werden, daß auch das gesunde Bein einen entsprechenden Unterbau am Schuh erhält, damit es nicht zu statischen Fehlleistungen des Skelettsystems kommt.

Hackenfuß

Er ist das Gegenstück zum Spitzfuß und kann angeboren oder erworben sein.

Im allgemeinen läßt er sich nur knöchern operativ korrigieren.

Hohlfuß

Diese durch ein extrem hohes Längsgewölbe mit hohem Spann charakterisierte Fußdeformität hat vorwiegend eine neurologische Ursache. Die *Spina bifida occulta* stellt die meisten derartigen Deformitäten. Der Hohlfuß entsteht auch nach Entzündungen des Fußes im Rahmen der *Sudeckschen Dystrophie.*

Weichteiloperationen führen im allgemeinen nur zu einem unbefriedigenden Ergebnis, weshalb man auch hier knöcherne *Keilosteotomien* am Skelett nach Abschluß des Wachstums zur Schaffung einer guten Auftrittsfläche durchführen wird (Abb. **144**).

Spreizfuß und Hallux valgus

Zusammen mit der Verbreiterung des Vorfußes kommt es zu Zehenfehlstellungen. Die große Zehe winkelt sich im Grundgelenk nach außen ab, und es entsteht der sog. Frostballen als Zeichen der Teilverrenkung der Großzehe im Großzehengrundgelenk. Hier bilden sich oft schmerzhafte Entzündungen der Schleimbeutel aus.

Die Korrektur erfolgt durch plastische Eingriffe entweder an der Basis des Grundgliedes der Großzehe oder am Köpfchen des I. Zehenstrahls (nach Keller-Brandes oder nach Mayo-Hueter).

Nur bei jüngeren Menschen, wenn noch keine Arthrose im Großzehengrundgelenk besteht, können muskelplastische Operationen sinnvoll sein. In Ausnahmefällen sind Arthrodesen im Großzehengrundgelenk in günstiger Gebrauchsstellung oder Fremdkörperarthroplastiken indiziert.

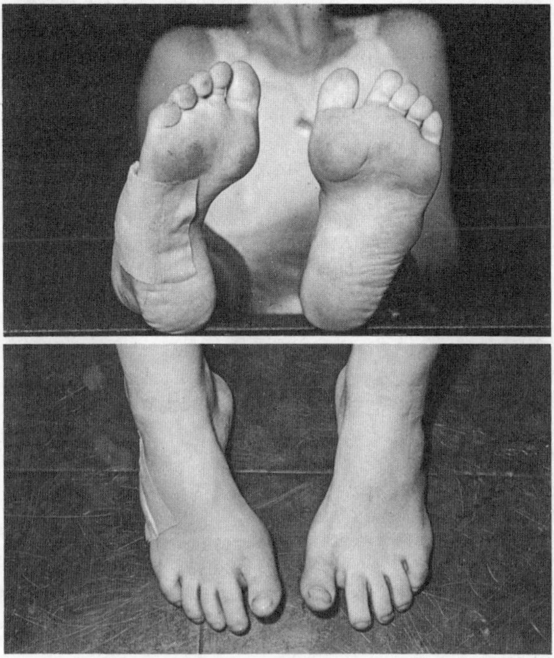

Abb. **144** Schwerer sog. myelodysplastischer Klauenhohlfuß.

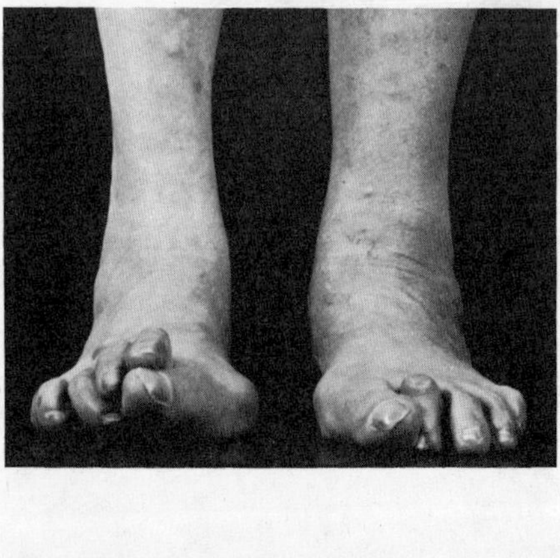

Abb. **145** Schwerer Spreizfuß mit Hallux valgus und Zehenverkrümmung vor der operativen Korrektur.

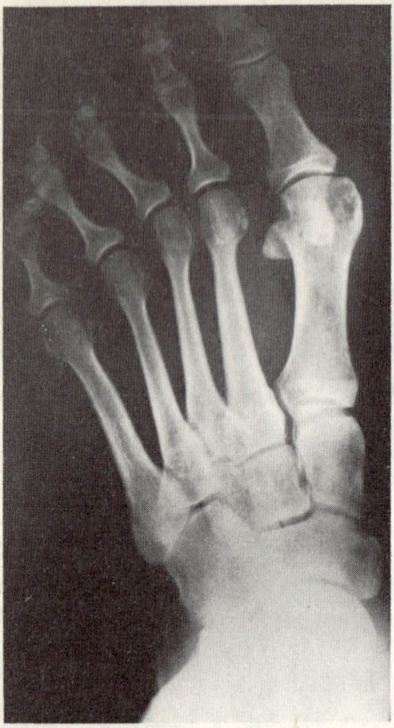

Abb. **146** Röntgenbild eines Spreizfußes. Man erkennt deutlich die nach außen abweichenden Zehen mit ihrer Subluxation im Grundgelenk.

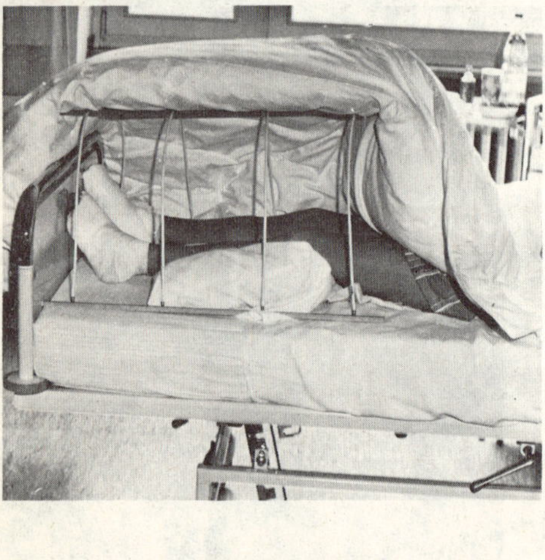

Abb. **147** Lagerung nach Fußoperationen, um den Druck der Bettdecke abzufangen.

Diese Operationen erfordern nur eine kurzdauernde Ruhigstellung und eine frühzeitige aktive Bewegungstherapie.

Die analoge Deformität an der Kleinzehe, der *Digitus V varus,* wird analog behandelt.

Krallenzehen lassen sich ebenfalls mühelos operativ korrigieren. Dies kann mitunter sogar ambulant und in Lokalanästhesie erfolgen (Abb. **145** u. **146**).

Die Amputation von Krallenzehen ist dringend zu vermeiden.

Seltenere Erkrankungen im Bereich des Fußskeletts sind der *Fersenbeinsporn,* die sog. *Haglundferse,* jene knotige Verdickung mit schmerzhafter Entzündung an der Ferse, und der *Fußrückenhöcker.* In Ausnahmefällen werden diese Veränderungen operativ abgetragen; der Fuß wird bis zur Wundheilung ruhiggestellt.

Achillessehnenriß

Diese meist spontan, seltener auch bei Verletzungen auftretende totale oder teilweise Zerreißung der Achillessehne dicht oberhalb der Ferse führt zur Unmöglichkeit, sich in den Zehenstand zu erheben.

Eine plastische Naht mit anschließender Ruhigstellung bis zur Ausheilung ist erforderlich.

Mißbildungen der Zehen im Sinne der Defektmißbildungen, der Syndaktylie, der Polydaktylie und der Spaltfüße werden analog den ähnlichen Deformitäten im Bereich der Hand behandelt.

Pflegerische Maßnahmen bei Operationen am Fuß

Postoperativ können, besonders bei notwendigen Gipsverbänden, *Zirkulationsstörungen* auftreten.

Da meist das Kniegelenk bei der postoperativen Ruhigstellung frei bleibt, können auch ältere Patienten frühzeitig mobilisiert werden.

Längeres Herabhängen frisch operierter Füße führt zu *Stauungserscheinungen* und sollte vermieden werden.

Unsportliche und insgesamt ungeschickte Patienten sind am besten vor der Operation bereits im *Krückengang* zu unterweisen, damit sie frühzeitig postoperativ in der Lage sind, zumindest zur Toilette zu gehen. Dies erleichtert die Pflege ungemein.

Wird kein Gipsverband angelegt, ist der störende und schädigende Druck der Bettdecke durch *Drahtkörbe* abzufangen (Abb. **147**). Postoperativ kann für einige Tage zur Verhinderung von Zirkulationsstörungen nicht nur medikamentös (Tanderil o. ä.) eingewirkt werden, sondern auch die *Schrägstellung des Bettes* durch Erhöhung des Fußendes ist mechanisch nutzvoll.

Amputationen und Gliedmaßenersatz

Amputationen, also das Absetzen von Körperteilen, sind in erster Linie auf Grund arterieller Durchblutungsstörungen an den Beinen notwendig. Hier stellen sie 90 % aller Beinamputationen und sind vornehmlich älteren Patienten vorbehalten. Die durch Unfälle notwendigen Amputationen stellen ebenso wie die Amputationen nach chronischen Osteomyelitiden und bösartigen Tumoren nur den kleineren Teil des Patientengutes dar. Erfolgt die Absetzung eines Gliedmaßenabschnittes in einem Gelenk, spricht man von einer Exartikulation.

Jede Amputation hat das Ziel, mit Sicherheit nicht mehr lebensfähiges Gewebe vollständig zu entfernen und aus dem verbliebenen Abschnitt einen optimalen Stumpf zu schaffen. Hierzu ist eine besondere Operationstechnik, die sog. Myoplastik, notwendig, um neben der guten Stumpfdeckung mit Haut eine annähernd natürliche Stumpfbeweglichkeit zu erhalten.

Amputationen werden in der Regel in Blutleere durchgeführt. Alle Gefäße werden zur guten Blutstillung unterbunden und sorgfältig koaguliert.

Trotzdem kommt es zu einer Nachsekretion oder kleineren Nachblutungen, weshalb jede Wunde zu drainieren ist. Diese Drains sollten jedoch nicht länger als 48 Std. belassen werden, sofern nicht eine Spüldrainage wegen eines Wundinfektes angezeigt ist.

Wundheilungsstörungen

Bei jeder Amputation ist die Gefahr einer Wundheilungsstörung besonders groß. Sie kann verschiedene Ursachen haben:

1. Fehler der operativen und postoperativen Behandlung,
2. zu tief gewähltes Amputationsniveau,
3. Verschlechterung der lokalen Durchblutung,
4. Verschlechterung des Allgemeinzustandes,
5. Progredienz der Grundkrankheit.

Postoperative Nachbehandlung

Der Wundverband muß nach Schluß der Amputationswunde, sei es mit Naht oder mit Steristrips, nach bestimmten Regeln erfolgen. Da die Stumpfhaut gegenüber Heftpflaster, selbst gegen Klebesprays, sehr empfindlich ist, sind Schlauchverbände und elastische Binden zu verwenden.

Nur wenn die Stumpfbandagierung korrekt erfolgt, läßt sich das Wundödem in Grenzen halten. Die Bandagierung muß distal stets einen größeren Druck ausüben als proximal, damit Strangulationen vermieden werden, die zu Stauungen und Druckgeschwüren führen. Dauerelastbinden sind den üblichen Idealbinden auf jeden Fall vorzuziehen. Sie sollen längs- und querelastisch sein. Die derzeit beste Technik der Stumpfwickelung geht auf den Vorschlag von Dreyfus (1971) zurück (Abb. **148**).

Hat man sich zur Anlegung eines Stumpfgipses entschlossen, ist eine besonders sorgfältige Überwachung notwendig. Dieser Gips muß dann mit Anweisungen für das Pflegepersonal beschriftet werden. Treten übermäßige Schmerzen auf, steigt die Temperatur an, läßt sich ein übler Wundgeruch feststellen oder dringt Wundsekret durch den Verband, muß er unverzüglich geöffnet werden.

Vor Anlegung dieses Stumpfgipses muß die Stumpfkuppe mit einem Weichschaumkissen abgepolstert werden. Darüber wird, am besten mit Hilfe eines Applikators, ein steriler Trikotstrumpf gerollt. Die Belastungszonen werden mit Polstermaterial gesichert und darüber die Dauerelastbinde gewickelt. Vor Anwickeln der ersten dünnen Gipsschicht wird das Polstermaterial mit Kreppapier gehalten.

Der Stumpfgips ist dann wesentlich, wenn die Sofort- oder Frühversorgung mit einer Behelfsprothese am Operationstag oder einige Tage später vorgesehen ist.

Wir selbst ziehen die Frühversorgung mit Anlegen der ersten Behelfsprothese nach erfolgter Wundheilung in der Regel nach 2–4 Wochen der Sofortversorgung mit Anlegen einer Prothese auf dem Operationstisch vor. Dies ist jedoch nur dann vorteilhaft, wenn eine ausreichende postoperative krankengymnastische und beschäftigungstherapeutische Betreuung gewährleistet ist.

Es gilt der Leitsatz, daß die Anforderungen an Therapeuten und Patienten um so höher sind, je früher die Ausrüstung mit einer Prothese erfolgt.

Obwohl die Herstellung der definitiven Prothese Angelegenheit des Orthopädietechnikers ist, muß der Arzt Kenntnisse der Prinzipien des Prothesenbaues besitzen. Eine enge Zusammenarbeit zwischen Techniker und Arzt ist daher unerläßlich.

Die Versorgung mit der definitiven Prothese erfolgt erst, wenn die Form des Stumpfes sich einigermaßen stabilisiert hat.

Trotz bester Operationstechnik und bester technischer Herstellung von Gliedmaßenersatzstücken wird dem Amputationsstumpf eine Aufgabe zugemutet, für die er nicht oder nur schlecht vorbereitet ist. Hautprobleme treten daher immer wieder auf. Kommt es zu Druckstellen, ist sofort der Prothesenschaft zu überprüfen, ob hier nicht Rauhigkeiten zur Hautreizung führen. Dann muß der Stumpf durch den Techniker geändert werden.

Wesentlicher ist es, den Stumpf abzuhärten. Sonst kommt es sehr leicht zu Hautinfektionen, weil der Raum zwischen Haut und Prothesenschaft eine feuchte warme Kammer bildet, die eine ausgezeichnete Brutstätte für pathogene Keime darstellt.

Der Stumpf ist täglich, am besten abends, sorgfältig zu waschen. Hier ist ein chirurgisches Händedesinfektionsmittel zu verwenden, das die

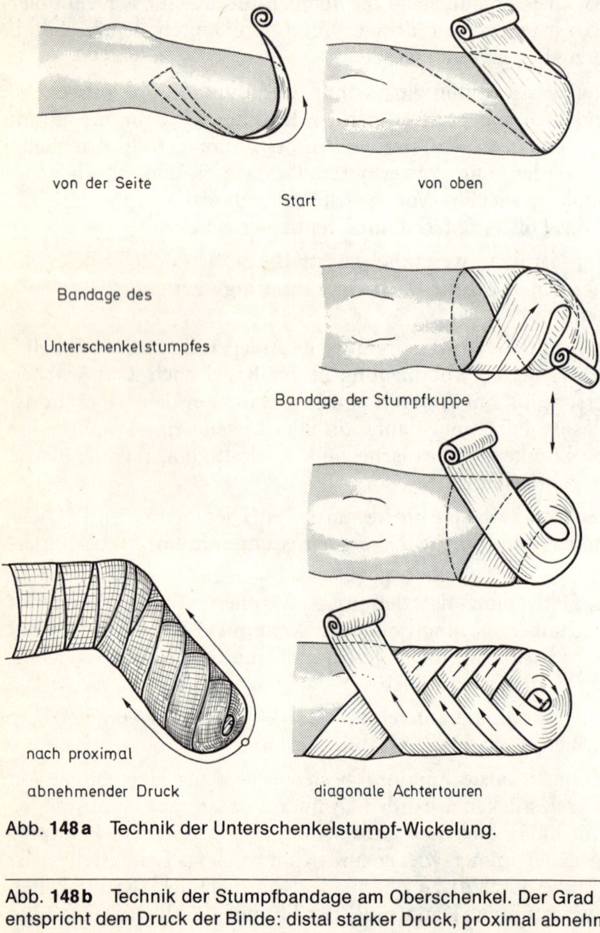

Abb. **148a** Technik der Unterschenkelstumpf-Wickelung.

Abb. **148b** Technik der Stumpfbandage am Oberschenkel. Der Grad der Schraffur entspricht dem Druck der Binde: distal starker Druck, proximal abnehmender Druck (nach Dreyfus). ▶

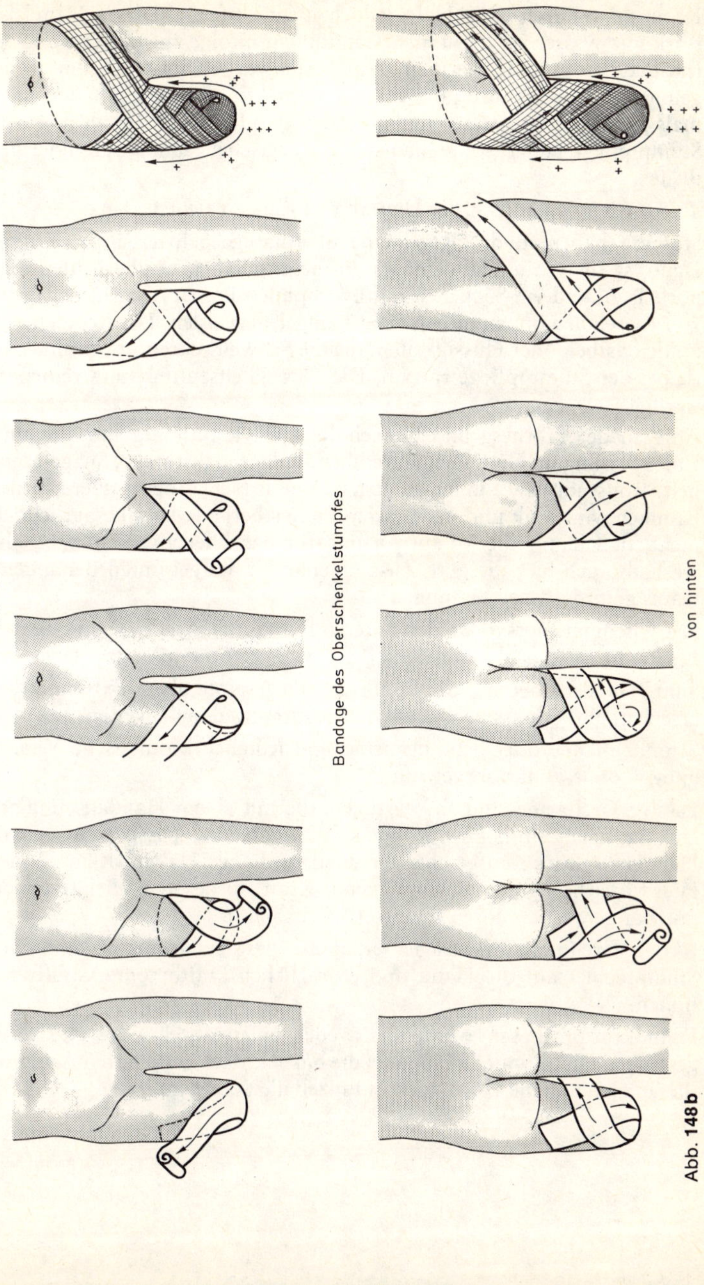

Abb. **148b** Bandage des Oberschenkelstumpfes

Keimzahl reduziert, die Haut jedoch nicht entfettet. Dieses Mittel ist stark mit Wasser zu verdünnen, damit nicht infolge zu starker Konzentrationen die Haut irritiert wird. Am besten verwendet man Stumpfpflegemittel, die Gerbstoffe und milde Desinfektionsmittel enthalten, niemals jedoch entfettende Stoffe wie Alkohol oder Äther. Wählt man zur Stumpfpflege Puder, sollte man sich chirurgischer Handschuhpuder bedienen.

Treten Allergien auf, ist der Hautarzt zu Rate zu ziehen.

Stümpfe haben in der Regel eine übermäßige Schweißabsonderung. Dann ist zuerst die Paßform des Prothesenschaftes zu überprüfen und notfalls zu ändern. Säckchen mit hydrophilen Präparaten auf der Basis von Kieselgur können in den Schaft eingelegt werden. Der Versuch mit milden Salben oder Flüssigkeiten, die die Schweißsekretion vermindern, ist bei der Stumpfpflege ratsam. Die Flüssigkeitszufuhr muß reduziert werden.

Anlegen der Prothese und Gehschulung sowie Stumpfgymnastik und Unterweisung im Gebrauch von Hilfsmitteln (Stockstützen, Sitzgelegenheit, Rollstuhl usw.) fallen in erster Linie in den Aufgabenbereich der Krankengymnastik und der Beschäftigungstherapie. Dies besagt jedoch nicht, daß damit die Verantwortung für das Pflegepersonal wegfällt, weshalb auch hier die gute Zusammenarbeit des gesamten Behandlerteams gefordert werden muß.

Der Gliedmaßenersatz an den unteren Extremitäten ist ein rein passiver Ersatz. Er ist stets abhängig von der jeweiligen Stumpflänge.

Sind Teile der oberen Extremität oder die gesamte obere Extremität zu ersetzen, gibt es passive und aktive Versorgungsmöglichkeiten.

Schmuckhände oder Schmuckarme sind lediglich kosmetische Versorgungen ohne Funktionsgewinn.

Passive Greifarme sind Ersatzstücke, die mit einem Handanschlußgelenk versehen sind. Hier können bestimmte und passive bewegbare Handersatzstücke aufgeschraubt werden, die als Haken, Klauen oder Haltevorrichtungen zu vorwiegend Kraft fordernden Betätigungen nutzbar gemacht werden können (Arbeitshand).

Aktive Greifarme übertragen erhaltene Bewegungsmöglichkeiten im Stumpfgebiet auf die Hand und ermöglichen kraftbetonte Greiffunktionen.

Fremdkraftprothesen werden entweder pneumatisch oder elektrisch gesteuert. Hier können besonders die bioelektrisch gesteuerten Armprothesen erstaunliche Leistungen in Einzelfällen erzielen.

Technische Orthopädie

Grundzüge der Behandlung mit Orthesen und orthopädischen Schuhen

Sämtliche mechanischen Apparate dienen dazu, entweder einen Körperteil ruhigzustellen oder zu entlasten, eine falsche Körperhaltung zu korrigieren, einen übermäßigen Spannungszustand der Muskulatur zu beeinflussen oder eine Kontraktur zu bessern. Ferner müssen Gliedmaßen bzw. deren verlorengegangene Funktionen ausgeglichen und kompensiert werden.

Apparate können als *Heilmittel* durch Entlastung, Ruhigstellung und Formgebung fungieren. Sie dienen dann als vorübergehende Maßnahmen, die nach Ausheilung des Grundleidens unnötig werden.

Apparate können ferner auch für das Leben unentbehrliche *Hilfsmittel* werden. Hier sind besonders die Prothesen als Gliedmaßenersatzstücke und die Stützapparate bei Lähmungen zu nennen, sofern sie nicht aufgrund durchgeführter operativer Maßnahmen letztlich wieder unnötig werden.

Orthopädische Apparate und Bandagen sind im allgemeinen keine endgültig industriell gefertigten Hilfs- und Heilmittel, sondern müssen individuell gebaut und geformt sein.

Zunehmend werden sie heutzutage nach dem Baukastenprinzip aus vorgefertigten Einzelteilen individuell angepaßt.

Die Einzelanfertigung setzt das vorherige Maßnehmen und Anpassen voraus. Hier ist im allgemeinen wegen der rezepturmäßigen Verordnung die Anfertigung eines Gipsmodelles erforderlich. Von dem zu versorgenden Körperteil wird ein Gipsabdruck hergestellt, sofern nicht ausnahmsweise nur eine flächenhafte Nach- bzw. Umrißzeichnung genügt.

Die Herstellung des Gipsmodelles erfolgt entweder auf dem Gipstisch, im Stehen oder Sitzen. Die Haut des entsprechenden Körperteiles wird eingefettet oder eingeölt. Mit einem Fettstift werden die prominenten und besonders abzustützenden oder hohl zu legenden Stellen angezeichnet. Ausnahmsweise kann auch der Körperteil vor Anlegen des Gipses mit einer Papierbinde umwickelt werden, auf der dann die betreffenden Körperstellen, die einer besonderen Beachtung bedürfen, mit Fett- oder Tintenstift anzuzeichnen sind. Die Gelenke werden durch die Halteperson in die gewünschte Posititon gebracht. Zum späteren Aufschneiden des Modellverbandes wird eine Schnur oder ein Drell- oder Lederriemen eingelegt.

Nun wird gleichmäßig in dünner Lage eine Gipsbinde um den zu versorgenden Körperabschnitt gewickelt. Nach Trocknung wird der Modellverband über dem eingelegten Band aufgeschnitten und abgenommen; abschließend wird er zugewickelt und mit dem Namen des Patienten gekennzeichnet.

Der Orthopädietechniker fertigt nunmehr durch Ausgießen dieses Modelles mit Gips eine getreue Nachbildung des zu versorgenden Körperabschnittes an, so daß dann entsprechend der rezepturmäßigen Verordnung der Apparat hergestellt werden kann.

Der *probefertige Apparat* wird anschließend direkt am Patienten angepaßt. Kleinere Umrichtungen sind vor der endgültigen Fertigstellung des Apparates möglich.

Nach dem *Baukastenprinzip* anzufertigende Stützapparate (beispielsweise das Dreipunktekorsett) werden direkt am Körper anprobiert.

Es empfiehlt sich das mehrtägige versuchsweise Tragen des Apparates vor der endgültigen Fertigstellung, um noch nachteilige Druckerscheinungen durch Ausbesserung beheben zu können.

Die Pflegeperson hat die Aufgabe, dem Patienten nicht nur beim ersten *Anlegen des Apparats* behilflich zu sein, sondern auch dieses Anlegen mit ihm so zu üben, daß er nach der Entlassung im allgemeinen allein damit zurechtkommt. Notfalls sind auch die Bewegung und die Belastung mit diesem Apparat exerziermäßig anzutrainieren.

Die aus Kunststoff, Metall oder Leder angefertigten Apparate können gelegentlich zu *Überempfindlichkeitserscheinungen* an der Haut führen. Eine Abhärtung der Haut durch tägliche Abreibung mit Alkohol oder Franzbranntwein und kalte Waschungen mit Bürstenmassage zur Verringerung der Schweißsekretion sind wesentliche pflegerische Maßnahmen. Treten Überempfindlichkeitserscheinungen der Haut im Sinne von allergischen *Ekzemen* auf, müssen diese rechtzeitig erkannt werden, da sie notfalls zur Fertigung der Orthesen aus anderen Materialen zwingen (Abb. **149**).

Bei den großen *Extensionskorsetts* der Wirbelsäule im Rahmen der Skoliosebehandlung (den sog. Milwaukee-Korsetts) kann es besonders leicht zu Druckerscheinungen an den Beckenknochen, an Kinn und Hinterhaupt kommen. Außerdem führt die dauernde Druckeinwirkung auf den Kiefer zu zunehmenden *Bißanomalien*. Damit keine Bißanomalien entstehen, muß unbedingt eine vom Zahntechniker gefertigte *Aufbißschiene* ständig getragen werden. Der kindliche Patient und seine Eltern sind auf die Notwendigkeit gerade diese Maßnahme immer wieder hinzuweisen.
Eine Übersicht über die technischen Versorgungsmöglichkeiten im Bereich des Rumpfes bieten die Abb. **150–152**.

Das längere Tragen von Orthesen, besonders von Rumpfmiedern, führt zu einer nachteiligen Muskelatrophie. Auch hier ist der Patient ständig

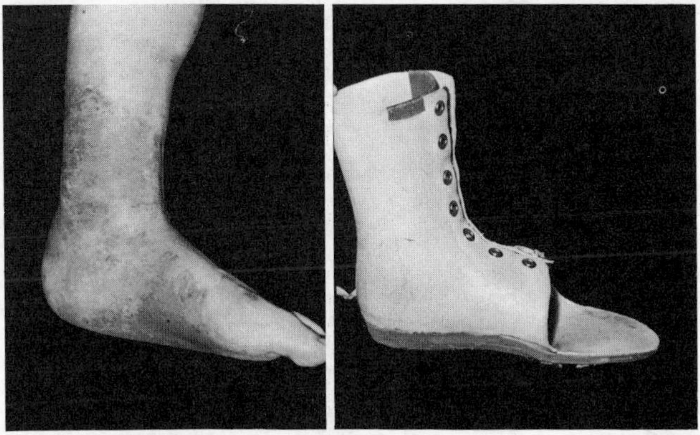

Abb. **149** Allergisches Ekzem durch Tragen eines Gießharz-Innenschuhs zur Fixierung der Sprunggelenke.

zu ermahnen, die gleichzeitig zu erlernenden Anspannungsübungen der Muskulatur täglich fortzusetzen, damit beim späteren Abnehmen des orthopädischen Heilmittels nicht nachteilige muskuläre Insuffizienzen mit erheblichen Schmerzzuständen resultieren. So führt besonders das Leibmieder zu einer nachteiligen Schwächung der Bauchmuskulatur, die mitunter der Grund dafür ist, daß derart versorgte Patienten nie mehr von ihrer äußeren Stütze loskommen (Abb. **153**).

Apparate und speziell gefertigte Lagerungsschienen *bei Kindern und noch wachsenden Jugendlichen* müssen in regelmäßigen Abständen erneut auf ihren Sitz überprüft werden (Abb. **154**).

Dies ist besonders bei entlastenden Beinapparaten wichtig, damit nicht durch das *Längenwachstum* des Beines die für die Behandlung notwendige Entlastung am Sitzbeinhöcker verlorengeht.

Orthopädische Schuhe und orthopädische Zurichtungen am Konfektionsschuh sowie Fußeinlagen können sowohl als Heilmittel wie auch als Hilfsmittel notwendig werden.

Die orthopädischen Maßschuhe werden im allgemeinen nach einem Fußabdruck, seltener bei schweren Verunstaltungen nach einem Gipsabdruck, vom Orthopädieschuhmachermeister gefertigt.

Fußeinlagen können aus verschiedenen Materialien ebenfalls wieder nach Umrißzeichnungen oder nach Gipsabdrücken vom Orthopädietechniker oder Orthopädieschuhmacher gefertigt werden.

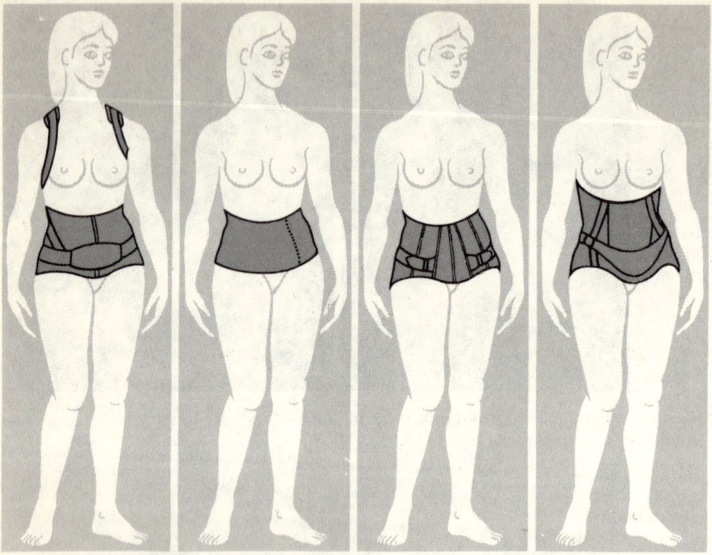

a b c d

Abb. **150 a–h** Bandagen.

a Geradehalter mit Leibteil. Orthesenbandage, bestehend aus Zügeln und Schlaufen, verbunden mit einem Leibteil, welches die Hyperlordosierung der LWS verhindert. Anfertigung nach Maß. Modifikation: Thorakolumbalorthese nach John. Das Becken umfassende Aluminiumspange, verbunden mit zwei neben der Wirbelsäule laufenden Stäben. Einsetzbar bei Altersosteoporose, degenerativer Veränderung der LWS bis Th8.

b Gummigürtel. Aus elastischem Material hergestellte Fertigleibbinde zur leichten Stabilisierung nach Bruch- und Bauchoperationen bei drohendem Hängeleib. Fertigartikel nach Maß.

c Fertigleibbinde. Halbelastisches Mieder mit stützender Wirkung für den Leib, welches postoperativ nach Bruch- und Bauchoperationen bei Bauchdeckenschwäche und Magensenkung verordnet werden kann. Fertigartikel nach Maß.

d Schwangerschaftsleibbinde. Stützendes Mieder, welches durch elastisches und unelastisches Material sich der Körperveränderung während der Schwangerschaft anpaßt und Rückenschmerzen und Bauchdeckenschwäche vorbeugt. Fertigartikel nach Maß.

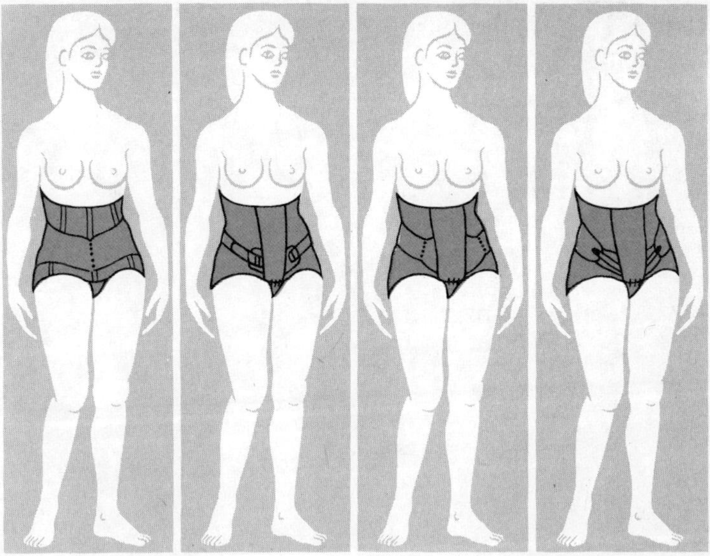

e f g h

e Niba-Gürtel. Elastischer Bandscheibengürtel mit dosierender Rückenverstärkung, bewährt bei akuten und chronischen Bandscheibenbeschwerden. Spondylose, Lockerungssymptomatik und myostatischer Insuffizienz. Fertigartikel nach Maß.

f Tigges-Bandage. Elastische Rumpfbandage mit flexibler, segmentaler Gliederpelotte, welche die Muskulatur entspannt und gleichzeitig kräftigt. Einsetzbar bei Lumbalsyndrom. Fertigartikel nach Maß.

g Reversa-Rumpfstützbandage. Stabilisiert direkt die Kreuzbeingelenke und den lumbosakralen Übergang. Die Kompression des Leibraumes führt indirekt zu einer Entlastung der LWS. Die Bandage hat sich bei Lumbalgien, statisch muskulärer Insuffizienz und leichter Form der Osteochondrose bewährt. Fertigartikel nach Maß.

h Nonatrophik-Kreuzstützbandage. Anatomisch formgestrickte Bandage mit Haken-Augen-Verschluß und stufenlos verstellbarem Stützgurt. Einsetzbar bei Gefügestörungen am lumbosakralen Übergang und LWS-Insuffizienz mit rezidivierender Lumbago. Fertigartikel nach Maß.

(Mit freundlicher Genehmigung des Verfassers der Informationsschrift, Herrn *Herbig,* und der Zentralen Informationsstelle des Bundesinnungsverbandes für Orthopädietechnik.)

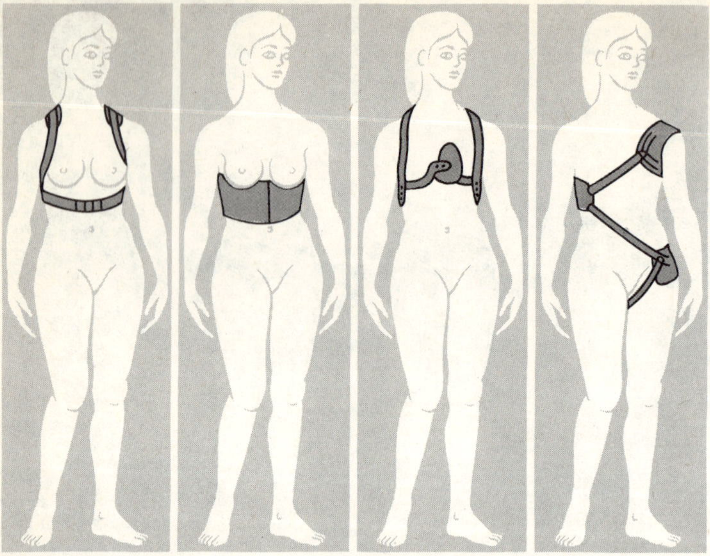

Abb. **151 a–h** Stützmieder.

a Mahnbandage. Aus Zügeln und Schlaufen gefertigte Bandagen, deren einstellbare Druckwirkung den Patienten mahnen soll, sich geradezuhalten. Anfertigung nach Maß oder Fertigteil.

b Rippenbruchgürtel. Den Brustkorb umfassende Bandage aus festem, halbelastischem Material. Anfertigung nach Maß oder Fertigteil.

c Brustkorb-Pelottenbandage. Orthesenbandage, welche durch gezielten und einstellbaren Druck Deformitäten im Bereich des Brustkorbes korrigiert. Anfertigung nach Maß oder Gipsabdruck.

d SUK-Bandage. Skoliose Umkrümmungsbandage nach Dr. Kalabis. Nach dem Dreipunktprinzip wirkende Bandage zur unterstützenden Behandlung der kindlichen Skoliose. Fertigartikel nach Maß.

e Leibbinde nach Maß. Individuell angefertigtes Stoffmieder, das zirkulär vorwiegend Leib und Becken flächig umfaßt. Indikationen dafür bilden die stark vom Normalen abweichenden Körperformen, der Zustand nach schwerer Leiboperation sowie die vielen statisch bedingten Haltungsschwächen. Das Mieder kann zusätzlich mit einer Pelotte und einer Innenbinde versehen werden. Anfertigung nach Maß.

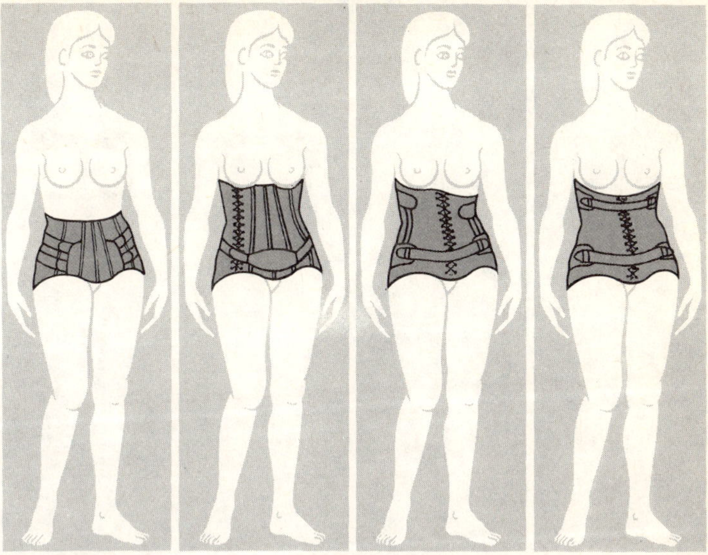

f Kreuzstützmieder nach Maß. Mit Stäben verstärktes, die LWS leicht überbrückendes Drellmieder, welches bei degenerativer Erkrankung der LWS und unterer BWS postoperativ zur Fixierung und bei statischer muskulärer Insuffizienz verordnet wird. Anfertigung nach Maß.

g Stützmieder aus Drell. Bei Verkrümmung der WS. Drellmieder mit festen Stäben, evtl. mit die Verkrümmung fixierenden Spangen.
Wird im geriatrischen Bereich eingesetzt, ebenso im Zustand nach Altersosteoporose, in besonderen Fällen in ähnlicher Ausstattung auch bei Muskeldystrophien. Anfertigung nach Gipsabdruck.

h Überbrückungsmieder. Festes Drellmieder mit je einer becken- und rumpfumfassenden Aluminiumspange, welche mit festen Stäben miteinander verbunden sind. Die Funktion des Mieders besteht in der Überbrückung der LWS und in einer Bewegungseinschränkung. Seine Indikation liegt bei schweren degenerativen Erkrankungen der LWS und BWS, bei nichtoperativen Bandscheibenvorfällen, postoperativer Fixation und Spondylolisthesis. Anfertigung nach Gipsabdruck.

(Mit freundlicher Genehmigung des Verfassers der Informationsschrift, Herrn *Herbig,* und der Zentralen Informationsstelle des Bundesinnungsverbandes für Orthopädietechnik.)

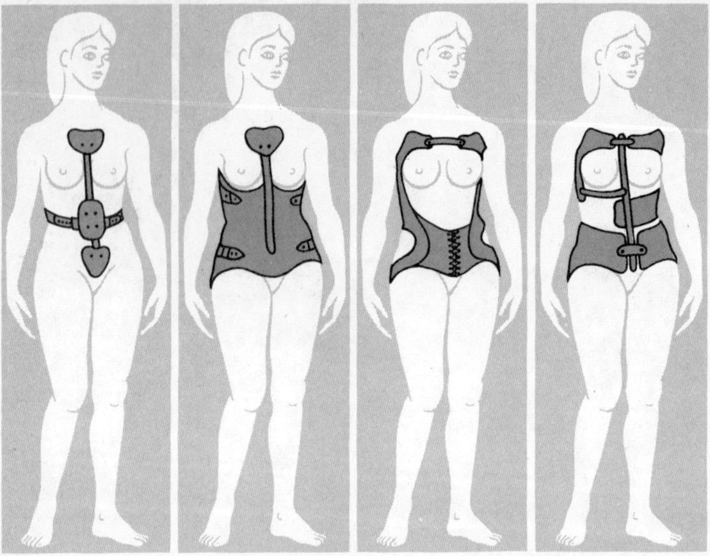

Abb. **152 a–h** Rumpforthesen.

a Dreipunktkorsett nach Bähler. Reklinierendes Korsett zur Behandlung von Kompressionsfrakturen der unteren BWS und LWS und zur Behandlung der lumbalen Scheuermann-Krankheit. Anfertigung nach Maß.

b Becker-Gschwend-Korsett. Teilaktives Korsett zur Behandlung des Morbus Scheuermann im Bereich der BWS. Anfertigung nach Gipsabdruck.

c Rahmenstützkorsett, Reklinationskorsett. Reklinierendes fixierendes Korsett zur Behandlung von schwerer Osteoporose, Osteomalazie, Wirbelsäulentumoren und Spondylitiden. Nachbehandlung von Spondylodesen und muskulären Systemerkrankungen. Anfertigung nach Gipsabdruck.

d Stagnara-Korsett. Teilaktives Korsett zur Skoliosenbehandlung. Einsetzbar bis ca. 50 Grad bei thorakolumbalen und mittelhohen thorakalen Skoliosen. Kann nach Gipsbehandlung oder postoperativ eingesetzt werden. Anfertigung nach Gipsabdruck.

e Boston-Korsett. Teilaktives Korsett zur Skoliosenbehandlung. Einsetzbar bis ca. 40 Grad. Vorwiegend für Lumbalskoliosen. Der Scheitelpunkt der Krümmung soll nicht höher sein als Th10 – Th11, mit Cuxhavener Spange bis Th8. Anfertigung nach Gipsabdruck.

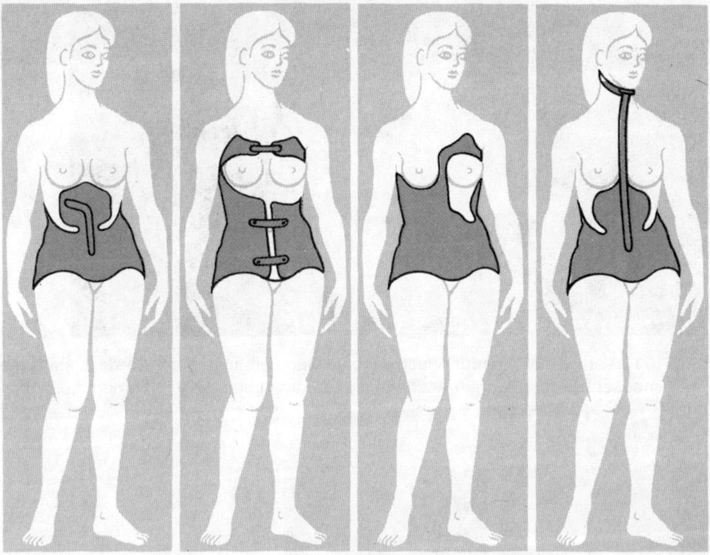

f Chêneau-Korsett. Teilaktives Korsett zur Skoliosenbehandlung. Wirkt in Verbindung mit gezielter Atmung derotierend. Auf die Wirbelsäule einsetzbar für lumbale Skoliosen bis ca. 40 Grad, thorakolumbale Skoliosen bis ca. 50 Grad und thorakale Skoliosen bis ca. 45 Grad. Der Scheitelpunkt soll nicht höher als Th6 sein. Anfertigung nach Gipsabdruck.

g CBW-Korsett (Chêneau-Boston-Wiesbadener Korsett). Teilaktives Korsett zur Skoliosenbehandlung. Hat die wesentlichen Prinzipien von Chêneau- und Boston-Korsett, wird jedoch hinten geschlossen. Einsetzbar für lumbale Skoliosen bis ca. 40 Grad, thorakolumbale Skoliosen bis ca. 50 Grad und thorakale Skoliosen bis ca. 45 Grad. Der Scheitelpunkt soll nicht höher als Th6 sein. Anfertigung nach Gipsabdruck.

h Milwaukee-Korsett. Aktives Korsett zur Skoliosenbehandlung und zur Behandlung des hochsitzenden Morbus Scheuermann. Einsetzbar bei Skoliosen bis 50 Grad. Auch sehr hoch sitzende Skoliosen können damit behandelt werden. Beste Ergebnisse in der Zeit 2–3 Jahre vor dem Wachstumsende. Anfertigung nach Gipsabdruck.

(Mit freundlicher Genehmigung des Verfassers der Informationsschrift, Herrn *Herbig,* und der Zentralen Informationsstelle des Bundesinnungsverbandes für Orthopädietechnik.)

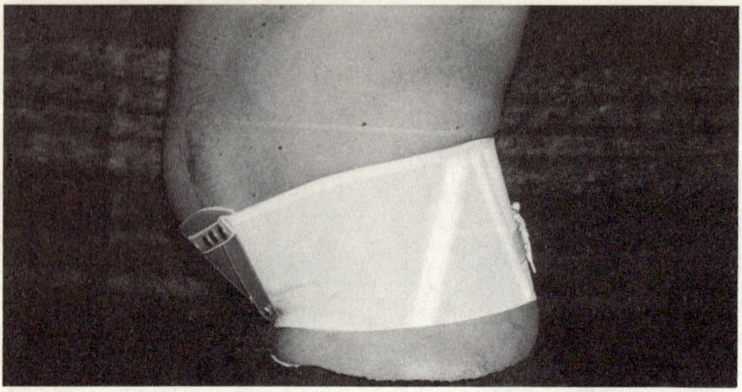

Abb. **153** Verursacht ein muskelschwacher Hängeleib neben der Lordose statische Rückenbeschwerden, kann in Ausnahmefällen die Versorgung mit einem Leibstützmieder notwendig werden.

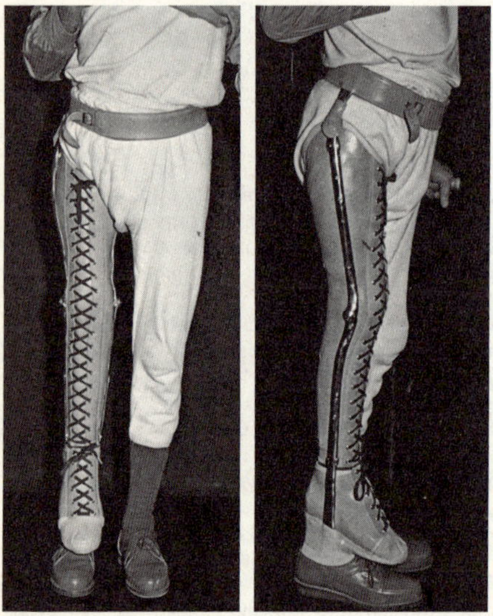

Abb. **154** Gewalkter Beinapparat mit Beckenring zur Fixierung und zum Verkürzungsausgleich bei totaler Lähmung des re. Beines infolge Kinderlähmung.

Auch diese orthopädischen Hilfsmittel sind rezepturmäßig zu verordnen; der Sitz ist fachärztlich zu überprüfen und die weitere Notwendigkeit zum Tragen immer wieder zu kontrollieren.

Bei lange liegenden Patienten empfiehlt sich die rechtzeitige Anfertigung von *abstützenden Einlagen,* damit der durch die Bettruhe muskel-

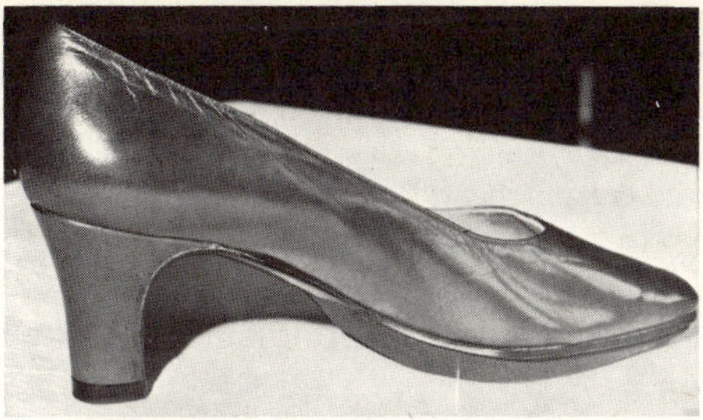

a

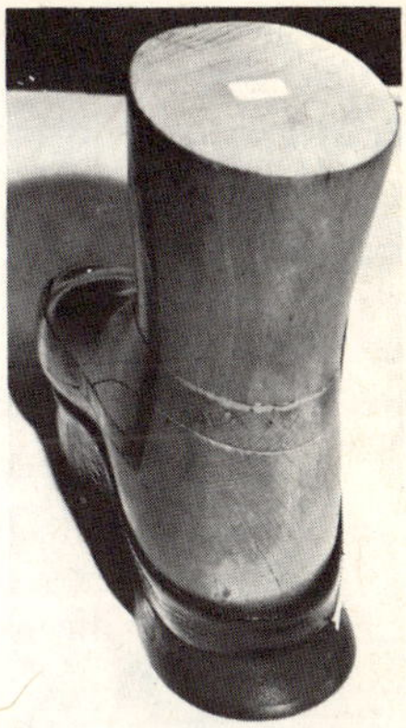

b

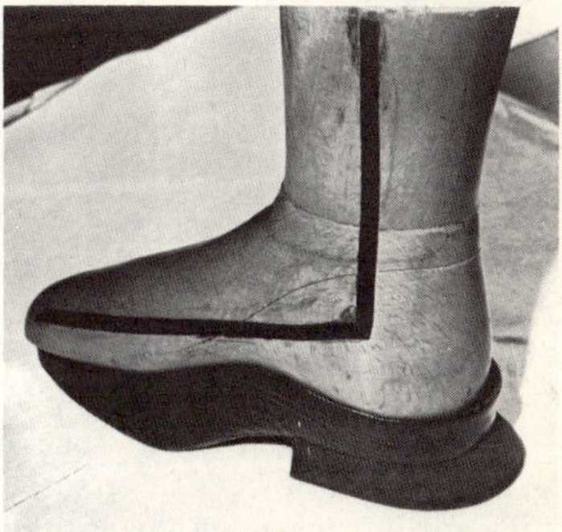

c

Abb. **155a–c** Beispiele zu orthopädischen Vorrichtungen an Konfektionsschuhen.

a Verkürzungsausgleich von 1 cm an Absatz und Sohle.

b Absatz nach außen gebaut zur Verhinderung des seitlichen Umknikkens.

c sog. hinterer Schleppabsatz mit Unterbau unter dem Vorfuß bei Hakkenfußstellung.

schwach gewordene Fuß nicht bei Belastungsbeginn leidet und insuffizient wird.

Kleinere Defektzustände an den unteren Gliedmaßen können durch *orthopädische Zurichtungen am Konfektionsschuh* behoben werden. Die gebräuchlichsten Vorrichtungen werden von erfahrenen orthopädischen Pflegepersonen oft schon selbständig bei bestimmten Krankheitsbildern veranlaßt.

Die Anbringung einer *Abrollsohle* ist bei versteiften Fußgelenken zur besseren Abwicklung des Fußes beim Gehen unerläßlich.

Zur *Entlastung des Knieinnenbandes* nach Verletzungen kann vorübergehend der *Innenrand des Schuhes erhöht* werden. Umgekehrt wird bei Außenbandschädigungen die vorübergehende Erhöhung des äußeren

Fußrandes wirkungsvoll sein. Bei *Längendifferenzen* der Beine geringerer Art genügt die *Absatzerhöhung* auf der Seite des verkürzten Beines.

Bei leichten *Spitzfußstellungen* müssen am kranken Fuß der *Absatz unterbaut* und eine Sohlenrolle angebracht werden. Der gesunde Fuß ist funktionell verkürzt und muß entsprechend am Absatz unterbaut werden (Abb. 155).

Kostenregelung bei Versorgung mit orthopädischen Hilfsmitteln

Orthopädische Hilfsmittel werden im allgemeinen vom Hersteller erst nach Klärung der Kostenfrage gefertigt. Bei Krankenkassenpatienten und bei Sozialhilfeempfängern muß der entsprechende Schriftwechsel vorbereitet werden. Zusammen mit der *rezepturmäßigen Verordnung* ist bei Kassenpatienten ein *Kostenvoranschlag* für das geplante Gerät rechtzeitig zu stellen. Die Vorbereitung hierzu kann die verantwortliche Pflegeperson in Zusammenarbeit mit dem Stationsarzt und der Verwaltung veranlassen.

Bei *Sozialhilfeempfängern* kommt der örtliche oder überörtliche *Sozialhilfeträger* für die Kostenübernahme in Frage. Die gesetzlich vorgeschriebenen *Formblätter* sind auszufüllen und dem Kostenträger mit dem Kostenvoranschlag des Orthopädietechnikers einzureichen.

Nur wenn diese verwaltungstechnisch wichtigen Voraussetzungen rechtzeitig erfüllt sind, kann ohne lange Wartefrist die apparative Versorgung zum notwendigen Zeitpunkt erfolgen und damit die stationäre Behandlung entsprechend abgekürzt werden. Dieses Vorgehen ist besonders wichtig bei der Versorgung mit Prothesen, damit der Patient frühzeitig aufstehen und die Prothesenschulung beginnen kann.

Physikalische Behandlung

Zur physikalischen Behandlung gehören die Massage und die Bewegungstherapie sowie die Anwendung von Wasser (Balneotherapie), Wärme und Kälte.

Auch die Behandlung mit elektrischen Strömen sowie die Lichtbehandlung sind hinzuzurechnen.

Die *Wärmeanwendung* hat den Zweck, insbesondere vor der Übungstherapie die Durchblutung der Gewebe zu verbessern und den Lymphstrom anzuregen. Die Übungsbereitschaft wird dadurch erhöht, die Ermüdbarkeit herabgesetzt, entstandene Dehnungsschmerzen klingen nach den Übungen rascher ab. Auch dem nachteiligen *Muskelkater* wird vorgebeugt. Nützlich ist nur die ausgiebige Durchwärmung des Gewebes, nicht aber die Überhitzung. Die Wärmeanwendung geschieht mit Heißluft, für kleinere Körperregionen genügen Wärmelampen. Die Kurzwellentherapie ergibt eine reine Tiefenwirkung.

Lokale wärmende Packungen, einschließlich der Moor-Paraffin-Pakkungen, dienen unter anderem ebenfalls diesem Zweck.

Die *Wasserbehandlung* bewirkt oft noch besser als die Wärmebehandlung eine gute Durchblutung und Anregung der Muskulatur.

Die *Bewegungstherapie im Bewegungsbad* entfaltet neben der milden Wärmeanwendung ihre gute Wirkung besonders deshalb, weil die Eigenschwere des Körpers aufgehoben wird und schonendere Bewegungsmöglichkeiten dadurch gegeben werden.

Die *Massage* gehört zu den ältesten Handgriffen in der Heilkunde. Sie wird von besonders ausgebildeten Personen durchgeführt, die ihre Kenntnisse in einem einjährigen Lehrgang mit einer staatlichen Abschlußprüfung und einem anschließenden Praktikum erworben haben. Zusätzlich kann der staatlich geprüfte Masseur seine Ausbildung durch die Prüfung als *medizinischer Bademeister* erweitern, wenn er ein entsprechendes längeres Praktikum auf diesem Sektor ableistet.

Nach entsprechender Ausbildung ist der *Masseur und medizinische Bademeister* in der Lage, nicht nur die Massage anzuwenden und medizinische Bäder durchzuführen, sondern auch die Elektrotherapie mit den verschiedensten Apparaten vorzunehmen. Einfache Bewegungsübungen sind ebenfalls Aufgabe des Masseurs.

Die Durchführung der eigentlichen *Bewegungsbehandlung* obliegt dem *staatlich geprüften Krankengymnasten,* der zusätzlich zu den Unterweisungen in den Tätigkeiten des Masseurs noch während seiner um 1 Jahr längeren Ausbildung in einer Lehranstalt für Krankengymnastik die komplizierte Bewegungstherapie sich angeeignet hat.

Alle derartigen physikalischen Behandlungsmaßnahmen, einschließlich der Bewegungstherapie, bedürfen der *rezepturmäßigen Verordnung* durch den Arzt, in der alle Anwendungen genau festgelegt sind.

Nur die *enge Zusammenarbeit* zwischen Arzt, Pflegepersonen und Physiotherapeuten sichert die beste Anwendungsmöglichkeit aller physikalischen Heilverfahren ohne nachteilige Schäden.

Hier hat besonders das *Pflegepersonal* darauf zu achten, daß die Patienten nach Durchführung der physikalischen Maßnahmen, sofern sie nicht im Krankenzimmer anwendbar sind, rasch ins Bett verbracht und wieder richtig gelagert werden, damit einerseits die Wirkung der physikalischen Anwendung nicht unmittelbar danach wieder verlorengeht und die angestrengten und schwitzenden Patienten sich nicht unterkühlen und erkälten.

Müssen zur physikalischen Therapie Stütz- und Wundverbände abgenommen werden, sind sie direkt im Anschluß an die Behandlung wieder sachgemäß anzulegen.

Besondere Anforderungen stellen *die ersten Aufstehversuche* nach Operationen oder längerer Bettruhe an den Patienten. Hier erwächst auch dem Pflegepersonal eine große Aufgabe zur Vorbeugung von Kollapsen. *Wickelungen der Beine* mit elastischen Binden verhindern das Versacken des Blutes in die Beingefäße und steuern damit das Kreislaufgeschehen.

In manchen Fällen muß vor der Durchführung der Bewegungstherapie ein *Kreislaufmittel* gegeben werden. Auch Schmerzmittel sind mitunter (z. B. bei Mobilisierung der Schultersteife) notwendig.

Die *zeitliche Absprache der Therapiemaßnahmen* zwischen Pflegepersonal und Physiotherapeuten sichert den störungsfreien Ablauf der Behandlung ohne Beeinträchtigung der alltäglichen pflegerischen Maßnahmen auf der Station.

Rehabilitation

Ein organischer Schaden führt niemals allein nur zur örtlichen Beeinträchtigung des betreffenden Körperteiles, sondern verändert immer die gesamte Persönlichkeit des Geschädigten.

Es muß daher das Bestreben jedes Geschädigten sein, bald wieder den Zustand zu erreichen, der ihm die Aufrechterhaltung seines persönlichen, familiären und sozialen Status ermöglicht.

Sicherlich muß das Schwergewicht des Bemühens um die Gewinnung dieses Zustandes eindeutig beim Betroffenen liegen.

Trotzdem hat die *Gemeinschaft,* vertreten durch die Angehörigen, den Arzt, die medizinischen Pflege- und Hilfspersonen, die Sozialversicherung und die freien und behördlichen Hilfseinrichtungen sowie der Gesetzgeber, die umfangreiche Aufgabe, diesen körperlich behinderten Menschen nicht nur zum Objekt der Fürsorgetätigkeit zu machen, sondern ihm zu helfen, den Schaden als Individuum zu überwinden und wieder zu einem zufriedenen Mitglied der Gemeinschaft zu werden. Diese Wiederertüchtigung und *Resozialisierung des Körperbehinderten* wird unter dem Begriff Rehabilitation zusammengefaßt. Sie besteht aus der *medizinischen Rehabilitation,* also der eigentlichen Behandlung der Schäden, und der *sozialen Rehabilitation,* d. h. der beruflichen Wiederanpassung an das Gemeinwesen.

Damit dieses ideale Ziel erreicht wird, ist der *gemeinsame Einsatz des Behandlerteams* erforderlich.

Die deutsche Vereinigung für die Rehabilitation Behinderter ist die Dachorganisation dieses Teams im Rahmen der Internationalen Gesellschaft für die Rehabilitation Behinderter.

Die Aufgabe der Rehabilitation beginnt bei angeborenen Defekten bereits von der Geburt an mit der nachgehenden Fürsorge durch das Gesundheitsamt, mit regelmäßigen fürsorgerischen Betreuungen und Hilfsmaßnahmen im Rahmen des Kindergartens, der entsprechenden vorschulischen Einrichtungen und der Sonderschulen. Die Einrichtungen zur Berufsfindung, Berufsausbildung, Berufsförderung und Umschulung gehören ebenso hinzu wie die Institutionen zur Heimbetreuung nicht im familiären Rahmen zu versorgender Schwerstbehinderter.

Die gesetzlichen Grundlagen sind im Rahmen des Rehabilitationsangleichungsgesetzes vom 7. 8. 1974 niedergelegt. Der § 1 lautet:

„Die medizinischen, berufsfördernden und ergänzenden Maßnahmen und Leistungen zur Rehabilitation im Sinne dieses Gesetzes sind darauf auszurichten, körperlich, geistig oder seelisch Behinderte möglichst auf Dauer in Arbeit, Beruf und Gesellschaft einzugliedern. Den Behinderten stehen bei der Anwendung dieses Gesetzes diejenigen gleich, denen eine Behinderung droht."

Dabei haben die Rehabilitationsträger (§ 4, 2) auf die frühzeitige Einleitung und die zügige Durchführung der gebotenen Maßnahmen zur Rehabilitation hinzuwirken.

§ 10: „Die medizinischen Leistungen zur Rehabilitation sollen alle Hilfen umfassen, die erforderlich sind, um einer drohenden Behinderung vorzubeugen, eine Behinderung zu beseitigen, zu bessern oder eine Verschlimmerung zu verhüten, insbesondere

1. ärztliche und zahnärztliche Behandlung,
2. Arznei- und Verbandmittel,
3. Heilmittel einschließlich Krankengymnastik, Bewegungstherapie, Sprachtherapie und Beschäftigungstherapie,
4. Ausstattung mit Körperersatzstücken, orthopädischen und anderen Hilfsmitteln einschließlich der notwendigen Änderungen, Instandsetzung und Ersatzbeschaffung sowie der Ausbildung im Gebrauch der Hilfsmittel,
5. Belastungserprobung und Arbeitstherapie, auch in Krankenhäusern, Kur- und Spezialeinrichtungen einschließlich der erforderlichen Unterkunft und Verpflegung."

Die gesetzliche Grundlage, in Verbindung mit dem Schwerbehindertengesetz (1974), ermöglicht es auch dem *sozial schwächer gestellten Behinderten,* alle gesetzlichen Hilfen der medizinischen und sozialen Rehabilitation in Anspruch zu nehmen.

Die *Maßnahmen* zur bestmöglichen Anpassung der behinderten Person und ihrer verbliebenen Leistungsmöglichkeit an die Lebenserfordernisse sind mannigfach.

Dem *Pflegepersonal erwächst hier die Aufgabe,* in groben Umrissen diese Maßnahmen zu kennen, deren Einsatz beim behandelnden Arzt oder bei der zuständigen Fürsorgerin des Krankenhauses anzuregen und den Behinderten selbst auf diese gesetzlichen Möglichkeiten aufmerksam zu machen.

Die Durchführung der Rehabilitation ist keinesfalls für das Gemeinwohl eine undankbare Aufgabe, wird doch geschätzt, daß durchschnittlich der für den Behinderten erfolgte finanzielle Aufwand in 10facher Höhe nach erfolgter Rehabilitation wieder an den Staat zurückfließt; ganz abgesehen davon, daß der menschliche und ideelle Wertgewinn niemals finanziell berechnet werden kann.

Die *Leistungsfähigkeit* eines Behinderten ist nicht nur abhängig von dem Grad seiner Behinderung, sondern dem Trainingszustand seiner körperlichen und geistigen Kräfte. *Jede Inaktivität,* selbst die kurzdauernde Bettruhe im Rahmen einer Behandlung, *führt zum Trainingsverlust.* Diesem ist auch während der stationären Behandlung durch eine sinnvolle *Beschäftigungstherapie* entgegenzusteuern. Physikalische Therapie allein reicht nicht aus, diesen Trainingszustand zu bewahren.

Nur die *aktive Eigenleistung,* zu der jeder Kranke im Rahmen des Möglichen immer wieder aufgefordert werden muß, sichert den Erfolg. Sie verhindert außerdem auch den Verlust an Selbstvertrauen.

Die *Arbeits- und Beschäftigungstherapie* im Rahmen der stationären Behandlung ist leider aufgrund des Fehlens ausgebildeter Kräfte nur in manchen Kliniken möglich.

Hier ist es vornehmste *Aufgabe des Pflegepersonals,* den Patienten im Rahmen der gegebenen Möglichkeiten mit Tätigkeiten zu betrauen. Das Legen von Tupfern, das Aufwickeln von Binden, die Pflege der Blumen, leichte Betätigungen im Rahmen der Routinearbeit einer Krankenstation dürfen keinesfalls nur als Erleichterungen für das Pflegepersonal angesehen werden, sondern sind mehr noch nutzbringende Hilfen für den Kranken selbst.

Unter geschickter Führung durch das Pflegepersonal wird der Kranke selbst die positive Auswirkung dieser Tätigkeiten auf seinen eigenen Zustand dankbar erkennen.

Je mehr ein Patient derart während des stationären Aufenthaltes zur aktiven Tätigkeit angeregt worden ist, desto geringer wird sein Trainingsverlust sein und desto früher wird er nach der Entlassung wieder für den Alltag fit.

Sollte eine aktive Betätigung des Patienten im Rahmen der Station aus Krankheits- oder organisatorischen Gründen wirklich nicht durchführbar werden, genügt es, wenn er durch das Pflegepersonal immer wieder zur Anspannung der einzelnen Muskelgruppen im Sinne des *isometrischen Trainings* angehalten wird.

Die positiven Erkenntnisse der Sportmedizin und des Trainings im Rahmen des Sports müssen unbedingt auch auf den kranken Menschen Anwendung finden.

Es gehört zu den schwerwiegendsten Versäumnissen des ärztlichen und pflegerischen Betreuers eines Kranken, sich hier auf den Patienten selbst oder auf die spärlichen Institutionen wie Nachsorgekliniken und Rehabilitationsinstitute zu verlassen, in die ja nur die wenigsten Patienten unter den gegenwärtigen Verhältnissen Eingang finden.

Grundlagen der orthopädischen Pflege

Bei Erkrankungen und Verletzungen der Knochen und Gelenke ist der Schmerz meist abhängig von der Bewegung.

Bewegungen des Patienten sind daher mit äußerster Vorsicht durchzuführen.

Die Schmerzen können gelegentlich durch milden manuellen Zug an der geschädigten Gliedmaß bei der Bewegung klein gehalten werden. Bei Bewegungen und Umlagerungen des Patienten muß eine Pflegeperson sich allein der geschädigten Gliedmaß annehmen (Abb. **156**).

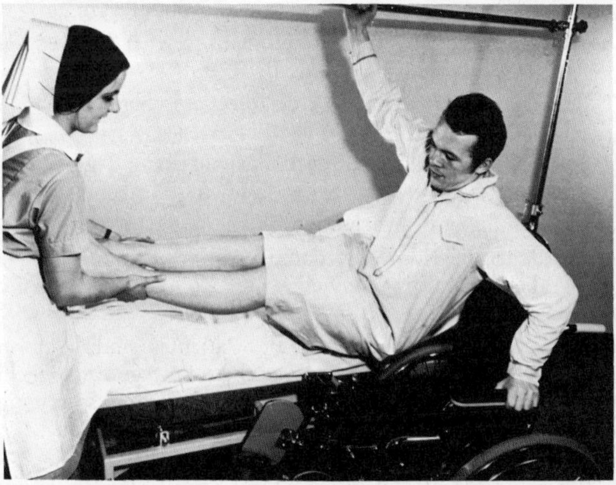

Abb. **156** Hilfe beim Umsteigen vom Bett in den Selbstfahrer. Die geschlossenen Beine werden von der Hilfsperson übernommen. Mit dem kräftigeren Arm stützt sich der Kranke an der Armlehne des Fahrstuhles ab. Ist ein Bettgalgen vorhanden, kann er sich mit dem anderen Arm hier hochziehen, sonst genügt das Abstützen auf dem Bett.

Ist der Patient in der Lage mitzuhelfen – beim Umdrehen durch Mithilfe am Bettrand, beim Umbetten durch Hochziehen am Bettgalgen –, sind ihm die geplante Maßnahme und der nötige Handgriff zu erklären und zu zeigen.

Ist dies nicht möglich, muß er notfalls zur *völligen Entspannung* aufgefordert werden.

Alle Betreuung des Patienten muß schonend, aber zielbewußt durchgeführt werden.

Voraussetzung dafür sind die *Kenntnis der Mechanik des Körpers,* der besten Lagerungsposition des Patienten im ganzen und der geschädigten Gliedmaße.

Eine *kurze Vorbesprechung der geplanten Positionsänderung* unter den Pflegepersonen und mit dem Patienten ist nötig.

Unkontrollierte und abrupte Bewegungen sind zu vermeiden. Der Patient darf durch alle Maßnahmen nicht plötzlich überrascht werden, sondern er ist auf die geplante Handlung vorzubereiten.

Wird die pflegerische Maßnahme durchgeführt, gilt der alte klassische Satz des: *„cito, tuto et jucunde"*, also das Motto: schnell, sicher und angenehm.

Bei allen *heiklen Bewegungsmanövern* sollte im Zweifelsfall, bevor Komplikationen eintreten, der ärztliche Behandler zugezogen werden.

Extensionsmaßnahmen, gleichgültig aus welcher Notwendigkeit heraus sie angezeigt erscheinen, erfordern:

1. die elementaren Kenntnisse der mechanischen Wirksamkeit der Extension,
2. einen genauen Plan zur wirkungsvollsten und günstigsten Anbringung der Züge,
3. eine ständige Überwachung der Lagerung in der Extension,
4. eine dauernde Kontrolle, damit Druckschädigungen nicht eintreten oder die in den Körper eingebrachten Zugvorrichtungen nicht infiziert werden.

Bei der *gewöhnlichen Lagerung* des Patienten sind die normalen, aber auch die im Einzelfall pathologischen Bewegungsmöglichkeiten der Gelenke zu berücksichtigen. Alle Gelenke müssen, sofern nicht anderslautende ärztliche Verordnungen im Einzelfall bestehen, in günstigen Winkelgraden gelagert werden (Abb. **157–159**).

Nicht geschädigte Gelenke sind regelmäßig nach allen Richtungen durchzubewegen. Ist der Patient selbst nach Aufforderung dazu nicht in der Lage, eine Krankengymnastin nicht vorhanden, muß die Pflegeperson diese Aufgabe übernehmen, die Bewegungen zweimal täglich durchzuführen.

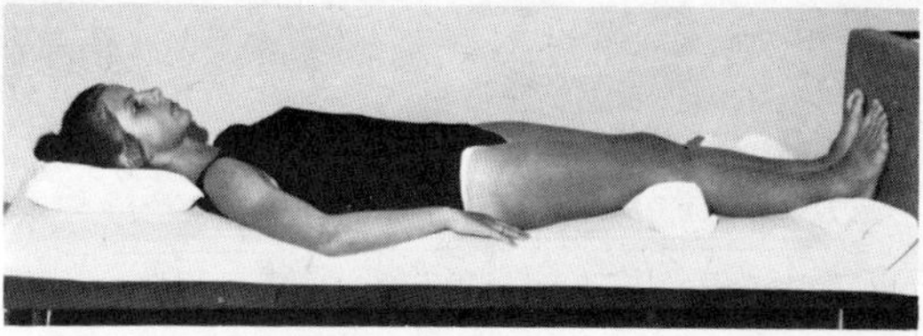

Abb. **157** Die Rückenlagerung ist in der Regel eine Flachlagerung. Kleine Kniekissen, niedrige Rollen und eine Fußkiste sorgen für die richtige Position der Beine bei der Rückenlagerung.

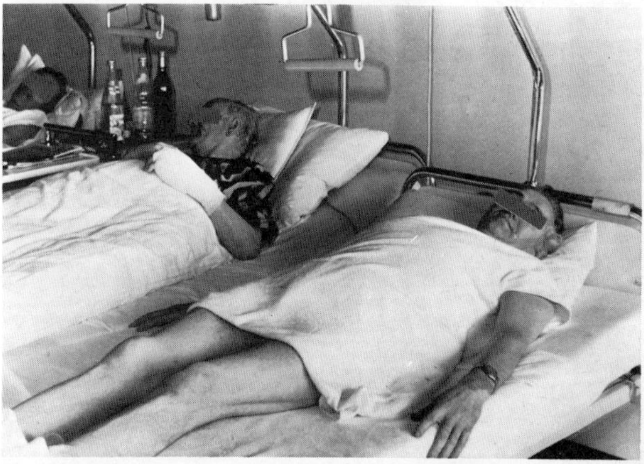

Abb. **158** Der Patient im Vordergrund ist nach einer Bandscheibenoperation richtig gelagert. Der zweite Patient kann, da an ihm nur eine Handoperation ausgeführt wurde, ohne weiteres mit erhöhtem Kopf liegen.

Abb. **159** Wird ein operativer Eingriff am Bein vorgenommen, ist vom Behandler festzulegen, ob, wie hier, die Lagerung in der Volkmann-Schiene ausreichend ist oder aber eine andere Lagerung vorgezogen werden muß.

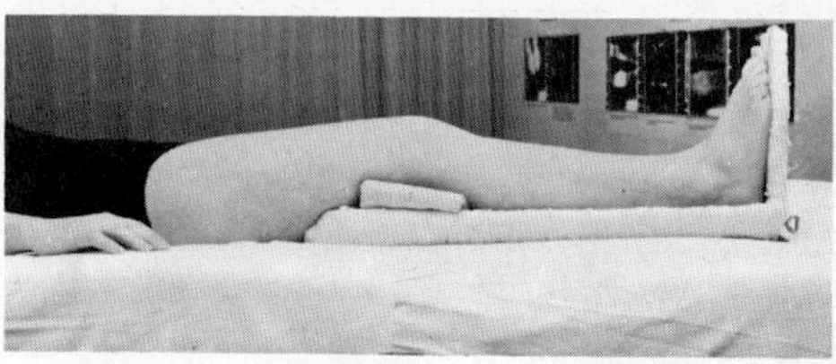

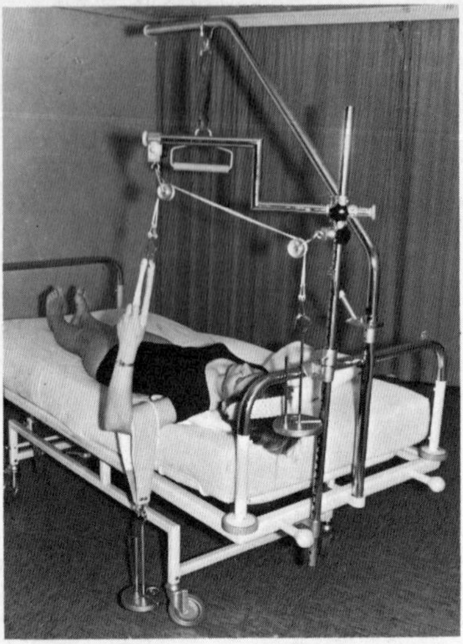

Abb. **160** Zur Behandlung der Schultersteife und der Zustände nach Brisement forcé der Schulter sind oft mehrdimensionalwirkende Züge anzubringen. Diese erlauben auch eine aktive Kräftigung der Muskulatur, wenn die Züge über Rollen laufen.

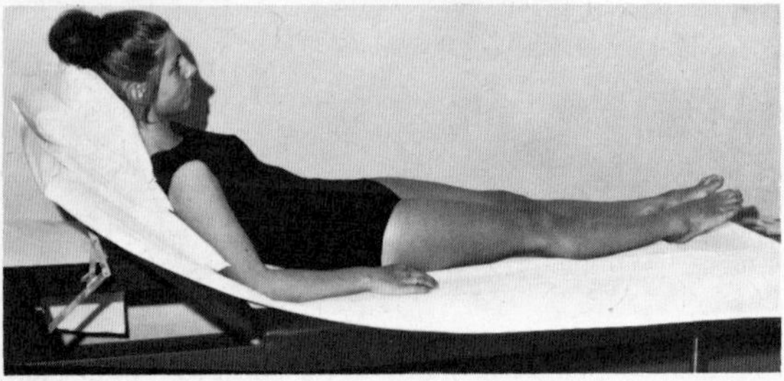

Abb. **161** Liegt der Patient ständig mit hochgestelltem Kopfteil, tritt außer einer Hüftbeugekontraktur eine nachteilige Dauerkyphosierung der gesamten Wirbelsäule ein.

Besonders gefährdet sind die Schultergelenke, die Hüftgelenke, die Kniegelenke und das obere Sprunggelenk.

Die *Schultergelenke* sind maximal abzuspreizen und voll nach innen und außen zu drehen (Abb. **160**).

In den *Hüftgelenken* entsteht eine Beugekontraktur, wenn der Patient sich ständig halbsitzend im Bett aufhält oder wenn das Mittelstück des Lagers zu weich und durchgelegen ist (Abb. **161**). Auch bei Seiten- und

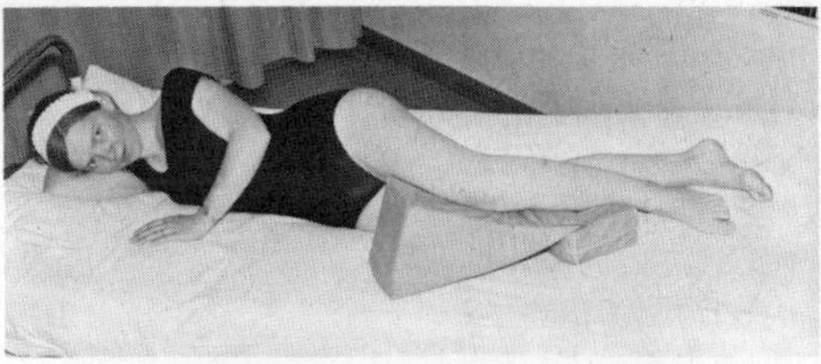

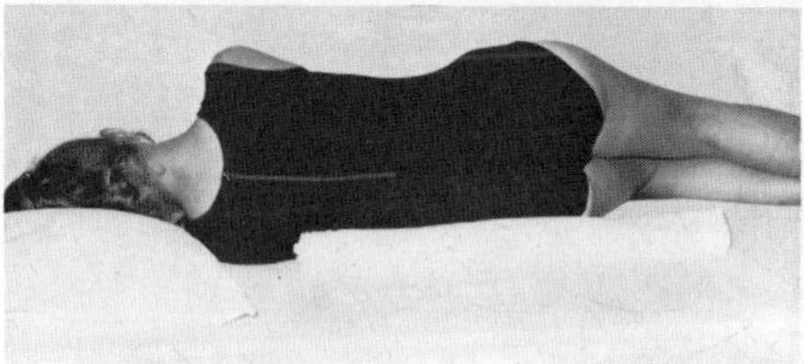

Abb. **162** Bei der Seitenlage ist das hochliegende Bein in leichter Hüft- und Kniebeugung mit Kissen zu unterstützen. Das tiefer liegende Bein ist weitgehend gestreckt. Durch Unterlegen eines härteren Kissens unter den Rumpf läßt sich eine skoliotische Einstellung verhindern.

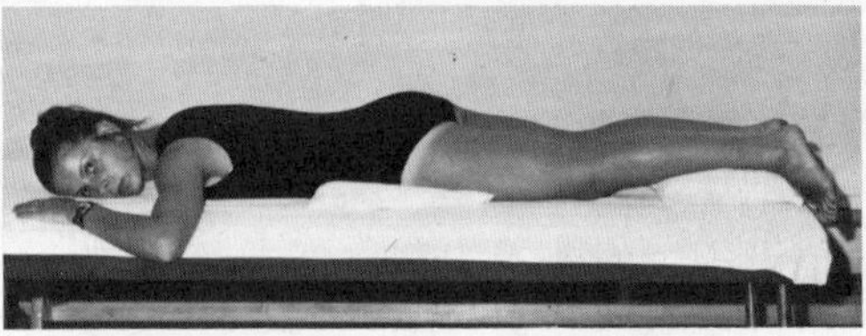

Abb. **163** Zur Verhinderung der Überstreckung im Hüftbereich bei der Bauchlage wird ein hartes Kissen unter das Becken geschoben. Ein weiteres Kissen liegt unter den Schienbeinen, um eine extreme Fußsenkung zu verhindern.

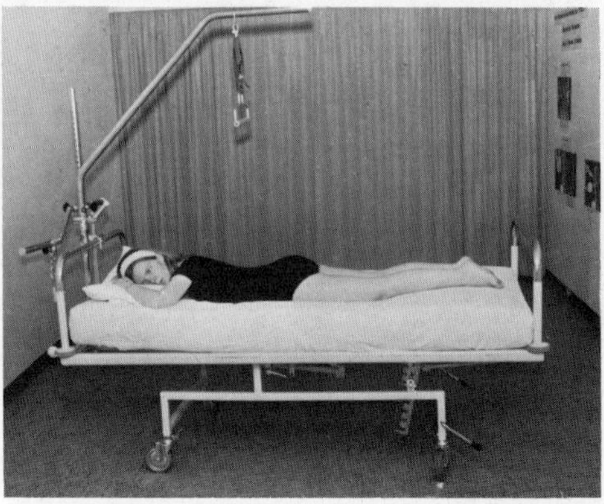

Abb. **164** In der Bauchlage besteht besonders die Gefahr der Spitzfußkontraktur.

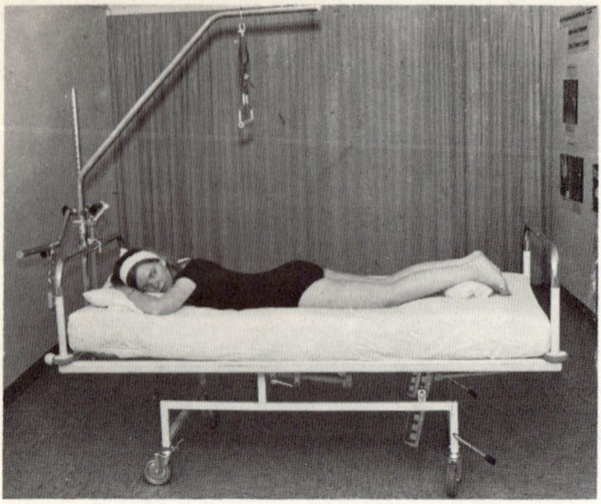

Abb. **165 a** Eine kleine Rolle sollte bei Bauchlage unter dem Spann angebracht werden.

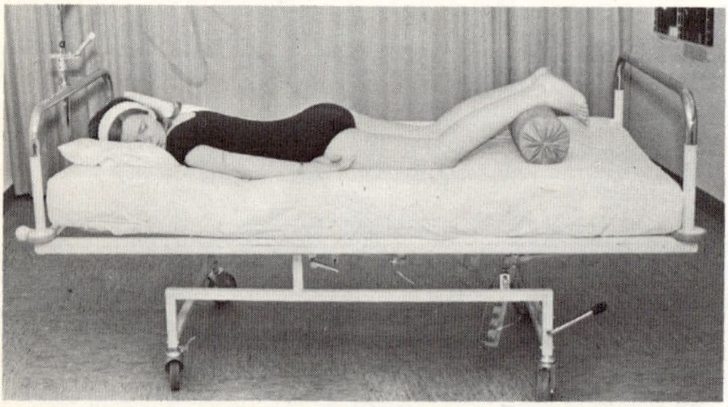

Abb. **165 b** Ist die Rolle zu groß, besteht die Gefahr der Kniebeugekontraktur.

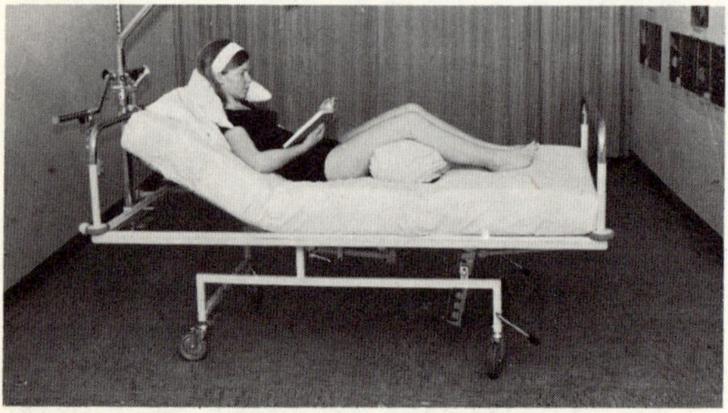

Abb. **166** Rollen unter den Kniegelenken, besonders wenn sie sehr dick sind, sind ebenso gefährlich wie die halbsitzende Dauerhaltung im Bett. Derartige Positionen dürfen nur stundenweise eingenommen werden, um keine Hüft- und Kniekontrakturen zu erzeugen.

Bauchlage ist auf die richtige Lagerung besonderer Wert zu legen (Abb. **162–165**).

In den *Kniegelenken* ist die dauernde Überstreckung nachteiliger als die ständige übermäßige Bewegung (Abb. **166**).

Muß ein Patient längere Zeit in Rückenlage liegen, besteht bei Flachlagerung infolge der Eigenschwere des Fußes und durch den Einfluß der Bettdecke auf den sohlenwärts hängenden Fuß die Gefahr der Spitzfußkontraktur. Ihr kann mit Hilfe einer Fußkiste – bei Kindern mit einer Gipsschale oder Schiene – vorgebeugt werden. Andererseits führt aber das unentwegte Belassen der sog. Bettkiste mitunter zum *Hackenfuß*.

Druckschädigungen peripherer Nerven sind zu verhindern.

Besonders gefährdet sind der *Speichennerv* am Oberarm, vornehmlich beim Herabhängen an der Kante des harten Operationstisches oder von der Trage bei Patienten in Narkose, *der Ellennerv*, ebenfalls beim Aufliegen des Ellenbogengelenks auf harter Unterlage, und der *Wadenbeinnerv*, selbst beim flach im Bett liegenden Patienten allein durch eine Falte des Bettlakens.

Letzterer ist besonders gefährdet nach Operationen an den unteren Gliedmaßen, die ohne oder mit Schienen oder gar mit Gipsverbänden behandelt werden, sofern nicht für eine ausreichende Polsterung gesorgt wird.

Die *Anwendung von Verbänden*, einschließlich von Gipsverbänden, muß in ihren Grundprinzipien verstanden sein.

Dies ist nur möglich, wenn die Pflegekraft in der Lage ist, den Behandler in der Anlage dieser Verbände zu unterstützen und wenn sie mit den Notwendigkeiten der Lagerung in Schienen und Verbänden vertraut ist.

Voraussetzung für die entsprechende Betreuung der Patienten ist nicht nur die Kenntnis der normalen Anatomie des Körpers, sondern auch ein Wissen um die einschlägigen orthopädischen Krankheitsbilder und deren konservative und operative Behandlungsmöglichkeiten.

Merke: *Es ist immer besser, vorher zu fragen, als etwas falsch zu machen.*

Schutz der eigenen Gesundheit

Die früher für die Pflegeperson anstrengende orthopädische Pflege hat durch die moderne Entwicklung der Behandlungsmaßnahmen und einiger Hilfsmittel einen wesentlichen Wandel erfahren.

Insbesondere läßt die moderne bewegungsstabile Osteosynthese in den meisten Fällen den aufwendigen großen Gipsverband vermeiden. Die *Frühmobilisierung* des Patienten bringt es mit sich, daß er selbst bei allen Tätigkeiten mithelfen kann (Abb. **167–169**).

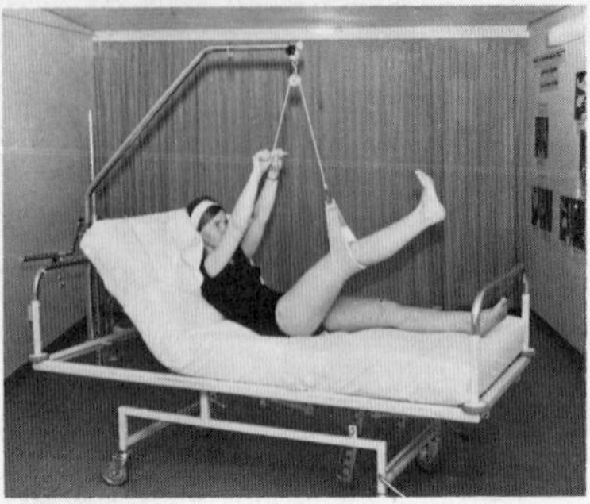

Abb. **167** Zur passiven Beinmobilisierung und zur aktiven Kräftigung der Kniestreckmuskulatur leistet der Knierollenzug gute Dienste. Das Bein kann damit gestreckt hochgezogen werden.

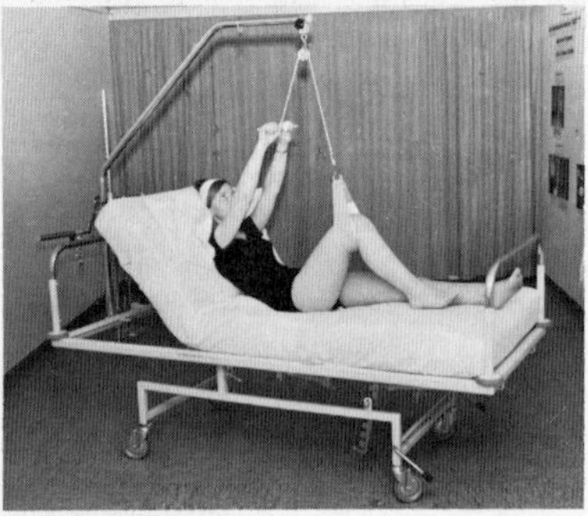

Abb. **168** Es ist hier jedoch auch nötig, Beugung und Streckung aktiv zu üben.

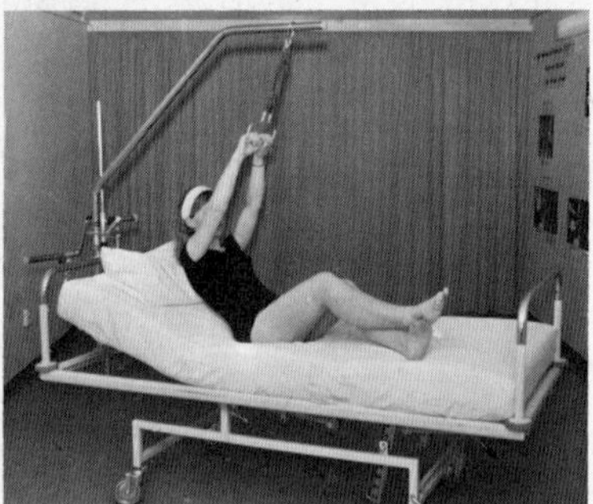

Abb. **169** Die Patienten müssen lernen, ein operiertes Bein auch selbsttätig mit Hilfe des anderen Beines im Bett zu verlagern. Dazu wird das gesunde, weitgehend gestreckte Bein unter die Ferse des kranken Beines geführt. Nun kann das kranke Bein mit Hilfe des gesunden Beines angehoben werden.

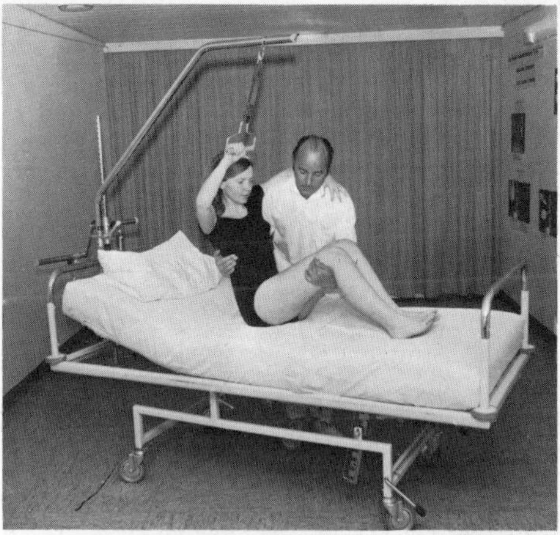

Abb. **170** Herausheben des Kranken aus dem Bett durch eine Hilfsperson. Mit Hilfe des Bettgalgens setzt sich der Patient auf. Er zieht gleichzeitig die beiden geschlossenen Beine an. Nun kann er unter dem Rücken und unter den Knien von der Hilfsperson gefaßt werden. Er legt seine Arme um deren Hals. Dabei ist beim Anheben der Rücken gerade zu halten, Hüfte und Knie sind zu beugen.

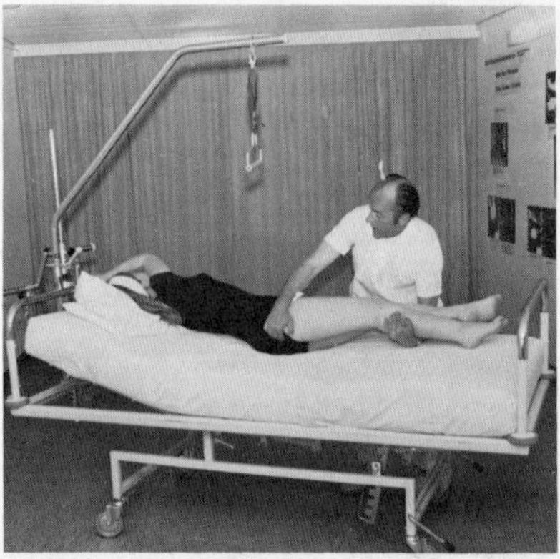

Abb. **171** Umdrehen des Patienten im Bett durch eine Hilfsperson.
a Der Patient faßt über dem Kopf mit der einen Hand zur Gegenseite des Kopfbrettes und hält sich dort fest. Die Hilfsperson faßt mit einem Arm unter die Kniekehlen, mit der anderen Hand von vorne über das Becken. Der freie Arm des Patienten, über den gedreht wird, liegt parallel dem Rumpf.

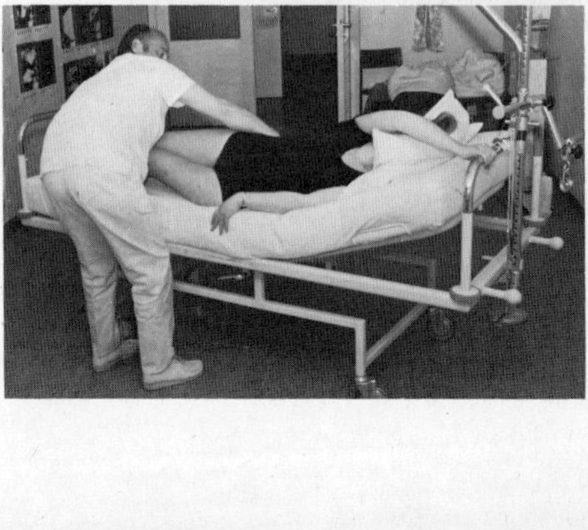

Abb. **171 b** Auf ein Kommando wird nun der Patient, der sich im Rücken steif hält, auf die Seite gedreht.

Besondere Betten und andere Hilfsmittel erleichtern zusätzlich die Pflege.

Beim notwendigen *Anheben eines Patienten* ist der Rücken geradezuhalten; die Hüften und Knie sind zu beugen. Vor dem Anheben muß die Muskulatur angespannt werden. Das Gewicht ist gleich auf beide Hände oder Unterarme zu verteilen und die Beinmuskeln, nicht das Kreuz, sind zu gebrauchen.

Muß ein Patient zur Pflegeperson hin gedreht oder bewegt werden, wird ein Fuß etwas vorgestellt, Hüften und Kniegelenke werden leicht gebeugt. Der Rücken bleibt gestreckt, die Muskeln werden angespannt, und mit Aufnahme der Last wird das Gewicht vom vorgestellten Fuß auf den rückgestellten Fuß verlagert.

Wird ein Patient vom Körper weg gehoben, wird der ganze Vorgang umgekehrt wiederholt (Abb. 170 u. 171).

Zur *Umlagerung eines Patienten* von der Trage in das Bett, oder umgekehrt, sind zwei Pflegepersonen notwendig, sofern Bett und Trage gleich hoch sind.

Diese Maßnahme wird erleichtert, wenn unter dem Rumpf ein *breites Leintuch* liegt, auf dem der Patient gezogen wird.

Die Trage wird ganz an das Bett herangefahren. Auf der freien Seite des Bettes steht die eine Pflegeperson, auf der freien Seite der Trage die andere.

Kann der Patient mithelfen, wird er aufgefordert, den in die gewünschte Richtung zeigenden Arm und das gleichseitige Bein zur Unterstützung auf das neue Lager zu bringen.

Ohne besonderen Kraftaufwand kann der Kranke nun in das neue Lager gerutscht werden (Abb. 172 u. 173).

Bei einem großen *Becken-Bein-Gips* ist die Mithilfe einer dritten Person nötig. Dies gilt auch, wenn besondere schmerzhafte Zustände an den unteren Gliedmaßen die isolierte Handanlegung an der kranken Extremität erforderlich machen.

Zur Erleichterung des Umtransportes sind einfache *Rollbretter* im Handel, die auch die Überwindung geringer Höhenunterschiede beim Transport erleichtern.

Mit dem unter den Rumpf gelegten Leintuch wird der Patient nach der Aufforderung, sich steif zu halten, etwas zur Seite gedreht. Das mit Rollen versehene Brett wird zur Hälfte unter den Patienten und zur freien Hälfte auf die neue Liegestatt gelegt.

Unter leichtem Zug an der freien Seite des Leintuchs läßt sich der Kranke mitten auf das Bett lagern. Dieses wird nun auf der anderen Seite etwas hochgekippt, und der Kranke rutscht auf das neu vorbereitete Lager.

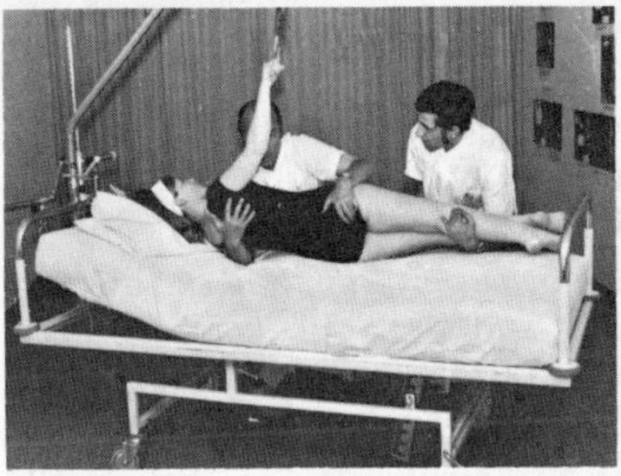

Abb. **172** Herausheben des Kranken aus dem Bett durch zwei Hilfspersonen. Die eine Hilfsperson unterfaßt Schulter und Becken, die andere Hilfsperson Becken und Unterschenkel.

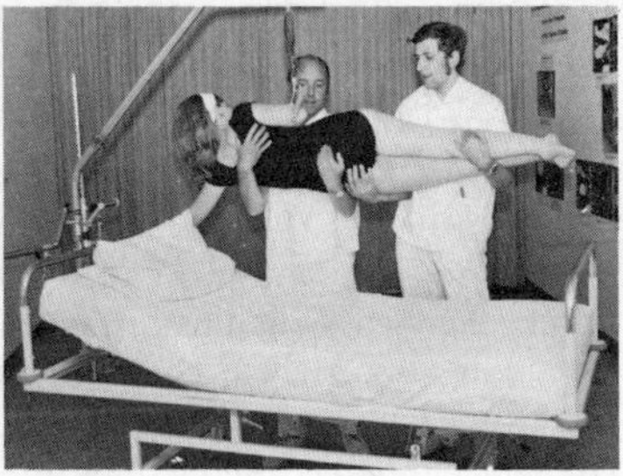

Abb. **173** Der sich steif haltende Patient kann nun, mit dem Gesicht zu den Hilfspersonen, auf die Arme gedreht und mit steifem Rücken, gebeugten Hüft- und Kniegelenken, von diesen hochgehoben werden.

Auf die gleiche Weise kann man auch die Umlagerung auf den Operationstisch und zurück auf die fahrbare Trage vornehmen.

Spezielle Hilfsmittel sind mit Griffen versehene Drellgurte, die sich sterilisieren lassen und bei der Operation unter dem Patienten liegenbleiben.

Hydraulische und motorische Lifter sind in ihrer Anwendung zu kompliziert, so daß sie außer im Gipszimmer und im Bewegungsbad im allgemeinen keine besondere Verbreitung erfahren konnten.

Ausnahmen bilden Patienten mit Wirbelsäulen- und Rückenmarkverletzungen, mit frisch angelegten großen Becken-Bein-Gipsen und solche, die aufgrund von frischen Frakturen und schweren schmerzhaften Gelenkprozessen zum Transport ein größeres Aufgebot von Pflegepersonen benötigen.

Das Bett

Für den orthopädischen Patienten muß das Bett so gebaut sein, daß sämtliche Lagerungen vorgenommen werden können und auch alle notwendigen Extensionen anzubringen sind. Hierzu ist es notwendig, daß man die Kopf- und Fußbretter, falls solche vorhanden sind, herausnehmen kann. Ideal sind in der Höhe verstellbare Betten.

Zu hohe Betten erleichtern die Pflege, erschweren dem orthopädischen Patienten aber das selbständige Aus- und Einsteigen.

Zu niedrige Betten erleichtern dem Patienten das Aufstehen, erschweren jedoch die Pflege, da sich die Pflegeperson zu sehr bücken muß.

Das Bett sollte *feststellbare Rollen* haben, zumindest aber müssen zum Transport desselben solche Rollen angebracht werden können.

Das fuß- und kopfwärts kippbare Bett ermöglicht *Hoch- und Tieflagerungen.*

Der Kopfteil muß in der Höhe selbständig, am besten automatisch verstellbar sein, damit der Patient in der Lage ist, ohne Kraftaufwand seine Liegeposition bis zur halbsitzenden Position zu verändern.

Dreiteilige dicke und nicht zu schwere *Schaumstoffmatratzen* sind den durchgehenden Schaumstoffmatratzen und den Federkernmatratzen jedenfalls vorzuziehen. Die mittlere Matratze muß zum Einlegen eines Bettkastens auswechselbar sein.

Die *Mechanik des Bettes* darf nicht zu kompliziert sein. Bettgestell, Matratzen und anderes Zubehör müssen sich leicht desinfizieren lassen.

Pflege des Patienten im Gipsverband

Auch die Einführung moderner Kunststoffe konnte – trotz mancher Vorteile (Strahlendurchlässigkeit, Unempfindlichkeit gegen Wasser, Leichtigkeit usw.) – nicht zuletzt wegen des hohen Preises den Gipsverband nicht verdrängen.

Der frisch angelegte Gipsverband ist noch feucht und muß vorsichtig behandelt werden. Er bricht leicht und läßt sich noch eindrücken. Er darf daher niemals auf harten Kanten liegen.

Beim *Abbinden von Gipsverbänden* entwickelt sich nur primär Wärme. Nach kurzer Zeit tritt jedoch *Verdunstungskälte* ein, weshalb der Kranke warm abzudecken ist.

Der Abtrocknungsvorgang nimmt bei großen Gipsverbänden vielfach mehrere Tage in Anspruch. Aus diesem Grund kann die *Trocknung mit Heißluftkästen* beschleunigt werden. Dabei ist eine Seite des Heißluftkastens offen zu lassen, damit der entstehende Wärmedunst abziehen kann. Hierbei besteht allerdings die Gefahr, daß die obersten Schichten zu schnell trocknen und der Gips insgesamt instabiler wird.

Gipsbröckel sind sorgfältig zu entfernen, weil sie, wenn sie in den Gipsverband hineinfallen, unangenehme Druckerscheinungen hervorrufen.

Die *Ränder* des frischen Gipsverbandes sind gut zu glätten.

Die *Polsterung* muß notfalls ergänzt werden.

Eingegipste Gliedmaßen sind *primär hochzulagern,* damit Stauungserscheinungen nicht begünstigt werden.

Der mehr psychisch als mechanisch durch den Gipsverband beengte *Patient* ist mit plausiblen und hinhaltenden Erklärungen und notfalls mit sedierenden Medikamenten zu *beruhigen.*

Stauungserscheinungen und Schwellungen treten sehr rasch schon nach der Anlegung des Gipsverbandes auf.

Der Gips ist dann bis auf den letzten Faden zu spalten, auch die Polsterung muß durchtrennt werden.

Wird dies nicht rechtzeitig durchgeführt, drohen *Nervenschädigungen*, oder gar eine *Gangrän* (s. Ellbogenbruch im Kindesalter S. 182).

Anzeichen für eine Durchblutungsstörung sind Schmerzen, Verfärbungen, Schwellungen und Mißempfindungen an Fingern oder Zehen.

Schwerwiegende Durchblutungsstörungen mit weißer Blutleere, vorwiegend von Fingern und Zehen, erfordern die umgehende Abnahme des Gipsverbandes durch den Arzt.

Becken-Bein-Gips

Im Kindesalter dient die Lagerung in leichter Beckentieflage auf einem Bettkasten der besseren Pflege (s. S. 105). Verdrehungen und seitliche Verkippungen des Körpers werden durch Unterlegen von Sandsäcken oder harten Polstern korrigiert.

Es können auch beliebig modifizierbare Holzgestelle für die bessere Lagerung konstruiert werden (vgl. Abb. **101**, S. 105).

Erwachsene werden am besten auf einem sog. Bettkasten gelagert, der anstelle der mittleren Matratze in das Bett eingelassen wird. Dieser Kasten hat in der Mitte eine Öffnung, über die das Gesäß zu liegen kommt. Seitlich hat er eine Klappe zum Auswechseln des Steckbeckens (s. S. 46).

Der Beckengips soll im Rücken des Patienten 20 cm über Taillenhöhe gehen. In Taillenhöhe stützt ein länglicher Sandsack den Rücken des Patienten ab. Anschließend bis hin zur Schulter wird ein festes flaches Roßhaarkissen und darüber das Kopfkissen gelegt.

Das gänzlich eingegipste Bein wird mit einem Sandsack angehoben. Das nur bis zum Knie eingegipste Bein stützt man am Ende des Gipses mit einem Sandsack ab; den Unterschenkel lagert man auf ein Kissen, und vor den frei hängenden Fuß wird eine Kiste gestellt, um eine Spitzfußkontraktur zu vermeiden. Das Fenster am Gesäß muß nach oben bis zur Kreuzbeinspitze reichen und darf seitlich nur zwei bis höchstens drei Querfinger neben der Gesäßfalte enden, damit kein Fensterödem entsteht (Abb. **174** u. **175**).

Gesäß und Steißbein sind alle 2 Tage zu kontrollieren, indem man den Patienten auf die *nicht operierte Seite* dreht.

Drehung des Patienten im Beckengips: Wie zum Betten eines operierten Patienten werden alle Polster und Stützgegenstände aus dem Bett entfernt. Das Kopfende wird flach gestellt, das Kopfkissen weggenommen. Nun können Pflegepersonen den Kranken im Becken-Bein-Gips mühelos auf die gesunde Seite um 90 Grad drehen. Mit der oberen Gliedmaße

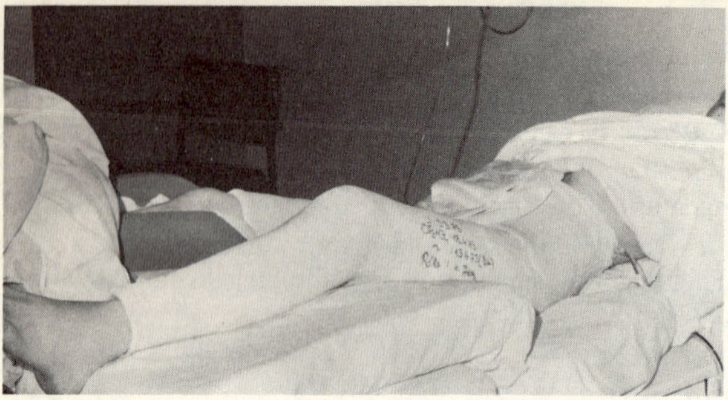

Abb. **174** Bei der Lagerung im Becken-Bein-Gips ist zu beachten, daß der Rücken weder zu sehr in Lordose noch zu sehr in Kyphose kommt. Das Bein ist entsprechend zu lagern.

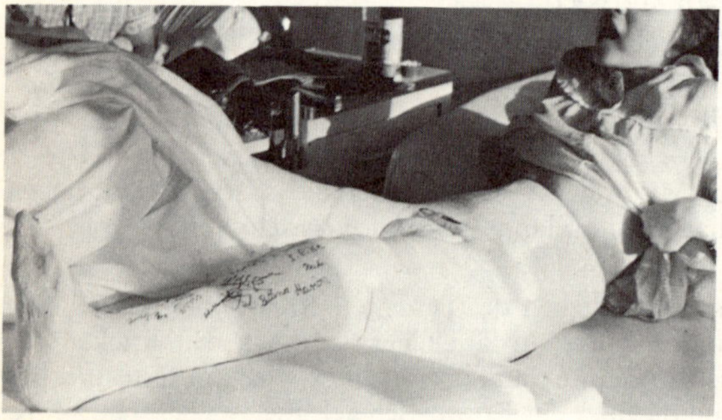

Abb. **175** Wird das Bein zu hoch unterlegt, schneidet die Vorderkante des Becken-Bein-Gipses in den Leib ein und wird das Kreuz zu sehr kyphosiert. Wird zu wenig unterlegt, ist das Umgekehrte der Fall.

der operierten Seite kann der Patient auf dem Weg über den Bettgalgen oder das Kopfbrett des Bettes Hilfestellung leisten. Nun kann man den Gips kontrollieren, die Haut pflegen und einen Dekubitus in den Anfangsstadien erkennen und behandeln.

Anschließend wird der Patient langsam zurückgelegt und vom Kopfende absteigend zum Fußende die gewünschte Lagerung erzielt.

Besonders ist auf die Lagerung des Oberkörpers zu achten. Liegt er zu tief, entsteht ein Hohlkreuz mit Rückenschmerzen und Druckerscheinungen durch den hinteren Gipsrand.

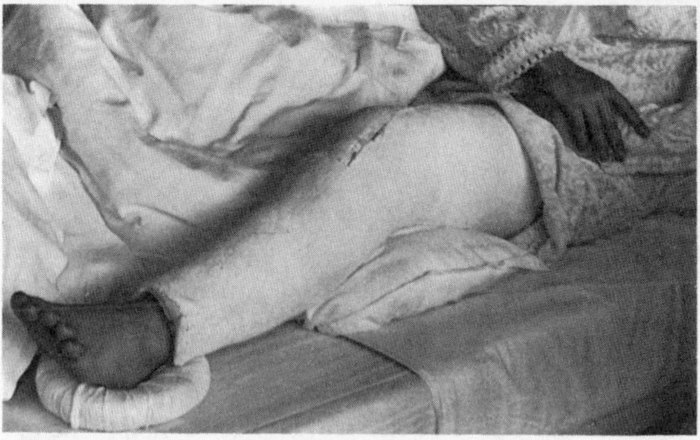

Abb. **176** Bei der Lagerung im Beingipstutor wird das Kniegelenk in der erzielten Beugestellung unterlegt. Zur Verhinderung von Druckerscheinungen an der Ferse wird ein Fersenring gegeben. Über der Operationsstelle wird meistens bei noch feuchtem Gips ein Fenster vorgeschnitten, damit bei Auftreten von postoperativen Schwellungen leicht der Gips gefenstert werden kann.

Beingips

Je nach eingestellter Kniebeugung muß entweder das Knie mit Sandsäkken unterstützt oder der Unterschenkel auf eine Erhöhung gelagert werden.

Ist der Fuß nicht mit eingegipst, kann ein Druck durch den unteren Gipsrand an der Achillessehne oder vorn an der unteren Schienbeinkante erfolgen. Der sehr schmerzhafte Druck muß durch entsprechende Lagerung des eingegipsten Beines und durch Abstützung des herabhängenden Fußes ausgeglichen werden (Abb. **176**).

Gipskorsett

Das *Gipskorsett,* das meist in Lordosierung angelegt wird, bedarf im frischen Zustand der Unterstützung der Lordose durch ein Kissen, damit es nicht bricht.

Diese *Lagerung* ist für den Patienten, sofern er sich noch nicht bewegen kann, außerordentlich *unbequem*. Der Oberkörper ist daher durch Aufstellen des Kopfteiles des Bettes und Unterlegen von Kissen, vornehmlich unter die Schulterblätter, etwas anzuheben.

Der Rand des Gipsverbandes in der Achselgegend ist zu runden, im feuchten Zustand auch etwas einzudrücken und ausreichend einzuschneiden, so daß keine *Nervendrucklähmung* am Oberarm entsteht.

Reicht der Gipsverband zu hoch zum Brustbeinhandgriff hinauf, kann beim Vorbeugen des Kopfes ein schmerzhafter *Kehlkopfdruck* entstehen. Der Gipsverband ist dann an dieser Stelle zu kürzen.

Thorax-Arm-Gips

Er beengt primär den Patienten außerordentlich und führt leicht zu Angstzuständen und vegetativen Herzsensationen. Durch die Schwere des eingegipsten Armes kippt der Patient leicht nach der kranken Seite, weshalb für ausreichende Kissenunterstützung am Oberarm zu sorgen ist. Den Oberbauch legt man durch einen bogenförmigen Ausschnitt frei. An der gesunden Seite in der Achselhöhle wird der Gipsrand zur Vermeidung von Druckerscheinungen entsprechend präpariert. Der Patient ist in *der Flankenatmung* zu unterweisen (s. S. 77).

Kopf-Rumpf-Gips

Dieser große Gipsverband immobilisiert den Kopf des Patienten vollständig, so daß er im Sichtfeld ganz erheblich beeinträchtigt ist. Schluckbeschwerden können durch Druck auf den Kehlkopf eintreten. Wurde primär hier nicht ausreichend gepolstert, muß ein *Loch über dem Kehlkopf* in den Halsteil geschnitten werden (Abb. 177).

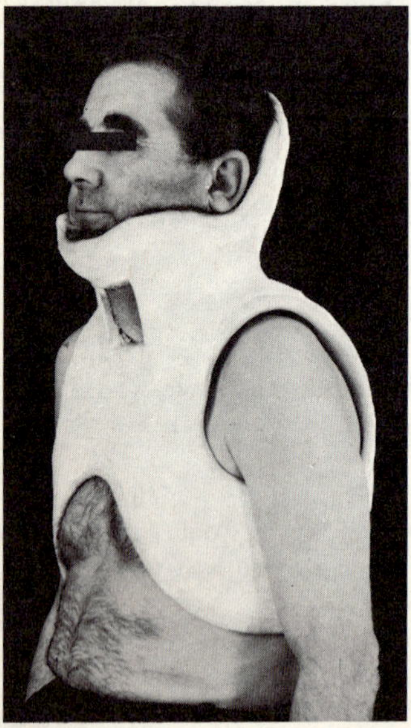

Abb. **177** Thorax-Hals-Gips nach knöcherner Verletzung der Halswirbelsäule. Über dem Kehlkopf wird zur Vermeidung von Druck und zur Erleichterung des Schluckens ein kleines Fenster ausgeschnitten.

Da der Patient etwas in den Gips hineinrutscht, können *Druckerscheinungen am Kiefer* auftreten. Hier ist für ausreichende Polsterung zu sorgen und die Haut öfters zu kontrollieren.

In gleicher Weise gilt dies im Bereich der *Hinterhauptsschuppe*. Der Druck des Gipsrandes auf den *Ohrknorpel* ist unerhört schmerzhaft, so daß dann der Ausschnitt vergrößert werden muß. Auch in diesem Gipsverband ist die Lordose mit einem Kissen auszufüllen.

Auf die Vermeidung von Druckschäden am Oberarm ist durch Präparierung des achselseitigen Gipsrandes zu achten (s. S. 189).

Armgips

Der eingegipste Arm wird entweder aufgehängt oder in leichter Abspreizung von 50–60 Grad und 20–30 Grad Vorführung bei mittlerer Drehstellung auf Keilkissen gelagert.

Hier ist für *ausreichende Fingerfreiheit* zu sorgen. Im allgemeinen – falls es nicht aus therapeutischen Gründen anders notwendig ist – endet der Gipsverband an der Handfläche in der körperfernen Hautfalte der Hand. Nur so ist eine freie Beugung der Finger möglich.

Ist der Gips am Daumen zu gering ausgeschnitten, treten quälende *Sensibilitätsstörungen* im Bereich des sensiblen Astes des Speichennervs am Daumengrundgelenk auf.

Allgemeine Bemerkungen

Nach Gipsabnahme ist die Haut im allgemeinen ausgetrocknet und schuppend; daher ist nach dem Reinigungsbad eine *Behandlung mit Hautpflegemitteln* erforderlich.

Der Gipsverband befreit nicht von der aufmerksamen *Kontrolle der darunterliegenden Wunde*. Fehlen Allgemeinerscheinungen einer Infektion mit Fieber, läßt der Geruch gelegentlich eine Sekundärheilung vermuten.

Die *Wundkontrolle* erfolgt durch ein angelegtes *Gipsfenster*. Der Deckel dieses Fensters wird nach der Wundkontrolle und der Fädenentfernung wieder geschlossen, weil sonst ein *Fensterödem* entsteht.

Muß eine Wunde im *gefensterten Gipsverband* behandelt werden, wird unter leichtem Druck ein Filz- oder Schaumgummideckel auf den Wundverband gewickelt.

Nach Gipsabnahme sind die Gelenke vorübergehend in der Bewegung erheblich *eingeschränkt*. Jede brüske Bewegung schmerzt außerordentlich und muß daher vermieden werden.

Die nach Gipsabnahme gelegentlich auftretende *Schwellung* läßt sich durch leichte aktive Übungen, durch Hochstellen des Fußendes des Bettes durch Hochlagern und durch ganz leichte Streichmassage sehr schnell zum Verschwinden bringen.

Gipsbett

Manche Krankheitsbilder erfordern das längere Lagern im Gipsbett. Ist ein Gipsbett postoperativ notwendig, muß es *frühzeitig präoperativ angelegt* werden. Wenn es der Gesundheitszustand erlaubt, ist die Operation so lange aufzuschieben, bis sich der Kranke an das Gipsbett gewöhnt hat und völlig beschwerdefrei darin liegt.

Notfalls müssen während der ersten beiden Tage *sedierende Medikamente* gegeben werden.

Es ist darauf zu achten, daß der Patient präoperativ tatsächlich ständig im Gipsbett liegt, damit postoperativ zu den üblichen Operationsbeschwerden nicht noch die *Unverträglichkeitserscheinungen durch das Gipsbett* hinzukommen.

Die waagrechte und stabile Lagerung des Gipsbettes erfolgt mit Sandsäcken über der Bettkiste.

Lagerung im Gipsbett

Das gut getrocknete Gipsbett ist mit einem weichen, faltenlosen Moltontuch auszulegen, welches zumindest wöchentlich gewechselt werden muß.

Wechseln des Moltontuches

Der Körper des Patienten wird in Taillenhöhe und an beiden Oberschenkeln mit Gurten in das Gipsbett geschnallt. Das Gipsbett wird an eine Bettkante gezogen und die nunmehr freie Betthälfte mit festen Kissen bestückt. Dann kippt man den Kranken mit dem angeschnallten Gipsbett bäuchlings auf diese Kissen. Der kopfwärts stehende Pfleger hält dabei unter dem Nacken hindurch den Oberkörper des Patienten im Gipsbett fest und drückt mit der anderen Hand von hinten gegen das Gipsbett. Der Kranke ist selbst in der Lage, mit den Händen noch zusätzlich Hilfestellung zu leisten.

Liegt der Patient nunmehr auf dem Bauch, löst man das Gipsbett, wäscht und pflegt den Rücken. Der Arzt kann das Wundgebiet versorgen.

Danach Pflege der Haut mit alkoholischen Lösungen und hautfreundlichen Pudern.

Ein sauberes Moltontuch wird über den Rücken des Patienten ausgebreitet, das Gipsbett wird aufgelegt und wieder festgeschnallt. Dann erfolgt die Rücklagerung in umgekehrter Weise.

Es ist auch möglich, auf diese Art den Kranken auf eine Trage zu kippen, die die gleiche Höhe wie das Bett aufweist.

Besteht die Möglichkeit, ist der Patient täglich umzudrehen, damit die Hautpflege des Rückens mit Franzbranntwein und Salben oder Sprays erfolgen kann.

Extensionsbehandlung

Die Extension kann manuell oder mit Extensionsgeräten vorgenommen werden (Abb. 178).

Die *manuelle Extension* wird notwendig bei der Reposition von Frakturen und Luxationen. Voraussetzung dafür ist die örtliche oder allgemeine Anästhesie, zumindest aber die Sedierung des Patienten mit Relaxation der Muskulatur.

Die *mechanische Extension* ist auf dem Weg über die Haut mit Hilfe von Binden, Pflastern und Manschetten möglich.

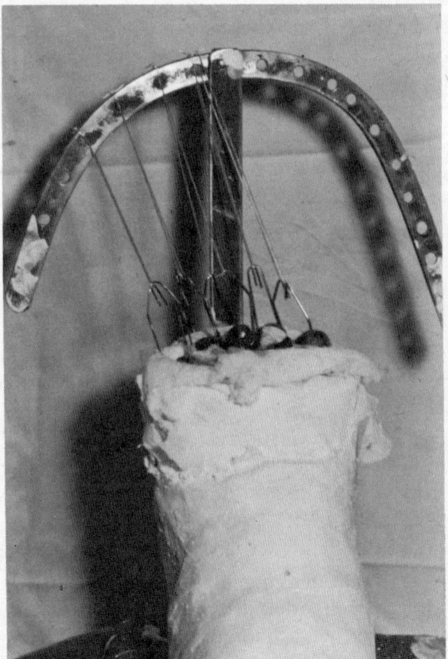

Abb. **178** Extensionsverbände an den Zehen nach Gelenkoperationen sind mit Hilfe besonderer Vorrichtungen an den Gipsverbänden möglich. Wird die Aufhängung der Zehen mit Gummibändern vorgenommen, ist eine aktive Bewegungsmöglichkeit gegeben.

Sie kann im allgemeinen nur kurzdauernd durchgeführt werden, weil sich Hautschäden und Druckerscheinungen nicht immer vermeiden lassen und die Pflege erheblich erschwert wird.

Bei der *Pflasterextension* wird mit breiten Segeltuchpflastern ein möglichst weitflächiger Hautkontakt geschaffen. Der Pflasterzug muß unterhalb der zu extendierenden Stelle enden, damit auch eine volle Zugwirkung entfaltet wird.

Am Ende des zu extendierenden Gliedmaßenabschnittes muß das Pflaster mit Hilfe eines *eingelegten Holzstückchens* gespreizt werden, damit keine nachteiligen Druck- oder Stauungserscheinungen entstehen. An diesem eingelegten Holzstückchen kann der Seilzug, der dann über Rollen läuft, befestigt werden. Ein typisches Beispiel ist die *Bardenheuersche Strecke.*

Schonender als die Pflasterextension für die Haut ist die *Extension mit Hilfe von Trikotschlauchbinden.* Diese werden mit hautfreundlichen Klebestoffen (Mastisol) breitflächig an der zu extendierenden Gliedmaße befestigt. Beispiel für diese Extensionsvorrichtung ist die Modifikation der *Pendelbehandlung* beim subkapitalen Oberarmbruch älterer Menschen.

Eine gute Haftfähigkeit hat auch der *Zinkleimextensionsverband.* Beispiel: die kurzdauernde Beinextension bei Hüftluxationen im Säuglings- und Kleinkindesalter.

Eine bessere Zugmöglichkeit ohne die Gefahr der Entstehung von Schnürfurchen ist mit Hilfe der *Zinkleim-Gips-Extension* möglich. Über den primär angelegten Zinkleimverband kommt ein Gipsverband, in den Extensions- und Rotationsgurte eingegipst werden können.

Merke: Bei allen Extensionsverbänden ist für ausreichende Polsterung besonders druckgefährdeter Knochenvorsprünge Sorge zu tragen.

Eine *regelmäßige Kontrolle* des Extensionsverbandes läßt frühzeitig Hautunverträglichkeitserscheinungen oder Druckstellen erkennen.

Neuerdings finden gelegentlich schaugummigepolsterte breite, etwas elastische Binden Verwendung. Sie bieten eine gute Adhäsion an der Haut.

Der *Prototyp der Manschettenextension* ist die *Glisson-Schlinge.* Diese in verschiedenen Modellen industriell gefertigte Kopfschlinge übt ihren Zug an Kinn und Hinterhaupt aus. Wird das Kopfende des Bettes hochgestellt, kann der Gegenzug des Rumpfes gegenüber der Gewichtextension an der Halswirbelsäule wirksam werden (Abb. **179**).

Die Glisson-Schlinge hat sich bei der kurzdauernden Extension konservativ zu behandelnder, zervikaler, degenerativer und gelegentlich auch traumatischer Schädigung bewährt. Wird eine länger dauernde Extension, vorwiegend im Anschluß an zervikale Frakturen notwendig, sollte

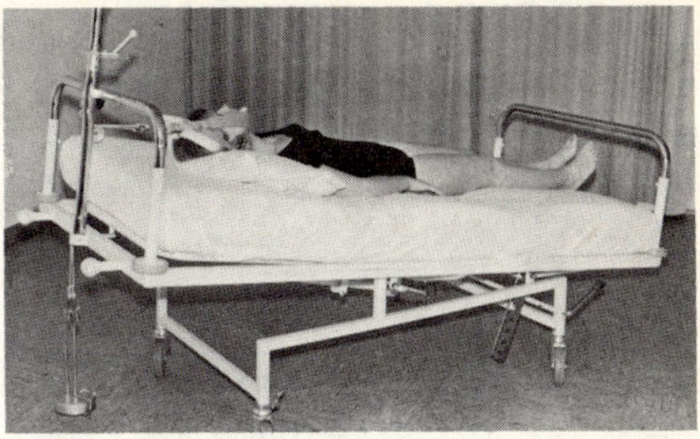

Abb. **179** Bei Extension mit der Glisson-Schlinge im Schrägbett läßt sich der Gewichtszug gut dosieren. Auch hier ist die Flachlagerung angezeigt.

man sich jedoch unbedingt der *Crutchfield-Zange* bedienen (s. S. 150 u. 151).

Eine weitere Manschettenextension ist mit Hilfe eines *Leibmieders* mit angebrachten Gurten zur Extensionsbehandlung der Lendenwirbelsäule bei *Bandscheibenschäden* üblich.

Wird gleichzeitig eine Brustmanschette angelegt, können Zug und Gegenzug besser lokal auf die Lendenwirbelsäule einwirken als wenn der Gegenzug über die Glisson-Schlinge vermittelt wird. Zur besseren Einwirkung des Gegenzuges wird das Fußende des Bettes hochgestellt.

Die häufigste Verwendung findet in der Orthopädie die *Knöchelextensionsmanschette* bei der konservativen Traktionsbehandlung arthrotischer Zustände der Hüfte und bei der Nachbehandlung vorwiegend muskulärer Entspannungsoperationen am Hüftgelenk infolge Arthrose (s. S. 118 u. 122).

Merke: Die Wirksamkeit eines Zuges ist nicht nur abhängig von der Größe des Zuggewichtes, sondern mehr von der richtigen Lagerung und dem optimalen Ansatzpunkt für den gewünschten Zug und Gegenzug (Abb. **180–182**).

Extension am Skelett

Ihre *Vorteile* bestehen darin, daß der Zug direkt am Skelettsystem ansetzt, daß auch der mögliche Gegenzug am Skelettsystem unmittelbar angreifen kann, daß die Züge nicht verrutschen und immer wieder neu nachgerichtet werden müssen; weiterhin wird eine stärkere und auch länger dauernde Zugwirkung möglich; die Pflege wird erleichtert, weil auch bei kleinen Lageänderungen der Zug immer konstant einwirkt. *Nachteile* sind die operative Applikation der für die Traktion verwendeten metallischen Materialien. Außerdem besteht die Gefahr der Infektion der Wundkanäle, in denen die zur Traktion verwendeten Kirschner-Drähte, Steinmann-Nägel oder die Thomsensche Schraube durch die Haut führen (Abb. **183**).

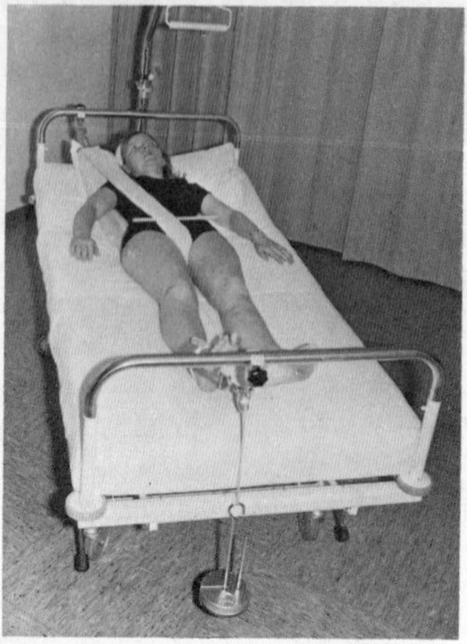

Abb. **180** Besteht eine Abduktionskontraktur im Hüftgelenk, muß das Becken durch einen gleichseitigen Gegenzug gegen die Knöchelmanschette fixiert werden.

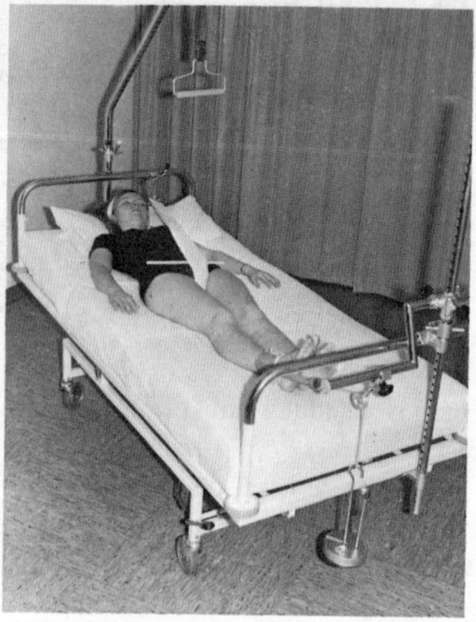

Abb. **181** Besteht jedoch eine Adduktionskontraktur im Hüftgelenk, muß der Gegenzug im Schritt an der Gegenseite einsetzen, um die Kontraktur besser aufquengeln zu können.

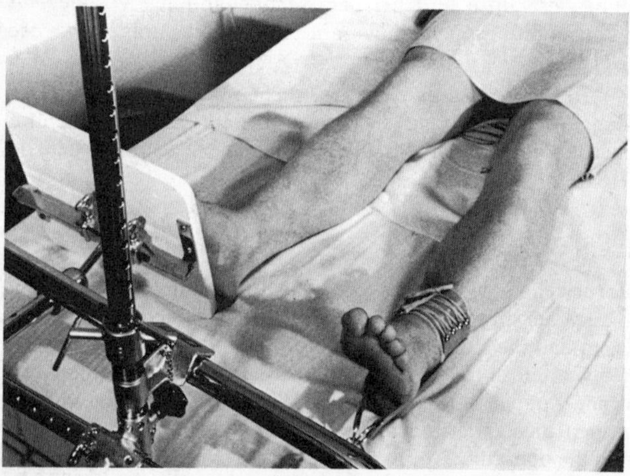

Abb. **182** Wird ein Bein durch ein Sohlenbrett fixiert, kann mit Hilfe einer Knöchelextensionsmanschette das andere Bein in jeder beliebigen Richtung extendiert werden. Damit lassen sich sowohl Ad- als auch Abduktionskontrakturen gut beeinflussen.

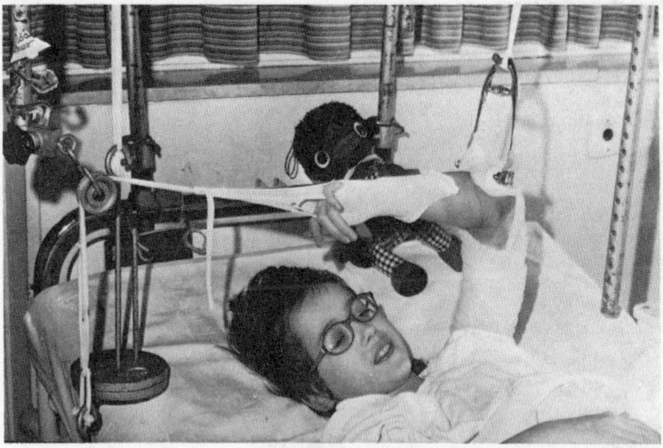

Abb. **183** Sog. Olekranondrahtextension zur Behandlung der suprakondylären Fraktur im Kindesalter. Am Skelettsystem ansetzende Drahtextensionen haben den Vorteil, daß durch verschiedene Zugrichtungen mehrere Zugkomponenten sinnvoll Anwendung finden können. Die Pflege ist damit außerordentlich erleichtert. Es ist lediglich auf den Schutz der Hautwunde zu achten und eine evtl. auftretende Infektion sofort zu erkennen.

Vorbereitung zur mechanischen Traktion

Der Patient ist über das geplante Vorgehen und dessen Wirksamkeit zu unterrichten.

Die Haut muß wie zu jeder anderen aseptischen Operation vorbereitet werden.

Ein genauer Behandlungsplan ist aufzustellen, damit die Vermittler der Züge an die richtigen Stellen gelegt werden.

Zur Einbringung von Kirschner-Drähten, Steinmann-Nägeln oder Thomsenschen Schrauben genügen im allgemeinen die *präoperative medikamentöse Vorbereitung* und die *Lokalanästhesie*. Der Eingriff ist *hochaseptisch* durchzuführen.

Das Bett muß mit Hilfe von *Lochstabgeräten und Rollen* für das laufende Gut vorbereitet werden.

Hier tauchen mitunter gewisse Probleme auf, wenn man *mehrdimensionale Züge* anbringen muß.

Die Züge dürfen sich gegenseitig mechanisch nicht aufheben.

Beispiele:

Extension der Halswirbelsäule mit der Crutchfield-Zange (s. S. 150),

Extension des Armes bei suprakondylären Oberarmfrakturen (s. S. 82 u. 195),

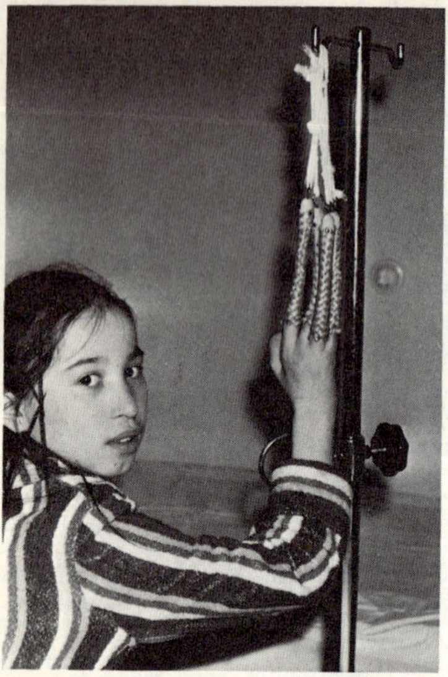

Abb. **184** Zur Extensionsbehandlung können gelegentlich sog. Mädchenfänger Anwendung finden. Es handelt sich um Strohgeflechte, die bei Zug sich zusammenziehen und die Finger fest fixieren.

Extension der Finger oder Zehen (s. S. 193), die auch kurzdauernd mit Hilfe von *Mädchenfängern* (Abb. 184) durchgeführt werden kann,
Femurkondylenextension,
Schienbeinkopfextension (s. S. 126),
Fersenextension.

Aufnahme des Patienten

Bei Neuaufnahmen sind bereits *vorhandene Aufzeichnungen* und *Röntgenaufnahmen* von der Pflegeperson einzuziehen.

Ist nicht sofort ein Arzt verfügbar, muß eine Pflegeperson vom Kranken und dessen Angehörigen sofort die orientierende *Familien- und Eigenanamnese* erfragen und in Stichworten aufnotieren.

Von mündigen Patienten muß die vorgedruckte *Einverständniserklärung* zu den diagnostischen und therapeutischen Maßnahmen unterschrieben werden.

Ist der Patient nicht ansprechbar oder handelt es sich um *Kinder und Jugendliche,* ist diese Unterschrift von den Erziehungsberechtigten oder einem anderen verantwortlichen Angehörigen zu leisten.

Größe und Gewicht des Patienten sind zu bestimmen.

Die üblichen *Routineuntersuchungen* des Urins und des Blutes sowie die Messung des Blutdruckes sind zu veranlassen.

Ist eine Operation vorgesehen, muß auch die *Blutgruppe* bestimmt werden.

Die *Fotografie* des Anfangsbefundes, in der Orthopädie wichtiges Dokumentationsmaterial, ist zu veranlassen.

Sie darf nach Abschluß der Behandlung zur Festhaltung des Behandlungsergebnisses nicht vergessen werden.

Die Angehörigen sind zu veranlassen, weitere Krankenunterlagen nach Möglichkeit von den früher behandelnden Ärzten umgehend beizubringen und auch die bereits vorhandenen orthopädischen Hilfsmittel beim nächsten Besuch mitzubringen.

Ein *Reinigungsbad* ist, sofern der Befund es nicht verbietet, bei jeder Aufnahme erforderlich. Anschließend soll der Patient bis zur Untersuchung durch den Stationsarzt *Bettruhe* einnehmen.

Ergibt sich beim Reinigungsbad, daß *Hautveränderungen,* vornehmlich *infizierte Wunden,* bestehen, ist dies sofort dem verantwortlichen Arzt zu melden, damit dieser notfalls den Patienten bis zur Ausheilung dieser Wunden noch nach Hause schicken kann.

Merke: Niemals darf ein Patient mit einer infizierten Wunde in ein aseptisches Zimmer gelegt werden.

Präoperativ sind die Körperstellen, an denen Operationen durchgeführt werden sollen, sofort zu *rasieren*. Diese Rasur muß großzügig bis weit in die gesunde Umgebung hinein erfolgen.

Die Nägel sind ganz kurz zu schneiden und von Nagellack zu befreien. *Zweimal am Tag* sind die zu operierenden Gliedmaßen mit Wasser, Seife und weicher Bürste gründlich mechanisch zu reinigen.

Schweißfüße müssen mit verdünnter Formalinlösung vorbehandelt und anschließend mit entsprechenden Pudern versehen werden.

Am Abend vor der Operation soll der zu operierende Gliedmaßenabschnitt in feuchte Tücher eingewickelt werden, die mit 70%igem Alkohol getränkt sind. Bei Kindern und Kranken mit empfindlicher Haut ist hier Vorsicht geboten.

Vor der Operation ist der Patient zu fragen, ob eine *Jod-* oder *Pflasterempfindlichkeit* bei ihm besteht.

Müssen bei der Aufnahme *Gipsverbände* entfernt werden, ist die Haut mit Salbenverbänden vorzubehandeln.

1 Tag vor der Operation ist der Patient *abzuführen*.

Ist eine größere Operation geplant, muß ausreichend *Blut zur Transfusion* zur Verfügung stehen. Hier ist die Vorbesprechung mit dem Stationsarzt und dem Anästhesisten unerläßlich.

Ernährung vor und nach der Operation

Es genügt im allgemeinen bei orthopädischen Operationen, wenn der Patient am Tage vor der Operation mittags und abends leichte, vorwiegend flüssige Speisen erhält. Am Morgen des Operationstages muß der Patient völlig nüchtern bleiben. Ausnahmen bilden die diätetischen Vorschriften bei Diabetikern.

Das *Operationsprogramm* muß spätestens am Spätnachmittag vor dem Operationstag aufgestellt werden. Der Patient ist über die geplante Maßnahme vom Stationsarzt zu unterrichten. Die *verantwortliche Pflegeperson* muß sich persönlich über die Reihenfolge des Programms und über die Vollständigkeit der präoperativen Maßnahmen orientieren. *Hinderungsgründe für die Operation* (Temperaturen, Menstruation, Erkältungskrankheiten) sind sofort dem Stationsarzt oder dem diensthabenden Arzt bekanntzugeben. Gleichzeitig ist am Nachmittag vor der Operation mit dem Arzt oder dem Anästhesisten die *präoperative Medikation* zu besprechen.

Zum Operationssaal darf der Patient nicht mit eigener Kleidung gebracht werden. Frische Wäsche ist anzuziehen.

Die ständige Verbindung mit dem Operationssaal sichert den rechtzeitigen und keinesfalls zu frühzeitigen *Transport in den Vorbereitungsraum,* in den der Kranke mit *allen Unterlagen,* die zur Operation notwendig sind, gebracht wird.

Direkt *vor dem Transport* in den Operationssaal ist der Patient aufzufordern, nochmals *Wasser zu lassen.* Bei voller Blase muß vorher *katheterisiert* werden.

Hier empfiehlt es sich, alle Kranken, die nach der Operation längere Zeit im Bett verbleiben, das *Wasserlassen im Bett üben zu lassen.*

Operationsbereich

Von Ingrid Grittner

Zur Erstellung eines gut organisierten Operationsprogrammes ist eine gute Zusammenarbeit von Ärzten, der leitenden Operations-Schwester und dem gesamten Operations-Personal erforderlich.

Der Zeitraum eines Operationsprogrammes ist unterschiedlich und abhängig von Zahl und Schwierigkeitsgrad der operativen Eingriffe. Das Operationsprogramm muß spätestens am Mittag des Vortages festgelegt sein und der leitenden Operations-Schwester mitgeteilt werden. Die leitende Operations-Schwester kann anhand des Operationsprogrammes das Personal einteilen und kontrollieren, ob zur Realisierung des Operationsprogrammes entsprechende Instrumentensiebe und Implantate bereitstehen.

Bei der Einteilung des Personals müssen die Fähigkeiten und die Operationserfahrungen jedes einzelnen berücksichtigt werden.

Aufgaben der Operationsschwester

Jede Operationsschwester muß sich ihrer verantwortungsvollen Arbeit bewußt sein. Die Arbeit fordert von ihr größte Gewissenhaftigkeit, Selbstdisziplin und peinliche Sauberkeit. Sie muß die Vorschriften der Asepsis und Antisepsis bei allen Tätigkeiten im Operationsraum kennen und für ihre Einhaltung sorgen. Instrumentensiebe, Zusatzinstrumente, Implantate und Nahtmaterial müssen für die vorgesehenen Operationen zusammengestellt werden können. Hierzu ist die Kenntnis der Operationsabläufe aller durchzuführenden Operationen erforderlich. Es ist mit eine Aufgabe der Operationsschwester, den Patienten für die vorgesehene Operation zu lagern bzw. die Lagerung zu überwachen. Die Operationsschwester muß weiterhin Art und Reihenfolge der Desinfektion des Operationsgebietes kennen und gegebenenfalls diese auch durchführen.

Die Desinfektion erfolgt immer von der vorgesehenen Schnittführung aus und darf nicht in einem kleinen Bereich erfolgen, da häufig Erweiterungen der Schnittführungen erforderlich werden.

Die Operationsschwester muß den Ablauf jeder Operation genau kennen, um entsprechend instrumentieren bzw. assistieren zu können.

Nach dem Abdecken des Patienten werden die Operationshandschuhe grundsätzlich gewechselt.

Auch bei Operationszwischenfällen muß die Operationsschwester in der Lage sein, unvorhergesehene Dinge zu überblicken, und schnell entsprechende Zusatzinstrumente besorgen.

Es ist wesentlich, daß die Operationsschwester die Instrumententische nach einem bestimmten Schema schulmäßig ausstattet. Jedes Instrument hat seinen bestimmten Platz, muß jederzeit griffbereit sein. Es ist so anzureichen, daß der Operateur oder sein Assistent es funktionsgerecht übernehmen können.

Die Instrumente für den späteren Einsatz bei der Operation (z.B. Knocheninstrumente, Implantate und Nahtmaterial) müssen zunächst abseits vom Routine-Instrumentarium auf einem zweiten Instrumententisch gelagert werden. Gewebsentnahmen werden durch die Operationsschwester an die unsterile Schwester mit genauer Anweisung weitergegeben. Das Verbandsmaterial für die Operation muß rechtzeitig vorbereitet werden, beim Anlegen des Verbandes sollte die Operationsschwester assistieren und helfen.

Unmittelbar nach der Operation müssen sämtliche Instrumente entsprechend abgeräumt werden.

Es ist unbedingte Pflicht der Operationsschwester, sowohl Helfer als auch Ärzte auf Verstöße gegen die Asepsis hinzuweisen.

Versorgung des Patienten

Um den kontinuierlichen Ablauf des Operationsprogrammes zu gewährleisten, muß der Patient rechtzeitig zur Operation bestellt werden. Der Patient wird bereits auf der Station für die Operation vorbereitet und nach Abruf von der Station in die Patientenschleuse gebracht. Dort erfolgt Umlagerung auf die fahrbare Operationstischplatte und die Abdeckung des Patienten mit einem Tuch.

Bei der Übernahme des Patienten muß unbedingt darauf geachtet werden, daß dieser vorschriftsmäßig vorbereitet auf den Operationstisch kommt.

Der Patient muß nüchtern sein, Zahnprothesen bleiben auf der Station, ebenso Schmuckgegenstände.

Folgende Unterlagen muß der Patient von der Station mitbekommen:

Röntgenaufnahmen,
Einverständniserklärung zur Operation und Narkose,
Fieberkurve,
Narkoseprotokoll.

Im Vorbereitungsraum kommt es zur Einleitung der Narkose, die als Allgemeinnarkose bzw. Leitungsanästhesie (z.B. Plexusanästhesie bzw. Lumbalanästhesie) durchgeführt wird.

Nach eingeleiteter Anästhesie muß auf die spezielle Lagerung des Patienten für die vorgesehene Operation geachtet werden sowie eine sachgerechte Befestigung der Körperelektrode erfolgen.

Durch richtige Lagerung und Polsterung druckgefährdeter Stellen können Nervenlähmungen verhindert werden.

Arbeitsablauf im Operationsbereich

Vor Operationsbeginn sind folgende Dinge zu beachten:

Im Waschraum:
- sterile Bürsten,
- Nagelreiniger in Desinfektionslösung,
- sterile Handtücher,
- Einmalhandtücher,
- Mundschutz,
- Wandspender mit Flüssigseife und Händedesinfektionsmittel-Lösungen.

Der Vorbereitungsraum wird im allgemeinen von der Anästhesieabteilung vorbereitet zur Narkoseeinleitung.

Für die Operationstische sind bereitzustellen zusätzliche Lagerungsgegenstände, z. B. Kissen, Narkosebügel usw.

Die *Vorbereitung des Operationssaales* für die vorgesehene Operation wird von der sterilen und unsterilen Schwester gemeinsam durchgeführt. Die unsterile Schwester („Springer“) hat steril verpackte Instrumente, Zusatzinstrumente (z. B. Sauger, Elektrokauter, Drainagen usw.) sowie andere für die Operation verpackte Materialien sicher und steril der sterilen Instrumentenschwester anzureichen. Der Spirnger muß die Funktion und Bedienung der medizinisch-technischen Geräte kennen.

Weiterhin muß der Springer Untersuchungsmaterialien nach Vorschrift mit ausgefüllten Begleitscheinen verpacken und weiterleiten. Zusätzliches Instrumentarium und Nahtmaterial muß während der Operation griffbereit zur Verfügung stehen und schnell angereicht werden. Die Asepsis vor, während und nach der Operation muß von der unsterilen Schwester beobachtet werden. Weiterhin muß die unsterile Schwester Verbandsmaterial und Gipsschienen vorbereiten bzw. beim Anlegen eines Gipsverbandes assistieren. Die entsprechenden Instrumente für eine neue Operation sind ebenfalls vom Springer bereits vorzubereiten, ebenso die rechtzeitige Bestellung des nächsten zu operierenden Patienten.

Das Auswechseln leerer Container gegen Container mit sterilen Kitteln, Tüchern, Tupfern und Verbandsmaterial ist ebenfalls Aufgabe des Springers.

Nach Beendigung der Operation werden am Operationstag nicht mehr benötigte Geräte gereinigt, desinfiziert und weggeräumt. Abfälle müssen beseitigt werden; der Fußboden muß mit Desinfektionsmittellösung gereinigt werden, damit der Operationssaal für die nächste Operation einsatzbereit ist.

Händedesinfektion

Wir unterscheiden zwischen hygienischer und chirurgischer Händedesinfektion. Die hygienische Händedesinfektion sollte von allen Personen im Operationsbereich oft durchgeführt werden; besonders wichtig ist sie nach Tätigkeiten, bei denen viele Keime auf die Hände gelangen (z. B. nach Anlegen einer Blutleere am Oberschenkel).

Chirurgische Händedesinfektion vor der Operation

1. Unter fließendem warmen Wasser werden Hände und Arme bis zum Ellbogen 2½–5 Min. lang mit einer Seifenemulsion gewaschen.

Dabei wird systematisch vorgegangen:
a) gründliche Reinigung der Fingernägel mit Nagelreiniger.
b) Finger und Handflächen werden mit einer sterilen Bürste gereinigt;
c) Waschen der Hände und Unterarme mit Seifenemulsion.

2. Gründliches Abspülen der Seifenlösung.
3. Steriles Abtrocknen der Hände und der Arme.
4. Zweite Waschung mit dem gewünschten Desinfektionsmittel (z.B. Spitacid 2×5 ml – 5 Min. lang). Hände und Unterarme werden danach nicht abgetrocknet. Da nach bestimmten Desinfektionslösungen Überempfindlichkeiten entstehen können, müssen 2 oder 3 Desinfektionsmittel zur Verfügung stehen.
5. Besonders wichtig ist das Anziehen steriler Handschuhe; hierzu ist ein besonderes Training erforderlich. Der Handschuh wird mit zwei Fingern an der umgeschlagenen Handschuhmanschette angefaßt, dann wird er über die Hand gezogen. In gleicher Weise wird auch der zweite Handschuh angezogen. Erst wenn beide Handschuhe angezogen sind, wird die umgeschlagene Handschuhmanschette über die Kittelmanschette gezogen.

Verhalten im Operationssaal

Für den reibungslosen und korrekten Ablauf der Operation sind einige wesentliche Verhaltensregeln zu beachten, deren strikte Einhaltung die Operationsschwester zu überwachen hat. Ohne Anspruch auf Vollständigkeit werden einige Gesichtspunkte hervorgehoben. Trotz aller von Haus zu Haus spezifischen Ritualisierungen des Operationsablaufes sind diese Grundsätze unbedingt einzuhalten. Da die Überwachung der Operationsschwester unterliegt, muß sie mit allen Vollmachten ausgestattet werden, auch dem weniger erfahrenen ärztlichen Personal und dem Anästhesiepersonal gegenüber.

Nadeln oder Skalpellklingen dürfen nie lose im Waschbecken oder auf den Sieben liegen und nicht in die Spülmaschine kommen, da hierdurch eine Verletzungsgefahr des Personals beim Säubern sehr groß ist. Es steht immer ein Plastikkanister mit einem entsprechend gekennzeichneten Aufkleber („Abfall") bereit. Achtung: Vor Entsorgung Kanister verschließen.

Die gereinigten, abgetrockneten Instrumente werden kontrolliert und auf die Funktion geprüft. Stumpfe Meißel und Scheren werden aussortiert und ausgetauscht. Dies gilt auch für andere verschlissene Instrumente. Gebrauchte Bohrer, Sägen usw. werden nach der Reinigung geölt, die Funktion geprüft, verpackt und sterilisiert.

Die Implantatkästen werden von der Instrumentenschwester vollständig aufgefüllt.

Die am Tage verbrauchten Implantate müssen der leitenden Schwester oder dem Pfleger weitergegeben werden, um durch Neueinkauf den Implantatbestand wieder zu vervollständigen.

Die sterilen Instrumentensiebe werden in den Instrumentenwagen gesetzt, um sie stets gebrauchsfertig griffbereit zu haben.

Die übrigen Instrumente werden verpackt, sterilisiert und im Instrumentenschrank aufgehoben.

1. Knochen- und Gelenkoperationen sind hochaseptische Operationen, weshalb von keinem im Operationssaal eine laxe Handhabung der Regeln der Asepsis geduldet werden darf.
2. Im Operationssaal herrscht, besonders während einer Operation, absolute Ruhe. Es darf nur so wenig wie möglich und nur so laut wie nötig gesprochen werden.
3. Alle Bewegungen sollen langsam und gezielt erfolgen. Hektik stört. Rasches Gehen wirbelt Staub auf und beeinträchtigt die Asepsis.
4. Je mehr Personen sich im Operationssaal aufhalten, desto gefährdeter ist die Asepsis. Unerfahrene Zuschauer (Studenten und andere Lernende) sind vorher genau zu unterweisen, und ihr Verhalten im Operationssaal ist ständig zu überwachen.
5. Bei länger dauernden Operationen, zumindest nach jeder Operation, ist der Mundschutz zu wechseln. Während länger dauernder Operationen oder bei notwendigen Zweiteingriffen (z.B. Spanentnahme) sind stets die Handschuhe des aktiv tätigen Operationspersonals zu wechseln.
6. Die richtige Durchführung der Händedesinfektion, vornehmlich bei Unerfahrenen, jedoch auch nicht selten bei zu routinierten Operateuren, ist von der verantwortlichen Operationsschwester zu kontrollieren. Auf eine strenge Abtrennung des Operationsbereiches zum anästhesiologischen Bereich hin ist während der Operation zu achten.
7. Bei angelegter Blutleere muß die initiale Höhe des Druckes von der Operationsschwester kontrolliert werden. Nähert sich die Zeit bei angelegter Blutleere der kritischen Grenze (ca. 1½ Std.), muß der Operateur rechtzeitig aufmerksam gemacht werden.
8. Für die Einhaltung der wesentlichen Grundsätze des Verhaltens bei der Operation ist die Operationsschwester verantwortlich. Sie hat daher Weisungsbefugnis nicht nur gegenüber dem nachgeordneten Assistenzpersonal, sondern auch gegenüber dem bei der Operation eingesetzten ärztlichen und anästhesiologischen Team.

Versorgung der Instrumente nach der Operation

Nach Beendigung der Operation wird das Instrumentarium zur Aufbereitung in die Sterilisation gebracht. Beim Umgang mit gebrauchten Instrumenten müssen Handschuhe zum Selbstschutz getragen werden. Die gebrauchten Instrumente werden in dem dafür bestimmten Becken in eine Desinfektionsmittellösung gelegt und danach unter lauwarmem fließendem Wasser gebürstet oder in der Instrumentenspülmaschine gewaschen. Es ist zu beachten, daß Instrumente (z.B. Scheren, Klemmen) beim Reinigen geöffnet sind. Beim Umgang mit septischen Instrumenten muß auf die genaue Dosierung und Einwirkungszeit des Desinfektionsmittels geachtet werden.

Auch für Schüler ist während der dreijährigen Ausbildung ein Einblick in die Operationsabteilung wichtig. In keiner Fachabteilung können die Grundbegriffe der Hygiene, Desinfektion und Sterilisation so gezielt vermittelt werden wie im Operationsbereich. Außerdem kann der Schüler seine Kenntnisse in Anatomie durch Zuschauen bei operativen Eingriffen vertiefen. Durch Beobachtung von Operationstechniken wird der Schüler besser in die Lage versetzt, den Ablauf postoperativer Maßnahmen zu verstehen und diese korrekt auszuführen. Er lernt die Situation des Patienten im Operationssaal kennen und bringt dadurch auf der Station dem Patienten mehr Verständnis im Hinblick auf seine präoperative und postoperative Situation entgegen.

Verhalten nach Beendigung des Operationsprogrammes

Nach Beendigung des Operationsprogrammes werden alle Geräte, Instrumentenwagen, Trommelständer und Instrumententische gründlich mit Desinfektionsmittellösung gereinigt und weggeräumt.

Der im Operationssaal und Waschraum gehaltene Bestand an Verbrauchsmaterialien muß ergänzt werden.

z.B. sterile Handschuhe
- Nahtmaterial
- Skalpellklingen
- sterile Lösungen
- Desinfektionsmittel
- Drainagen
- Verbandsmaterial
- Container mit steril verpackten Kitteln
- Trommeln mit sterilen Abdecktüchern für Patient und Operationstisch
- Trommeln mit Tupfern usw.

Lagerungskissen, Blutleeremanschetten, Gummibinden, Operationstischplatten und Operationstischzubehör werden außerhalb des Saales gründlich gereinigt und desinfiziert.

Weiterhin werden nach Beendigung des Operationsprogrammes im Operationssaal und den entsprechenden Nebenräumen Abfälle beseitigt und der Fußboden mit einer Desinfektionsmittellösung gründlich gereinigt.

Die praktische Reinigung und Flächendesinfektion von Operationslampen, Wänden, Türen, Heizkörpern, Fußböden usw. sowie die tägliche Reinigung mit Desinfektionsmittellösung der Operationsschuhe im Operationsbereich werden von Hilfskräften durchgeführt.

Diese Arbeiten muß jede Operationsschwester, insbesondere die leitende Operationsschwester, kennen, um entsprechende Hilfskräfte, die hierfür zur Verfügung stehen, anleiten und kontrollieren zu können.

Postoperatives Vorgehen

Wird der frisch operierte Patient vom Operationssaal abgeholt, ist die weitere Anordnung vom Anästhesisten und dem verantwortlichen Arzt zu erfragen. Mit Hilfe warmer Decken ist dem krassen *Wärmeverlust mit Unterkühlung* vorzubeugen.

Die meist angebrachte *Redon-Drainage* ist auf ihre Wirksamkeit kurz zu überprüfen.

Die in den Operationssaal mitgegebenen *Unterlagen* sind vollzählig wieder zu übernehmen.

Die *Verlegung auf die Station* darf nur erfolgen, wenn der Patient ansprechbar ist oder eine direkte Gefährdung auf dem Transport unwahrscheinlich erscheint.

Der Transport des Patienten vom Operationssaal in das Krankenzimmer *ist stets vordringlich*. Es besteht nämlich eine *erhöhte Gefährdung* während dieser Zeitspanne.

Herz und Kreislauf sind beim Transport zu überwachen.

Die Umlagerung ins frisch überzogene Krankenbett muß rasch und gezielt erfolgen. Dabei ist darauf zu achten, daß nicht Drainagen abgeklemmt oder gar herausgezogen werden und anschließend die richige Lagerung vorgenommen wird.

Druckerscheinungen auf Nerven (Speichennerv am Oberarm, Ellennerv am Ellbogen, Wadenbeinnerv am Knie) müssen verhütet werden. Macht die *Lagerung besondere Schwierigkeiten*, ist unbedingt ein Arzt hinzuzuziehen.

Die übrigen Maßnahmen decken sich mit den auch aus den anderen operativen Fachdisziplinen bekannten Regeln. Hierzu gehören alle Vorkehrungen zur Vermeidung eines postoperativen Herz- und Kreislaufversagens, Aspirationen, Nachblutungen usw.

Merke: Bei besonderer Gefährdung eines frisch operierten Patienten muß für eine *Sitzwache* gesorgt werden. Notfalls ist sogar der übliche

Routinebetrieb einer Station zu *stoppen,* und das weitere Operationsprogramm kann verzögert oder abgebrochen werden. *Jede nicht lebensnotwendige Maßnahme* an anderen Patienten und jede interne Regelung des Routineablaufs oder der Freizeit beim Pflegepersonal *ist zweitrangig bei akuter Gefährdung eines Patienten.*

Visite

An der täglichen Stationsvisite müssen sämtliche auf der Station tätigen *Ärzte,* die verantwortliche *Pflegeperson* und nach Möglichkeit auch zumindest ein- bis zweimal in der Woche die *Krankengymnastin,* die *Beschäftigungstherapeutin* und die *Fürsorgerin,* falls vorhanden, teilnehmen.

Die tägliche Visite ist die sichere Möglichkeit der *Kontaktnahme des Behandlerteams* und sollte möglichst immer zu gleichen Zeit am Tage stattfinden.

Zur Visite müssen alle Unterlagen eines jeden Kranken bereit sein; die *Fieberkurven* sind auf den neuesten Stand zu bringen. Zum Wohle des Patienten und aus Gründen der Abrechnung durch den Krankenhausträger müssen alle Eintragungen mit Sorgfalt von den verantwortlichen Pflegepersonen durchgeführt werden.

Besonderheiten des weiteren Vorgehens und einzelne Befunde werden bei der Visite *notiert,* damit sie anschließend auf der Fieberkurve und im Krankenblatt nachgetragen werden können.

Bei der Visite muß *der Kranke Gelegenheit haben, seine Probleme mit dem Behandler zu besprechen.* Bei jeder Visite sind die Lagerung, ohne oder mit Verband, die Extensionen und die weiteren Maßnahmen zu kontrollieren und erneut festzulegen. Alle Anordnungen werden notiert und ihre Durchführung in den weiteren täglichen Zeitplan eingefügt.

Hier werden auch die *rezepturmäßigen Verordnungen* für die weitere *physikalische Behandlung* und evtl. die Versorgung mit *orthopädischen Heil- und Hilfsmitteln* festgelegt.

Notwendige *Röntgenkontrollen* werden veranlaßt. Sind *Verbände zu wechseln,* muß dies unter sterilen Kautelen geschehen. Der Verbandswagen ist dann mitzuführen (Abb. **185** u. **186**).

Grundsätzlich sind *zuerst die aseptischen,* dann die septischen Verbände zu wechseln.

Fäden können entfernt werden.

Zu jedem Verbandswechsel sind tunlichst *Einweghandschuhe* zu benützen. Dies ist eine absolute Notwendigkeit beim Verband infizierter Wunden.

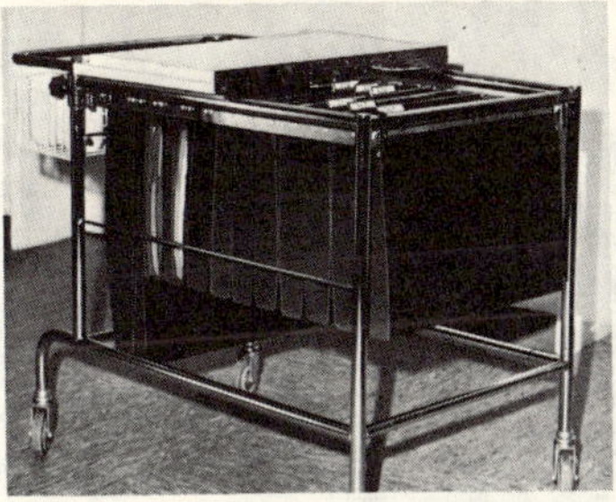

Abb. **185** Der Visitenwagen mit Krankenblättern, Röntgenbildern und Schreibutensilien.

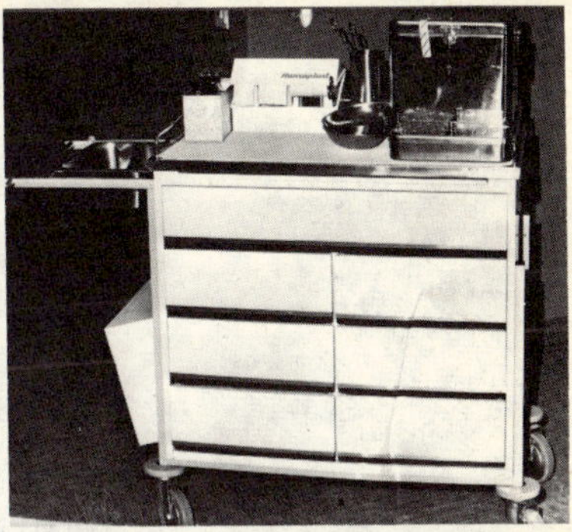

Abb. **186** Der Verbandswagen ist bei den Visiten ebenfalls mitzuführen. Er muß auch das enthalten, was zum sterilen Verbandswechsel und zur Wundrevision notwendig ist.

Aufstehbeginn

Der Beginn des Aufstehens wird vom behandelnden Arzt festgelegt.

Bei orthopädischen Patienten kann es aus dreierlei Gründen zu gewissen *Schwierigkeiten beim ersten Aufstehen* kommen. Einerseits sind orthopädische Patienten oft Langlieger. Der plötzliche Lagewechsel wird vom Kreislauf nicht toleriert. Andererseits sind sie durch Verbände oder Operationen an den Gliedmaßen behindert und dürfen vielfach nur eine untere Gliedmaße belasten.

Zum dritten wird besonders bei Operationen am Rücken der langsame Weg zum Stand über das Sitzen nicht gangbar sein.

Das Aufstehen kann erleichtert werden durch *Wickelung der Beine* mit elastischen Binden.

Kreislauflabile Patienten oder Langlieger werden mit Hilfe des *Tilt-table* langsam an die senkrechte Position gewöhnt (s. S. 28).

Bei den ersten Aufstehversuchen muß unbedingt eine kräftige *Hilfsperson vor dem Patienten* stehen, um notfalls mit ihren Knien die Knie des Patienten durchzudrücken und ihn beim Fall abzustützen (Abb. **187**).

Steht die Hilfsperson hinter dem Patienten, wird sie nicht verhindern können, daß er in den Knien einknickt und wegsackt (Abb. **188**).

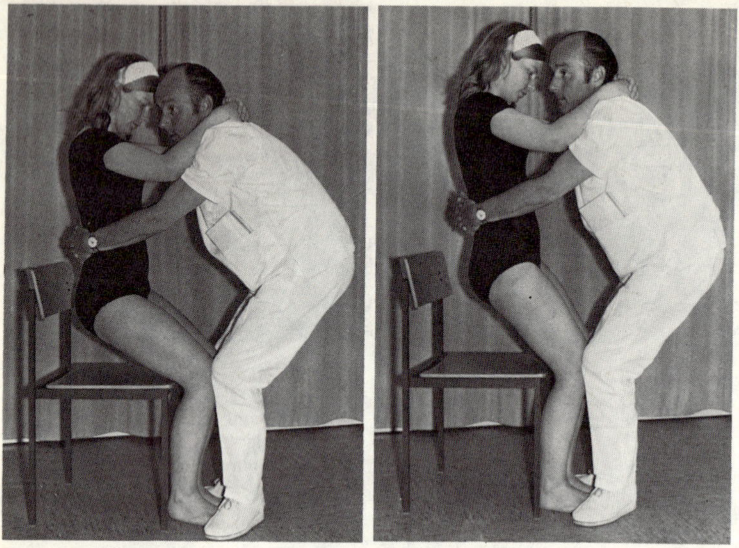

Abb. **187** Beim Aufstehen aus dem Sitzen steht die Hilfsperson vor dem Patienten, der seine Arme um dessen Hals legt. Die Füße der Hilfsperson stützen die Füße des Kranken; die Knie der Hilfsperson verhindern das Einknicken des Kranken in den Knien. Die im Kreuz des Patienten verschränkten Hände machen nunmehr das langsame Hochdrücken des Patienten möglich.

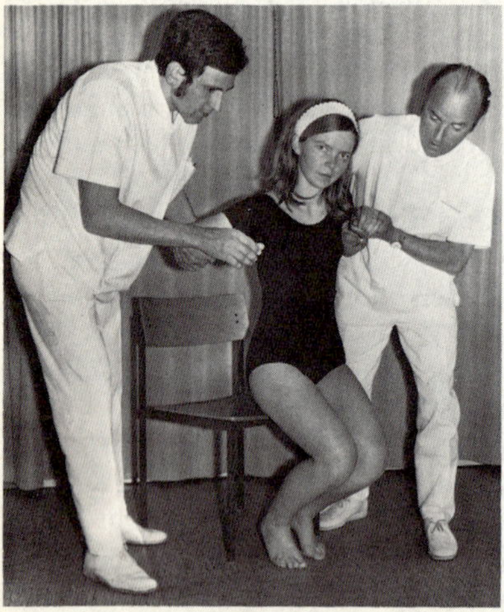

Abb. **188** Wenn die Hilfspersonen hinter dem Patienten stehen, werden sie nicht verhindern können, daß dieser in den Knien einknickt und wegsackt.

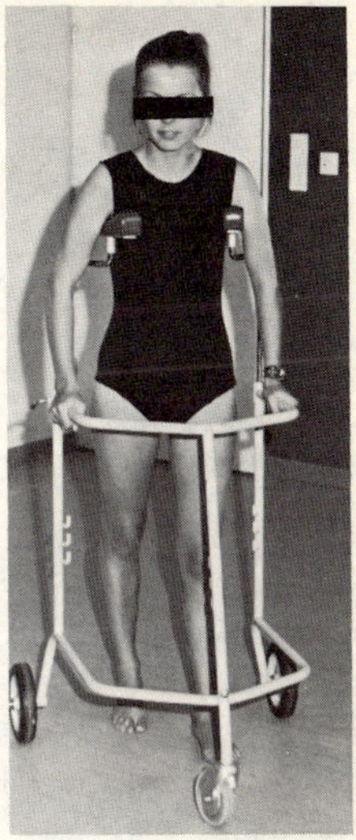

Abb. **189** Erster Gehversuch mit dem Gehwagen nach zwei eingebrachten Hüftgelenktotalprothesen wegen Hüftarthrose.

Besser als die Unterstützung durch zwei Personen ist der erste Aufstehversuch mit Hilfe des *Gehwagens mit Armstützen*. Hier sind primär die Rollen festzustellen oder der Wagen festzuhalten, damit er nicht dem unbeholfenen Patienten davonfährt. Auch das Bett muß festgestellt werden, damit es beim Aufstehen nicht nach rückwärts wegrollt (Abb. 189).

Hat der Patient ausreichende Sicherheit gewonnen und verbietet das Krankheitsbild nicht die weitere Belastung, können die Achselstützen vom Gehapparat weggenommen werden.

Gewandte Patienten und Patienten, die beide Beine belasten können, werden dann mit dem *Rollator* versorgt.

Nicht so gewandte Patienten und Patienten, die eine Gliedmaße nicht belasten dürfen, erhalten ein feststehendes oder ein reziprokes *Gehgestell* (Lumex).

Gehen mit Krücken

Die Erlernung des Krückenganges ist bei allen operativen Eigriffen an den unteren Gliedmaßen, insbesondere bei allen bewegungsstabilen Osteosynthesen, erforderlich.

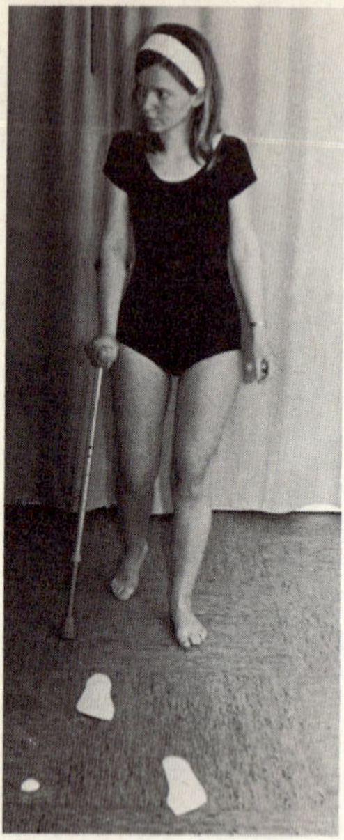

Abb. **190**

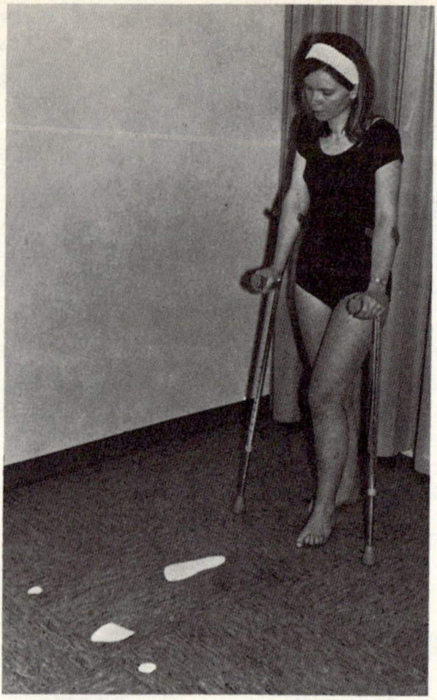

Abb. **191**

Abb. **190** Beim Abstützen mit einer Unterarmstockstütze auf der Gegenseite des erkrankten Beines wird ein asymmetrisches Gangbild eingeübt.

Abb. **191** Beim 3-Punkt-Gang werden entweder beide Unterarmstockstützen zusammen mit dem nicht oder nur teilweise zu belastenden Bein vorgeführt. Beim 2. Tritt wird das gesunde Bein vorgestellt und voll belastet. In der Aufnahme ist das zu entlastende Bein nur mit halbem Fußabdruck angegeben.

Achselkrücken lassen sich im allgemeinen vermeiden. *Unterarmgehstützen,* in der Höhe verstellbar, müssen rechtzeitig in richtiger Höhe für den Patienten bereitgestellt sein.

Wurde der Patient bereits *vor der Operation im Krückengang unterwiesen,* wird er ohne Schwierigkeiten auch mit operierter unterer Gliedmaße sofort an Krücken gehen können.

Im allgemeinen haben Frauen wesentlich größere Schwierigkeiten, den Krückengang zu erlernen, als Männer.

Je nachdem, ob beide Beine belastet werden können, nur ein Bein belastet wird oder Lähmungen an den Beinen bestehen, ist ein anderer Krückengang einzuüben.

Gang mit einer Krücke

Er bietet die Möglichkeit zur *teilweisen Entlastung* eines Beines. Die Krücke wird auf der gesunden Seite getragen. Das Gangbild wird durch Überlegen des Rumpfes auf die gesunde Seite asymmetrisch. Es gelingt damit, ungefähr ein Drittel oder die Hälfte der Last von dem erkrankten Bein zu nehmen.

Die *Verwendung einer einzigen Krücke* ist dann ratsam, wenn mehr Gangsicherheit und Abstützung als mit einem einfachen Gehstock gewünscht wird (s. S. 212).

Bei Hüfterkrankungen fördert dieser asymmetrische Gang die Ausbildung einer Abduktions- und Beugekontraktur (Abb. **190**).

Eine *vollständige Entlastung des Beines* ist mit Hilfe einer Krücke dann möglich, wenn sie an der kranken Seite getragen wird. Es leidet jedoch hierdurch die Gehsicherheit außerordentlich, so daß nur sehr geschickte, durchtrainierte Menschen kurzerhand derart zu gehen in der Lage sind.

Der Gang geht so vor sich, daß die kranke Gliedmaße und die Krücke gleichzeitig vorgeführt und gleichzeitig belastet werden. Dann wird das gesunde Bein durchgeschwungen und aufgesetzt.

Dreipunktgang

Er ist dann notwendig, wenn ein Bein nicht oder nur ganz gering belastet werden darf.

Diese Gangart ist bei allen *bewegungsstabilen Osteosynthesen* der unteren Gliedmaßen und bei *nicht belastbaren Gipsverbänden* angezeigt.

Bei bewegungsstabilen Osteosynthesen kann das kranke Bein ohne Gewichtsbelastung am Boden im Sinne der Fühlungnahme aufgesetzt werden. Bei angelegten Gipsverbänden muß das Becken der kranken Seite hochgezogen werden, damit kein Bodenkontakt eintritt.

Die *Ausgangsposition* ist der feste Stand auf dem gesunden Bein und auf den etwas vorgesetzten beiden Unterarmstützen. Nun werden die Unterarmstützen gleichzeitig etwas vorgesetzt, das kranke Bein wird nachgezogen, entweder kurz auf dem Boden ohne Gewicht aufgesetzt oder nur, ohne Bodenkontakt, bis in Höhe der Stützen vorgezogen; das gesunde Bein wird nach vorn durchgeschwungen. Es wird aufgesetzt, belastet, und die Stockstützen werden zum zweiten Schritt nach vorn geholt (Abb. **191**).

Der *Vierpunktgang* ist bei angelegten Gehgipsverbänden, bei bereits möglicher teilweiser Belastung des operierten Beines oder aber bei Schmerzzuständen in einem Bein, die durch Entlastung erleichtert werden, angezeigt.

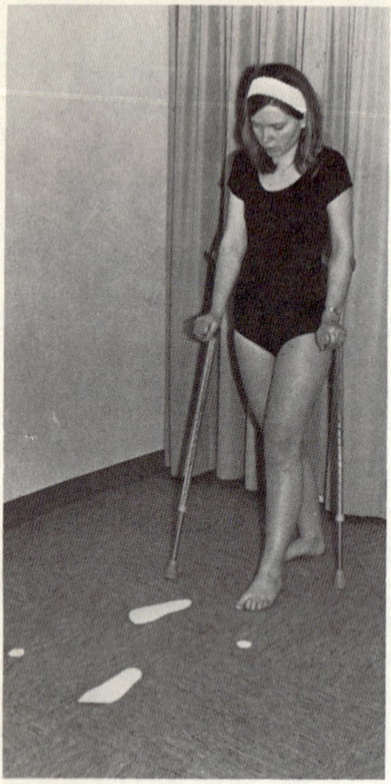

Abb. **192**

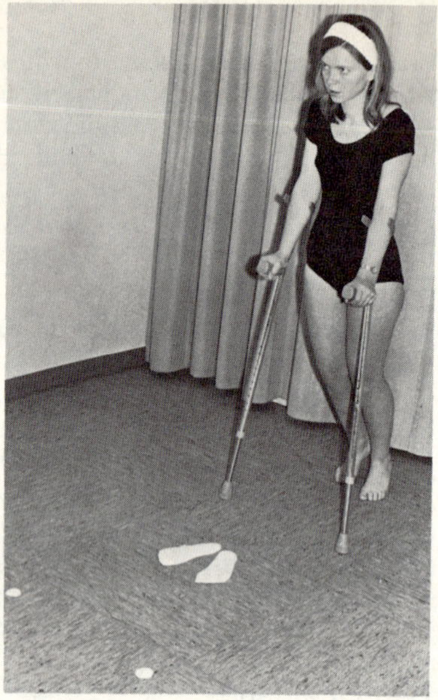

Abb. **193**

Abb. **192** Beim 4-Punkt-Gang werden abwechselnd ein Bein, die gegenseitige Stockstütze, das gegenseitige Bein und die wiederum gegenseitige Stockstütze in gleichem Abstand belastet.

Abb. **193** Der Schwunggang ist ein 2-Punkt-Gang. Beide Stockstützen oder beide geschlossenen Beine werden wechselnd vorgeführt und belastet.

Er setzt eine gewisse Intelligenz voraus und ist am besten durch eine Krankengymnastin einzuüben.

In der *Ausgangsposition* steht der Patient auf beiden Füßen, die Krükken sind vorn neben die Fußspitzen gestellt. Nun wird die eine Krücke vorgeholt und belastet. Das nächste Tempo ist die Vorholung des gegenseitigen Beines in Höhe der bereits belasteten Krücke, das dritte Tempo das Vorholen der anderen Stockstütze, das vierte Tempo das Vorziehen des anderen Beines, bis der Absatz ungefähr in Höhe der zuerst vorgeholten Stockstütze kommt (Abb. 192).

Musikalische Patienten üben diesen Gang am besten unter Summen eines Viertakters ein.

Schwunggang

Er hat seine Indikation, wenn der Patient nur in der Lage ist, beide Beine gleichzeitig zu belasten. Er ist bevorzugt bei Lähmungserscheinungen an den unteren Gliedmaßen, insbesondere bei Kauda- und Querschnittslähmungen.

In der *Ausgangsposition* steht der Patient auf beiden nebeneinandergestellten Füßen, die Stockstützen sind vorn in Höhe der Fußspitzen aufgesetzt. Nun werden beide Stockstützen gleichzeitig nach vorn geholt und belastet, so daß das Gewicht auf diesen vier Punkten verteilt ist.

Das Körpergewicht wird dann ganz auf die Stockstützen übertragen. Beide Beine werden gleichzeitig nach vorn durchgeschwungen, bis sie vollbelastet werden können. Nun werden wieder beide Stockstützen gleichzeitig vorgeholt (Abb. 193).

Spezialstockstützen

Bei ausgedehnten Lähmungszuständen an den Gliedmaßen, vorwiegend bei Querschnittslähmungen oder spastischen Lähmungen, sind Dreibein- oder Vierbeinstockstützen oder Gehböcke zu verwenden. Diese haben eine stabile Auftrittsfläche und fördern so die Gangsicherheit erheblich.

Patienten mit schmerzhaften Versteifungen im Bereich der oberen Gliedmaßen, vorwiegend Polyarthritiker, müssen *Sonderanfertigungen* von Achsel- oder Unterarmgehstützen verwenden (s. auch S. 123).

Sitzgelegenheit

Orthopädische Patienten mit Affektionen im Bereich der unteren Gliedmaßen oder der Wirbelsäule sitzen auf niedrigen und armlehnenlosen Stühlen ausgesprochen schlecht. Auch weiche Sitzgelegenheiten sind im allgemeinen ungeeignet. In orthopädischen Krankenzimmern sollen daher Stühle stehen, die stabil sind, kräftige Armlehnen haben und deren Sitzhöhe ungefähr die Höhe konventioneller Eßzimmerstühle erreicht (s. S. 124).

Spezialstühle

Patienten mit einseitigen und doppelseitigen, teilweise oder völlig versteiften Hüften bevorzugen ein Sitzgestühl, dessen Sitzfläche nach vorn schräg geneigt ist. Hier haben sich die sog. *Arthrodenstühle* mit abkippbarer vorderer Aufsitzhälfte und verstellbarer Höhe bewährt (s. S. 124).

Sind derartige Stühle nicht vorhanden, genügt ein *festes Keilpolster,* das auf die Sitzfläche aufgelegt wird.

Derartige zusätzliche Sitzpolster für Patienten mit Hüftversteifungen sind als sog. *Hüftarthrodesenkoffer* im Handel. Sie können von handarbeitlich geschickten Patienten aber auch selbst im Rahmen der Beschäftigungstherapie während des stationären Aufenthaltes hergestellt und mit einem Trageriemen versehen, vielleicht sogar als Handtasche kaschiert, überall mit hingenommen werden.

Bei doppelseitigen Hüftversteifung haben sich *Satteldrehstühle* als vorteilhaft erwiesen.

Die *Verordnung von Spezialgestühl* kann rezepturmäßig erfolgen. Dann sind die Kostenträger verpflichtet, Zuschüsse bei der Anschaffung zu leisten oder im Rahmen des Körperbehindertenfürsorge-Gesetzes evtl. die Kosten ganz zu übernehmen.

Weitere Hilfen für Körperbehinderte sind im Versandhandel erhältlich. Kataloge mit Hinweisen auf diese Hilfsmittel sind erhältlich bei

1. Praktische Hilfen für Körperbehinderte. J. Eichler. Deutsche Vereinigung für die Rehabilitation Behinderter e.V., Friedrich-Ebert-Anlage 9, 6900 Heidelberg 1.
2. Hilfsmittel für behinderte Rheumakranke. Schweizer Rheumaliga, Seestr. 120, CH-8000 Zürich.
3. Hasi – Kinder- und Krankenmöbel, Rehabilitationshilfen. Friedrich Hauenstein GmbH & Co. KG, Freienfels 20a, 8000 München 60.
4. MEYRA – Rehabilitationsmittel. Wilhelm Meyer Vlotho, Meyrastr. 3–6, Postf. 1703, 4973 Vlotho a.d. Weser.
5. Thomas – Hilfen für Behinderte, Walkmühlenstr. 1, 2740 Bremervörde.

Rollstuhl

Temporär oder für immer gehunfähige oder erheblich gehbehinderte Patienten müssen mit Rollstühlen versorgt werden. Auch hier ist rechtzeitig die Kostenfrage zu klären, weil die einschlägigen Kostenträger einerseits die ärztliche Veordnung und deren Notwendigkeit überprüfen und andererseits Verwaltungswege längere Zeit bis zur Genehmigung in Anspruch nehmen. Das billigste und einfachste Hilfsmittel dieser Art ist ein *Fahrgestell,* das unter jeden kommerziell hergestellten Stuhl gebracht werden kann. Hier muß allerdings der Patient geschoben werden, und er kann sich nicht selbsttätig mit Hilfe der Hände oder motorisch fortbewegen.

Diese Fahrgestelle können zum besseren Transport auch unter *Toilettenstühle* angebracht werden.

Am gebräuchlichsten sind die *Faltrollstühle,* die, hartgummibereift, nur in der Wohnung gefahren werden können, die aber, wenn sie luftbereift sind, es den Patienten ermöglichen, kleinere Wegstrecken auf der Straße zurücklegen zu können. Sie werden mit der Hand vom Patienten selbst betrieben, man kann sie aber auch schieben.

Ihre Verordnung muß ebenfalls rezepturmäßig erfolgen, denn von Fall zu Fall sind *verschiedene Modelle* empfehlenswert.

In Ausnahmefällen werden Patienten auch mit Faltrollstühlen versorgt, bei denen die Fortbewegung und die Steuerung mit Hilfe von *Armhebeln* erfolgt.

Weitere Möglichkeiten der Fortbewegung schwerstgeschädigter Patienten bietet der *elektrische Rollstuhl.*

In Ausnahmefällen kann sogar auf dem Wege über den überörtlichen Sozialhilfeträger (Landschaftsverband) die *Versorgung mit einem PKW mit speziellen Bedienungseinrichtungen* erfolgen. Auch hier ist es notwendig, die Kostenübernahme mit Hilfe entsprechender Anträge an den überörtlichen Sozialhilfeträger rechtzeitig vorzubereiten.

Fragenkatalog

	Frage	*Antwort*
1	Was versteht man unter Orthopädie?	Die Lehre von der Erkennung, Verhütung und Behandlung der Erkrankungen und Verletzungen des Haltungs- und Bewegungsapparates.
2	Was bedeutet das Wort Orthopädie?	Erziehung zur aufrechten Haltung.
3	Welche Möglichkeiten hat die Orthopädie zur Erreichung eines Behandlungserfolges?	1. Konservative, d. h. nichtoperative Möglichkeiten, 2. operative Möglichkeiten, 3. vorbeugende Möglichkeiten, 4. Möglichkeiten zur Rehabilitation und sozialen Wiedereingliederung.
4	Was versteht man unter konservativen Behandlungsmaßnahmen?	Behandlung mit Medikamenten, Injektionen, Verbänden, Apparaten, Ersatzstücken (Prothesen), physikalischen Maßnahmen (Massage, Badetherapie, Elektrotherapie, Bewegungstherapie), Entlastung, Ruhigstellung, Schienung und Stützung.
5	Welche Hilfsberufe benötigt der Orthopäde besonders?	Krankenschwester, Krankenpfleger, Masseure, Bademeister, Krankengymnasten, Orthopädietechniker, (Orthopädiemechaniker, Bandagisten, Orthopädieschuhmacher), Beschäftigungstherapeuten.
6	Gibt es eine gesetzliche Grundlage zur Behandlung Körperbehinderter?	Das Körperbehindertenfürsorgegesetz als Teil des Bundessozialhilfegesetzes.
7	Wie heißt die wissenschaftliche Vereinigung der sich mit den orthopädischen Problemen befassenden Ärzte?	Deutsche Gesellschaft für Orthopädie und Traumatologie (DGOT). Internationaler Dachverband: SICOT.
8	Worauf beruhen angeborene Leiden des Skelettsystems?	Entweder auf erblichen Keimfehlern oder auf Störungen, die während der intrauterinen Entwicklung auf die Frucht einwirken.
9	Welches ist die wesentlichste Geburtsschädigung im Rahmen der orthopädischen Krankheitsbilder?	Die spastische Lähmung (Zerebralparese).

10	Welches sind die wesentlichsten Systemerkrankungen des Skeletts?	Die Chondrodystrophie, die abnorme Knochenbrüchigkeit (Glasknochenkrankheit), die Exostosenkrankheit.
11	Wie heißen die vier klassischen Zeichen der Entzündung?	Rötung (Rubor), Wärme (Kalor), Schmerz (Dolor), Schwellung (Tumor).
12	Welche pflegerischen Sofortmaßnahmen sind bei Entzündungen der Knochen und Gelenke notwendig?	Allgemeine Maßnahmen und Lokalmaßnahmen.
13	Welches sind die wesentlichen allgemeinen Maßnahmen?	Temperaturmessung, Kontrolle von Blutsenkung und Blutbild, Bettruhe, Flüssigkeitszufuhr.
14	Welches sind die wesentlichen Lokalmaßnahmen?	Entlastung durch Bettruhe und Lagerung, häufige Inspektion des Erkrankungsbezirkes, Vorbereitung einer Punktion bei Einschmelzungsprozessen, Isolierung bei Infektionsmöglichkeit.
15	Welche wesentliche Gefahr droht bei Entzündungen der Gelenke?	Die Kontraktur, also die Entstehung einer unphysiologischen Stellung eines Gelenks.
16	Was versteht man unter einer Arthrose?	Eine Verschleißerscheinung eines Gelenks, also einen degenerativen Vorgang im Gegensatz zur Arthritis, der Entzündung.
17	Was versteht man unter Spondylose?	Degenerative Veränderungen an der Wirbelsäule im Gegensatz zur Spondylitis, der Entzündung.
18	Was versteht man unter degenerativen Muskelerkrankungen?	Systemerkrankungen der Muskulatur, die auch als Myopathien bekannt sind.
19	Welches ist die häufigste Muskelerkrankung?	Die progressive Muskeldystrophie.
20	Welche Arten von Lähmungen gibt es?	Schlaffe und spastische Lähmungen.
21	Wodurch entstehen schlaffe Lähmungen?	Durch Schädigungen der peripheren Nerven und der Vorderhornzellen des Rückenmarks (Poliomyelitis = Kinderlähmung).
22	Wodurch entstehen spastische Lähmungen?	Durch Schädigungen des Gehirns oder des Rückenmarks.
23	Wie nennt man eine Teillähmung?	Parese

24	Wie nennt man eine vollständige Lähmung?	Paralyse.
25	Was ist eine Hemiparese oder Hemiplegie?	Eine Halbseitenlähmung.
26	Was ist eine Paraparese oder Paraplegie?	Eine Lähmung der unteren Körperhälfte.
27	Was ist eine Tetraparese oder Tetraplegie?	Eine Lähmung aller vier Gliedmaßen.
28	Wie macht sich bei Säuglingen und Kleinkindern eine spastische Lähmung bemerkbar?	Durch eine falsche Ausreifung der natürlichen Bewegungen. Das motorische Verhalten ist gegenüber gleichaltrigen Kindern gestört.
29	Was versteht man unter einer Querschnittslähmung?	Eine Schädigung des Rückenmarks mit Ausbildung von automatischen Krampfbewegungen unterhalb der Schädigungsstelle.
30	Welche Hauptgefahren bringt eine Querschnittslähmung mit sich?	Dekubitus (Druckgeschwüre), Blasen-Darm-Lähmungen, Kontrakturen.
31	Wie kann man Druckgeschwüren vorbeugen?	Durch richtige Lagerung mit häufiger Umlagerung des Patienten und entsprechender Hautpflege.
32	Welche Körperstellen sind besonders dekubitusgefährdet?	Alle Stellen, an denen Knochenvorsprünge dicht unter der Haut liegen (Schulterblattgräte, Kreuzbein und hinterer Darmbeinstachel, große Rollhügel, Fersen).
33	Was ist besonders bei Blasenlähmungen zu beachten?	Steriles Kathetern, Blasenpflege durch Spülungen und antibiotischen und antiseptischen Lösungen. Verhütung einer Schrumpfblase oder einer Lähmungsblase, regelmäßige Urin- und Blutbildkontrollen, Dauerkatheter nur auf ausdrückliche ärztliche Anweisung.
34	Wie kann man spastische Kontrakturen steuern?	Durch richtige Lagerung und durch passive ständige Durchbewegung der Gelenke.
35	Welche Muskulatur ist beim Querschnittsgelähmten besonders zu trainieren?	Die Muskulatur der Arme und der breite Rückenmuskel, weil dieser von den Armen bis zur Lendenwirbelsäule hinabreicht und später den aufrechten Körper zu stabilisieren vermag.

36	Kann der Querschnittsgelähmte wieder zum Gehen gebracht werden?	Ja, allerdings nur mit Krücken und bei Fixierung der Kniegelenke.
37	Kann er diese Gehfähigkeit für den Alltag nutzen?	Nein; er wird vorwiegend auf einen Rollstuhl angewiesen sein.
38	Welche Lähmung ruft die Kinderlähmung hervor?	Eine schlaffe Lähmung.
39	Was ist bei Kinderlähmung besonders zu beachten?	Pflege der Atmungsorgane, richtige Lagerung der Gelenke in günstiger Gebrauchsstellung: keine übermäßige Beugung, keine übermäßige Streckung.
40	Welche Geschwülste des Skelettsystems gibt es?	Gutartige und bösartige Geschwülste. Die bösartigen Geschwülste können entweder vom Skelettsystem allein herrühren oder sind Tochtergeschwülste (Metastasen) anderer Tumoren.
41	Was versteht man unter einer Kyphose?	Eine übermäßige, nach hinten konvexe Verbiegung der Wirbelsäule.
42	Was versteht man unter einer Lordose?	Eine übermäßige Vorwärtsausbiegung der Wirbelsäule.
43	Was versteht man unter Skoliose?	Eine krankhafte Dreh-Seit-Verbiegung der Wirbelsäule.
44	Wodurch können diese Verbiegungen der Wirbelsäule entstehen?	Durch angeborene oder erworbene Erkrankungen und Verletzungen.
45	Welche Rückgratverbiegung ist im zweiten Lebensjahrzehnt am häufigsten?	Die Scheuermannsche Erkrankung (Adoleszentenkyphose) und die idiopathische Skoliose.
46	Welche Erkrankung kann im Alter zur Rückgratverbiegung führen?	Die Osteoporose infolge Kalkmangels aufgrund von hormoneller Umstellung.
47	Wodurch können Skoliosen entstehen?	Durch Veränderungen an der Wirbelsäule (osteopathische Skoliosen), an der Muskulatur (myopathische Skoliosen) und des Nervensystems (neuropathische Skoliosen).
48	Welche Skoliosen sind die häufigsten?	Die sog. idiopathischen Skoliosen, deren Ursache nicht immer restlos zu klären ist. Sie betragen 90 % aller Skoliosen.
49	Was ist das Prinzip der Behandlung der Skoliose?	Die Verhinderung des Fortschreitens, die Korrektur und die Erhaltung der Korrektur.

50	Wie kann das Fortschreiten des Skoliose verhindert werden?	Im Wachstumsalter durch gymnastische und apparative Maßnahmen (Extensionskorsett) sowie operativ.
51	Was versteht man unter einem Wirbelgleiten?	Die Spondylolisthese beruht auf einer Spaltbildung der Zwischenwirbelgelenkstücke an der unteren Wirbelsäule und führt zu Rückenschmerzen ohne oder mit ausstrahlenden Beschwerden in die Beine (Ischias).
52	Was ist bei Verletzungen der Wirbelsäule zu beachten?	Der schonende Transport und die primäre flache Lagerung bis zur Klärung der Diagnose.
53	Was versteht man unter einer Crutchfield-Zange?	Eine Vorrichtung zur Anbringung eines Zuges am Schädel.
54	Wie kann ein Wirbelbruch behandelt werden?	Mit der Aufrichtungsbehandlung nach Böhler oder mit der Flachlagerung nach Magnus.
55	Welches sind wichtige therapeutische Gesichtspunkte beim Wirbelbruch?	Richtige Lagerung, Vermeidung von Druckgeschwüren (Dekubitusprophylaxe), krankengymnastische Behandlung.
56	Was versteht man unter einer Spondylitis tuberculosa?	Die tuberkulöse Entzündung an der Wirbelsäule.
57	Welche wesentlichen Schäden kann die Spondylitis tuberculosa hervorrufen?	Kalte Abszesse, Gibbusbildungen an der Wirbelsäule (umschriebene winkelige Kyphosen), Lähmungen.
58	Was geschieht, wenn tuberkulöse Prozesse nicht rechtzeitig erkannt und punktiert werden?	Es kommt zu Fisteln.
59	Welche Gefahren haben Fisteln?	Mischinfektion mit Sepsis.
60	Wie wird die tuberkulöse Spondylitis behandelt?	Allgemeinbehandlung mit Ruhigstellung, roborierenden Maßnahmen, tuberkulostatisch. Lokale Maßnahmen mit örtlicher Ruhigstellung (Gipsbett), Einbringung von Heilmitteln in die Erkrankungsstelle (Herdinstillation), operative Herdsanierung.
61	Was versteht man unter der Bechterewschen Erkrankung?	Eine entzündliche Wirbelsäuleneinsteifung, die zu den sog. rheumatischen Erkrankungen gehört.
62	Wie kann die Bechterewsche Erkrankung behandelt werden?	Antirheumatisch mit Medikamenten, Bädern und Bestrahlungen, kranken-

		gymnastisch mit Verhinderung der Einsteifung der Wirbelsäule in ungünstiger Stellung, in Ausnahmefällen operativ (Stellungskorrektur der Wirbelsäule, Gelenkplastiken).
63	Was versteht man unter einem Bandscheibenschaden?	Der Diskusprolaps beruht auf einer Degeneration (Verschleißerscheinung) der Zwischenwirbelscheibe, vornehmlich im Berich der unteren Wirbelsäule, seltener an der Hals- oder an der Brustwirbelsäule.
64	Welche Symptome macht der Bandscheibenschaden?	Rücken- oder Nackenschmerzen, die in die Beine (Ischias) oder in die Arme ausstrahlen.
65	Kann der Bandscheibenschaden auch zu Lähmungen führen?	Ja, wenn Bandscheibengewebe auf Nervenwurzeln drückt.
66	Wann muß bei Bandscheibenschaden sofort operiert werden?	Wenn akute Lähmungen auftreten (Fußheberlähmung, Fußsenkerlähmung, Blasenlähmung).
67	Wie lagert man beim Bandscheibenschaden?	In Entlastungsstellung, meist im Stufenbett, seltener flach auf harter Unterlage.
68	Wie kann man die Ischias behandeln?	Konservativ (Lagerung, Medikamente, Bestrahlungen, Extension, Redression) oder operativ (Bandscheibenoperation).
69	Wie läßt sich die Diagnose eines Bandscheibenvorfalls röntgenologisch sichern?	Durch die Myelographie und die Computertomographie.
70	Bestehen besondere pflegerische Probleme nach der Myelographie?	Ja, halbsitzende Lagerung des Patienten für einige Stunden nach dem Eingriff, Kreislaufüberwachung.
71	Was ist nach Bandscheibenoperationen besonders zu beachten?	Im allgemeinen flache Rückenlagerung. Frühzeitiger Beginn mit Anspannungsübungen der Bauch- und Rückenmuskulatur. Auf evtl. Darmatonie achten.
72	Was versteht man unter einem Schiefhals?	Meist muskulär bedingte Dreh-Neige-Stellung des Kopfes durch Verkürzung eines Kopfnickers.
73	Was ist nach der Operation des muskulären Schiefhalses zu beachten?	Lagerung in Korrekturstellung, spätestens 1–2 Tage nach der Operation Gips in Korrekturstellung.

74	Welche Gefahr besteht für die Schultergelenke bei lange liegenden älteren Patienten und bei Behandlung von krankhaften Veränderungen an den oberen Gliedmaßen?	Die schmerzhafte Schultersteife.
75	Wie kann man einer Schultersteife vorbeugen?	Durch Aufforderung des Patienten, öfter in den Nacken und das Kreuz zu greifen. Lagerung der Arme in Abspreizstellung.
76	Wie wird gewöhnlich bei älteren Patienten der Oberarmkopfbruch behandelt?	Aktiv mit dem Pendelgips.
77	Was versteht man unter einer habituellen Schulterluxation?	Die häufig wiederkehrende gewohnheitsmäßige Verrenkung des Schultergelenks, meist nach vorn unten.
78	Wie kann die Schulterluxation behandelt werden?	Operativ durch knöcherne oder muskuläre Sicherung des Gelenks gegen die Luxation.
79	Welche Gefahr droht bei kindlichen Frakturen im Ellbogenbereich?	Die Durchblutungsstörung des Unterarmes und der Hand mit der sog. Volkmannschen Kontraktur.
80	Was ist zur Verhütung einer sog. Volkmannschen Kontraktur zu tun?	Bei kindlichen Ellbogenverletzungen sind zirkuläre Gipse unbedingt zu vermeiden. Die Pflegeperson muß ständig die Durchblutung der Finger und deren Beweglichkeit kontrollieren.
81	Welches sind die Alarmsignale, die auf eine Volkmannsche Kontraktur hinweisen?	Stärkere Schmerzen, Schwellungen und Stauungserscheinungen an den Fingern mit Sensibilitäts- und Bewegungsstörungen.
82	Welche besonderen Vorbereitungsmaßnahmen sind bei handchirurgischen Eingriffen zu beachten?	Präoperatives Handbad mit desinfizierenden Zusätzen, Rasieren des Operationsgebietes, Reinigen und Schneiden der Fingernägel, Einwickeln der Hand in ein steriles Tuch. Blutleere bei der Operation. Präoperative Säuberung der Haut nur mit Alkohollösung.
83	Was ist nach operativen Eingriffen an der Hand zu beachten?	Hochlagerung des Armes und der Hand, Spalten des Gipsverbandes bei Schwellungen.
84	Was versteht man unter aufgeschobener Erstversorgung?	Primäre Versorgung der verletzten Hand mit Säuberung, Wundtoilette und Ruhigstellung. Gaben von Anti-

		biotika. Endgültige Wiederherstellung der Hand zu einem späteren Zeitpunkt.
85	Welche Gefahr droht bei Gelenkrheumatismus der Hand?	Hochgradige Verbildung in Hand- und Fingergelenken mit ellenwärtiger Abweichung der Finger und sog. Schwanenhalsfingern.
86	Kann die rheumatische Handdeformität vermieden werden?	Ja, durch frühzeitige Entfernung der Gelenkinnenhaut (Synovektomie). Bei völlig zerstörten Gelenken sind plastische und versteifende Eingriffe erfolgversprechend.
87	Was versteht man unter Dupuytrenscher Kontraktur?	Eine starke Beugeverkrümmung der Finger durch Schrumpfung der Hohlhandsehnenplatte, vorwiegend bei Männern nach dem 50. Lebensjahr.
88	Wodurch entsteht ein schnellender Finger?	Durch entzündliche oder auch posttraumatische Verengung der Sehnengleitkanäle.
89	Was versteht man unter Mondbeintod?	Die Lunatummalazie führt zum Absterben des Mondbeines und hat schwere Handgelenkarthrosen zur Folge.
90	Was ist eine Polydaktylie?	Eine Mißbildung der Hand mit Vermehrung der Zahl der Finger.
91	Was ist eine Syndaktylie?	Angeborene Mißbildung mit Verschmelzung einzelner oder aller Finger (Löffelhand).
92	Was versteht man unter Klumphand?	Eine Abwinkelung der Hand zur Speichenseite aufgrund des meist angeborenen Defektes der Speiche.
93	Was ist nach Handoperationen besonders zu beachten?	Frühzeitige aktive Bewegungsübungen, auch der benachbarten Gelenke, Beschäftigungstherapie.
94	Was versteht man unter sog. angeborener Hüftluxation?	Die Neigung zur Verrenkung aufgrund der angeborenen Unterentwicklung des Hüftgelenks. Sie ist die häufigste aller Skelettfehlbildungen.
95	Was ist bei Verdacht auf Hüftluxation zu tun?	Sofortige Spreizlage durch Zwischenlegung dicker Moltonwindeln beim Wickeln.
96	Was begründet den Verdacht auf eine angeborene Hüftluxation?	Angeborene Hüfterkrankungen bei nahen Verwandten und Entbindung in Beckenendlage.

97	Nenne die unsicheren Frühzeichen einer Hüftluxation?	Faltendifferenz, Abspreizhemmung, Säuglingsfehlhaltung, geringere Bewegungen eines Beins und das sog. Schnappphänomen (Ortolani-Zeichen).
98	Gibt es eine Möglichkeit, kurz nach der Entbindung den Verdacht auf eine Hüftluxation zu sichern?	Ja, mit Hilfe der Sonographie (Ultraschalluntersuchung).
99	Wann ist das Röntgenbild für die Diagnostik der Hüftluxation brauchbar?	Ungefähr ab dem 3. Lebensmonat.
100	Wie heißt die Vorstufe der angeborenen Hüftluxation?	Hüftdysplasie.
101	Wie behandelt man die Hüftdysplasie?	Durch Spreizlagerung, am besten mit dem Spreizhöschen.
102	Was ist bei eingetretener Hüftluxation zu tun?	Durch Zugverbände ist der Hüftkopf in Höhe der Gelenkpfanne zu bringen, anschließend wird in Narkose schonend eingerenkt.
103	Was muß nach der Einrenkung der Hüftluxation geschehen?	Im Becken-Bein-Gips ist die Ruhigstellung so lange durchzuführen, bis der Gelenkkontakt bestehenbleibt und die Hüftpfanne ausgereifter ist.
104	Wie lange dauert im allgemeinen die Fixationsperiode nach Einrenkung der Hüftluxation?	3–6 Monate.
105	Welche Maßnahmen sind nach der Gipsfixation bei der eingerenkten Hüftluxation zu ergreifen?	Die Lagerung in Hüftspreizschale, der Beginn der Bewegung mit dem Laufrad, dann die Belastung.
106	Nenne die wesentlichste Gefahr nach der Einrenkungsbehandlung der Hüftluxation.	Die Wiederausrenkung (Reluxation).
107	Was liegt vor, wenn sich eine Hüftluxation in Narkose nicht reponieren läßt?	Ein Repositionshindernis. Dieses muß dann operativ beseitigt werden.
108	Wann tritt eine späte Reluxation auf?	Wenn sich im Anschluß an die Behandlung die Hüftgelenkspfanne nicht vertieft oder der Schenkelhalswinkel zu steil und nach vorn verdreht bleibt.
109	Was kann man zur Vorbeugung der späten Reluxation unternehmen?	Pfannenschaffende Eingriffe (Pfannendachplastik, Beckenosteotomie) oder winkelverändernde Operationen (intertrochantäre Osteotomie).

110	Was versteht man unter Perthesscher Krankheit?	Vorwiegend im späten Spiel- und im frühen Schulalter auftretende Durchblutungsstörungen des Hüftkopfes, die zu seinem Absterben führen.
111	Wie äußert sich die Perthessche Krankheit?	Vorzeitige Ermüdbarkeit, Hüftbeschwerden, Hinken, Bewegungseinschränkung im Hüftgelenk.
112	Welche Behandlungsmaßnahmen versprechen Erfolg bei der Perthes-Krankheit?	Die sofortige Ruhigstellung im Bekken-Bein-Gips, die intermittierend über viele Monate durchgeführt werden muß.
113	Wann kann ein Kind mit Perthesscher Krankheit aufstehen?	Mit einem speziellen Gipsverband oder einer entlastenden Schiene im Stadium des Wiederaufbaus.
114	Wann ist die Behandlung der Perthesschen Krankheit abgeschlossen?	Wenn der Hüftkopf sich nach Möglichkeit in alter Form aufgebaut hat.
115	Was versteht man unter einer jugendlichen Hüftkopf-Epiphysen-Lösung?	Eine Lockerung oder das Abgleiten des Hüftkopfes gegenüber dem Schenkelhals.
116	Wann tritt die jugendliche Epiphysenlösung auf?	Im vorpubertären Alter oder während der Pubertät, vorwiegend bei kleinen, dicklichen Kindern mit Vollmondgesicht oder bei schlanken, hochgewachsenen, eunuchoiden Typen.
117	Welche Behandlungsmaßnahmen versprechen Erfolg?	Die sofortige doppelseitige Nagelung oder Verschraubung des Hüftkopfes, sofern nicht bereits eine größere Verschiebung aufgetreten ist. Dann sind Umstellungsosteotomien angezeigt.
118	Welche Entzündungen des Hüftgelenks sind bekannt?	Spezifische (tuberkulöse), unspezifische und rheumatische Erkrankungen in allen Lebensaltern.
119	Welche Hüftgelenksentzündung ist am folgenschwersten?	Die sog. Säuglings- oder Kleinkinderkoxitis.
120	Welche Sofortmaßnahmen sind bei der Säuglings- und Kleinkinderkoxitis angezeigt?	Allgemeinmaßnahmen (Entlastung, Bettruhe, Antibiotikagaben, Infusionen) und Lokalmaßnahmen (sofortige entlastende Gelenkpunktion mit Untersuchung und Austestung der Krankheitserreger).
121	Wie unterscheidet sich die tuberkulöse Koxitis von der unspezifischen Hüftgelenksentzündung?	Sie verläuft schleichender und läßt die akuten entzündlichen Zeichen meist vermissen.

122	Was ist außer der antirheumatischen Behandlung bei den entzündlichen Gelenkaffektionen im Gefolge des Rheumatismus therapeutisch wirksam?	Die frühzeitige operative Entfernung der Gelenkinnenhaut (Synovektomie).
123	Nenne die häufigste unfallabhängige Veränderung im Bereich des Hüftgelenks.	Die Schenkelhalsfraktur.
124	Wie wird die Schenkelhalsfraktur behandelt?	Operativ mit Reposition und Osteosynthese (Nagelung, Verschraubung). Nur im hohen Alter ist das Einbringen einer Hüftkopfprothese angezeigt.
125	Welche zwei wesentlichen Komplikationen können nach Schenkelhalsfrakturen auftreten?	Die Falschgelenkbildung (Pseudarthrose) und das Absterben des Hüftkopfes (Hüftkopfnekrose).
126	Was versteht man unter Hüftarthrose?	Verschleißerscheinungen am Hüftgelenk.
127	Wodurch entsteht eine Hüftarthrose?	Durch angeborene oder erworbene Formstörungen des Gelenks oder durch aus beliebiger Ursache entstandener Schädigung des Gelenkknorpels.
128	Kann man bei einem vorgeschädigten Hüftgelenk das Auftreten einer Arthrose verhindern?	Nein.
129	Wovon ist das Auftreten der Hüftarthrose abhängig?	Vom Grad der erworbenen Formstörung des Gelenks, der Schädigung des Gelenkknorpels, der Zeitspanne, über die eine derartige Schädigung wirksam wird, der Bewegung und Belastung des Gelenks sowie der Überlastung des Gelenks.
130	Gibt es Maßnahmen, um die Ausbildung der Arthrose zu verzögern?	Ja, durch Entlastung, Verringerung der Gehleistung, Verhinderung extremer Bewegungen, Gewichtsbeschränkung, Radfahren, Schwimmen, physikalische Maßnahmen, Umstellung der Arbeit auf vorwiegend stehende und sitzende Tätigkeit, operative Umlagerungsmaßnahmen, mit Hilfe von Osteotomien, mit Hilfe von Muskelentspannung.
131	Wovon ist die Wirksamkeit der konservativen Behandlungsverfahren und Vorbeugungsmaßnahmen der Hüftarthrose abhängig?	Vom Grad der Ausbildung der Schädigung des Gelenks.

132	Welche operativen Maßnahmen sind bei der Hüftarthrose angezeigt?	Umlagernde Osteotomien, Versteifungsoperationen, Gelenkplastiken.
133	Was ist die Methode der Wahl zur Behandlung der Hüftarthrose nach dem 60. Lebensjahr?	Der vollprothetische Ersatz des Gelenks (Totalendoprothese).
134	Welche allgemeinen Verhaltensmaßnahmen sind Hüftarthrotikern zu empfehlen?	Vermeidung körperlicher Überanstrengung, Verringerung der Gehleistung, kein schweres Heben und Tragen, Stockhilfe auf der gesunden Seite, Fortbewegung am besten mit dem Fahrrad, viel schwimmen ohne breiten Grätschschlag, Vermeidung von niedrigem und weichem Sitzgestühl, evtl. Gehen mit Krücken.
135	Wie sind Längendifferenzen an den unteren Gliedmaßen zu beeinflussen?	Konservativ durch Schuherhöhung oder Absatzausgleich, operativ durch Verlängerungsoperationen an der erkrankten oder Verkürzungsoperationen an der gesunden Gliedmaße.
136	Worauf ist bei Lagerung auf Braunscher Schiene besonders zu achten?	Hohllegung des Wadenbeinköpfchens und häufige Prüfung der Fußbeweglichkeit, damit keine Peronäuslähmung eintritt.
137	Welches ist die häufigste Veränderung der Kniescheibe?	Die Patellaluxation (gewohnheitsmäßige Verrenkung).
138	Warum muß die habituelle Patellaluxation operativ behandelt werden?	Abgesehen von Beschwerden und Versagenszuständen des Kniegelenks kommt es frühzeitig zu einer schweren Arthrose im Kniescheibengleitgelenk.
139	Worauf ist der Kranke aufmerksam zu machen, der eine Kniegipshülse trägt?	Der Schuhabsatz am gesunden Bein ist 1 cm zu erhöhen, damit das steife Kniegelenk besser durchgeschwungen werden kann.
140	Worauf ist besonders bei Kniegelenkoperationen und -erkrankungen zu achten?	Sofortiges, immer wiederholtes Anspannen des Kniestreckermuskels, damit sich keine Atrophie entwickelt.
141	Welche Behandlungsmaßnahmen können bei Kniearthrose durchgeführt werden?	Lokale physikalische Maßnahmen, intraartikuläre Injektionen, Pendelübungen, stundenweise Extensionen mit der Knöchelmanschette. Ruhigstellende oder entlastende Apparate, umstellende Osteotomien bei Achsenfehlern. Operative Gelenktoiletten. Operative Kniegelenkversteifung oder Gelenkplastiken.

142	Was ist die wirkungsvollste Maßnahme bei rheumatischen Entzündungen des Kniegelenks?	Die Synovektomie, d. h. die operative Entfernung der Gelenkinnenhaut.
143	Nenne die häufigste Mißbildung am Fuß.	Der Klumpfuß. Er ist beim männlichen Geschlecht doppelt so häufig wie beim weiblichen.
144	Wann soll der angeborene Klumpfuß behandelt werden?	Sofort nach der Geburt.
145	Worin besteht die Behandlung des angeborenen Klumpfußes?	In der Redression der Deformität, unter Belassung der Spitzfußstellung, und der ständigen Versorgung mit Oberschenkelgipsverbänden in Beugestellung. Im 4. und 5. Lebensmonat ist operativ die Achillessehne zu verlängern.
146	Womit steht und fällt das Behandlungsergebnis des angeborenen Klumpfußes?	Mit der immer wieder durchzuführenden aktiven Übung der Zehenstrecker und der Wadenbeinmuskulatur durch passive Reizung. Nur die konsequente gymnastische Behandlung verhindert das Rezidiv.
147	Können auch Rezidive erfolgreich angegangen werden?	Ja, operativ durch Wiederherstellung des Muskelgleichgewichtes mit Hilfe von Muskelverpflanzung. Anschließend ist wieder gymnastische Behandlung erforderlich.
148	Kann man auch den Klumpfuß bei Erwachsenen behandeln?	Ja, dann sind allerdings Eingriffe am Skelettsystem zur Wiederherstellung der normalen Fußform notwendig.
149	Was versteht man unter einem Plattfuß?	Die Aufhebung des inneren Längsgewölbes des Fußes mit Einwärtsverkippung des Rückfußes und auswärtiger Aufbiegung des Vorfußes.
150	Kann man mit Einlagen allein wirkungsvoll den bänderschwachen kindlichen Plattfuß behandeln?	Nein. Nur die aktive Kräftigung der Fußmuskulatur führt zur bleibenden Korrektur der Deformität.
151	Welche Behandlungsmaßnahmen sind beim schmerzhaften Plattfuß des Erwachsenen angezeigt?	Entweder die Bettung des Fußes in einer passenden Einlage oder die operative Korrektur der Deformität.
152	Was versteht man unter einem Spitzfuß?	Die sohlenwärtige Abwinkelung des Fußes, so daß nur mit der Fußspitze aufgetreten werden kann.

153	Wie kann man den Spitzfuß behandeln?	Konservativ durch entsprechenden Unterbau unter den Absatz und – besser – operativ mit Hilfe der Verlängerung der Achillessehne oder anderer operativer Maßnahmen.
154	Was versteht man unter einem Hackenfuß?	Das Gegenteil des Spitzfußes, wenn nur mit der Hacke aufgetreten werden kann.
155	Wann spricht man von einem Hohlfuß?	Wenn das innere Längsgewölbe des Fußes abnorm ausgebildet ist.
156	Welche Folgen hat der Spreizfuß?	Durch die Verbreiterung des Vorfußes treten schmerzhafte Schwielen unter den Mittelfußköpfchen auf. Die Zehen verkrümmen sich. Die Großzehe wird zum Hallux valgus, die übrigen Zehen können zu Krallenzehen werden.
157	Kann man Hallux valgus und Krallenzehen behandeln?	Ja, mit Hilfe von korrigierenden Operationen. Eine Amputation der Zehen ist auf jeden Fall zu vermeiden.
158	Worauf ist bei allen Patienten zu achten, bevor sie an einer unteren Gliedmaße operiert werden?	Sie müssen frühzeitig den Krückengang erlernen.
159	Was versteht man unter technischer Orthopädie?	Die Behandlung mit Apparaten, orthopädischen Schuhen und Ersatzgliedern.
160	Was versteht man unter physikalischer Therapie?	Die Anwendung von Massage, die Badetherapie, die Applikation von Wärme und Kälte, die Anwendung elektrischer Ströme und die Lichtbehandlung sowie die Bewegungstherapie, Krankengymnastik und Beschäftigungstherapie (Ergotherapie).
161	Was versteht man unter Rehabilitation?	Die Wiedereingliederung des Behinderten in die Gemeinschaft durch ärztliche Behandlung (medizinische Rehabilitation) und berufliche Anpassung (soziale Rehabilitation).
162	Wo finden sich die gesetzlichen Grundlagen für die Rehabilitation?	Im Rehabilitationsangleichungsgesetz.

Einführung in das Multiple-choice-System

Aufgabentyp A 1 – A 3: Einfachauswahl

Im Anschluß an eine Frage oder unvollständige Aussage folgt die Darstellung von fünf mit A–E gekennzeichneten Antworten oder Ergänzungen.

Hiervon ist:

entweder die einzig richtige
oder die beste von mehreren Möglichkeiten
oder die einzig *nicht* zutreffende Antwort anzukreuzen.

Beispiele:

Aufgabentyp A 1:

Zur Punktion eines Kniegelenks sind vorzubereiten:

(A) Braunsche Schiene
(B) Spül-Saug-Drainage
(C) Narkosegerät
(D) Einwegspritzen und -kanülen
(E) Bildwandler

Antwort: D

Aufgabentyp A 2:

Nach der Punktion eines Kniegelenks soll:

(A) sofort das Knie mehrfach durchbewegt werden.
(B) ein Kompressionsverband angelegt werden.
(C) die Temperaturmessung erfolgen.
(D) die BSG überprüft werden.
(E) ein Antibiotikum gegeben werden.

Antwort: B

Aufgabentyp A 3: Einfachauswahl

Erläuterung:

Hier sind die Aufgaben so formuliert, daß aus den fünf Antworten nur die einzig *nicht* zutreffende angekreuzt werden muß.

Beispiel:

Bei der Punktion eines Kniegelenks werden nicht benötigt:

(A) Hautdesinfektionsmittel
(B) Einwegspritzen und -kanülen
(C) sterile Abdecktücher
(D) Durchlaufdrainage
(E) steriles Röhrchen zum Verschicken des Untersuchungsmaterials

Antwort: D

Aufgabentyp B: Zuordnung

Bei dieser Zuordnungsaufgabe werden auf der einen Seite numerierte Begriffe, Fragen oder Aussagen als Aufgabengruppe (Liste 1) angegeben.

Die Liste 2 enthält fünf von A–E gekennzeichnete Antwortmöglichkeiten.

Es muß jeder numerierten Aufgabe der Liste 1 die zu ihr gehörige Antwort der Liste 2 zugeordnet werden, die im engsten Zusammenhang mit dieser Aufgabe steht. Dabei ist es ohne weiteres möglich, daß jede Antwortmöglichkeit auch für mehrere Aufgaben der Liste 1 zutreffen kann.

Aufgabe:

Fügen Sie zu den unter Liste 1 genannten Begriffen die entsprechenden Krankheitsbilder der Liste 2 zu.

Liste 1

1) Gibbus
2) Nukleolyse

Liste 2

(A) Spondylose
(B) Spina bifida
(C) Spondylolisthese
(D) Wirbeltuberkulose
(E) Bandscheibenschaden

Antowrt: 1D
2E

Aufgabentyp C: kausale Verknüpfung

Erläuterung:

Jeder Aufgabentyp C besteht aus drei Teilen:

Teil 1: Aussage 1
Teil 2: Aussage 2
Teil 3: kausale Verknüpfung (weil)

Jede der beiden Aussagen kann unabhängig von der anderen richtig oder falsch sein. Wenn beide Aussagen richtig sind, so kann die Verknüpfung durch „weil" richtig oder falsch sein. Entnehmen Sie den richtigen Lösungsbuchstaben nach Prüfung der einzelnen Teile dem nachfolgenden Lösungsschema.

Antwort	Aussage 1	Aussage 3	Verknüpfung
A	richtig	richtig	richtig
B	richtig	richtig	falsch
C	richtig	falsch	–
D	falsch	richtig	–
E	falsch	falsch	–

Aufgaben:

1. Bei Gelenkinfektionen ist die BSG erhöht,
   weil
   Gelenkschwellungen starke Schmerzen hervorrufen.
2. Bei Gelenkinfektionen sind passive Bewegungsübungen des Gelenks zu unterlassen,
   weil
   bei Gelenkempyemen die Ruhigstellung unerläßlich im Rahmen der therapeutischen Maßnahmen ist.

Lösung: 1 (B)
2 (A)

Aufgabentyp D: Aussagenkombination

Erläuterung:

Hier werden mehrere durch eingeklammerte Zahlen gekennzeichnete Aussagen gemacht. Ihnen sind die zutreffenden Aussagenkombinationen unter den fünf vorgegebenen Ziffern A–E zuzuordnen.

Aufgaben:

Zu den degenerativen Erkrankungen des Bewegungsapparates gehören:

(1) Hüftluxation
(2) Chondropathie der Kniescheibe
(3) Hüftarthrose
(4) Mondbeintod
(5) Spondylosis deformans

(A) Nur 1 und 3 sind richtig.
(B) Nur 3 und 5 sind richtig.
(C) Nur 1, 2 und 4 sind richtig.
(D) Nur 1, 2 und 5 sind richtig.
(E) Nur 2, 3 und 5 sind richtig.

Antwort: E

Sachverzeichnis